心房颤动的卒中预防

Stroke Prevention in Atrial Fibrillation

原　　著　GREG FLAKER, MD
主　　审　李广平　陈韵岱
主　　译　刘　彤　郭豫涛

北京大学医学出版社

XINFANG CHANDONG DE CUZHONG YUFANG

图书在版编目（CIP）数据

心房颤动的卒中预防 /（美）格莱格·弗雷克（Greg Flaker）原著；刘彤，郭豫涛主译．—北京：北京大学医学出版社，2022.12

书名原文：STROKE PREVENTION IN ATRIAL FIBRILLATION

ISBN 978-7-5659-2789-8

Ⅰ. ①心… Ⅱ. ①格… ②刘… ③郭… Ⅲ. ①心房纤颤－防治 Ⅳ. ① R541.7

中国版本图书馆 CIP 数据核字（2022）第 237541 号

北京市版权局著作权合同登记号：图字：01-2022-5439

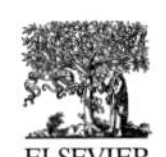
Elsevier (Singapore) Pte Ltd.
3 Killiney Road, #08-01 Winsland House I, Singapore 239519
Tel: (65) 6349-0200; Fax: (65) 6733-1817

STROKE PREVENTION IN ATRIAL FIBRILLATION

ISBN-13: 978-0-323-55429-9

This translation of STROKE PREVENTION IN ATRIAL FIBRILLATION by Greg Flaker was undertaken by Peking University Medical Press and is published by arrangement with Elsevier (Singapore) Pte Ltd.
STROKE PREVENTION IN ATRIAL FIBRILLATION by Greg Flaker 由北京大学医学出版社进行翻译，并根据北京大学医学出版社与爱思唯尔（新加坡）私人有限公司的协议约定出版。

《心房颤动的卒中预防》（刘彤 郭豫涛 主译）
ISBN: 978-7-5659-2789-8

心房颤动的卒中预防

主　　译：刘　彤　郭豫涛
出版发行：北京大学医学出版社
地　　址：（100191）北京市海淀区学院路 38 号　北京大学医学部院内
电　　话：发行部 010-82802230；图书邮购 010-82802495
网　　址：http://www.pumpress.com.cn
E-mail：booksale@bjmu.edu.cn
印　　刷：北京信彩瑞禾印刷厂
经　　销：新华书店
责任编辑：高　瑾　董　梁　**责任校对：**靳新强　**责任印制：**李　啸
开　　本：889 mm×1194 mm　1/16　**印张：**11　**字数：**325 千字
版　　次：2022 年 12 月第 1 版　2022 年 12 月第 1 次印刷
书　　号：ISBN 978-7-5659-2789-8
定　　价：98.00 元

译者名单

主　审　李广平　陈韵岱

主　译　刘　彤　郭豫涛

副主译　金至赓　谷云飞　王浩　赵志强

译　者（按姓氏汉语拼音排序）

陈子良　天津医科大学第二医院
谷云飞　郑州大学附属洛阳中心医院
郭少华　天津医科大学第二医院
郭豫涛　中国人民解放军总医院第六医学中心
金至赓　中国人民解放军总医院第六医学中心
梁　燕　天津医科大学第二医院
刘　彤　天津医科大学第二医院
王　浩　中国人民解放军总医院第二医学中心
王　鑫　天津医科大学第二医院
王玥莹　天津医科大学第二医院
张　慧　中国人民解放军总医院第六医学中心
赵志强　天津医科大学第二医院
仲娇月　哈尔滨医科大学附属第一医院

原著者名单

Arnold J. Greenspon, MD
Professor of Medicine
Director
Cardiac Electrophysiology Laboratory
Cardiology
Sidney Kimmel Medical College at Thomas Jefferson University
Philadelphia, PA, United States

Paul P. Dobesh, PharmD
Professor of Pharmacy Practice
College of Pharmacy
University of Nebraska Medical Center
Omaha, NE, United States

Zachary A. Stacy, PharmD
Associate Professor of Pharmacy Practice
St. Louis College of Pharmacy
St. Louis, Missouri, United States

Christopher B. Granger, MD
Director, Coronary Care Unit
Duke University Medical Center
Durham, NC, United States

David A. Manly, MD
Cardiovascular Medicine Fellow
Duke University Medical Center
Durham, NC, United States

Farhan Shahid, MBBS, BSc
Research Fellow
Institute of Cardiovascular Sciences
University of Birmingham
Birmingham, United Kingdom

Eduard Shantsila, PhD
Postdoctoral Research Fellow
Institute of Cardiovascular Sciences
University of Birmingham
Birmingham, United Kingdom

Mikhail S. Dzeshka, MD
Research Fellow
Department of Internal Medicine I
Grodno State Medical University
Grodno, Belarus

Gregory Y.H. Lip, MD, FRCP, FACC, FESC
Professor
Cardiovascular Medicine Adjunct Professor of Cardiovascular Sciences Thrombosis Research Unit
Aalborg University
Denmark;
University of Birmingham
Birmingham, United Kingdom

Renato D. Lopes, MD, MHS, PhD
Professor of Medicine
Medicine/Cardiology
Duke University Medical Center
Durham, NC, United States

Anne Rose, PharmD
Manager of Patient Care Services: Cardiology, Internal Medicine and Anticoagulation
University of Wisconsin Health
Madison, WI, United States

Geno J. Merli, MD, MACP, FSVM, FHM
Professor of Medicine & Surgery
Sydney Kimmel Medical College
Thomas Jefferson University
Philadelphia, PA, United States

Michael C. Giudici, MD, FACC, FACP, FHRS
Professor of Medicine
Director of Arrhythmia Services
Department of Internal Medicine
University of Iowa Hospitals and Clinics
Iowa City, IA, United States

Sandeep Gautam, MD, MPH
Assistant Professor of Medicine
Director, Cardiac Electrophysiology
University of Missouri
Columbia, MO, United States

Joshua Payne, MD, MPH
Cardiovascular Medicine Fellow
University of Missouri,
Columbia, MO, United States

Robert G. Hart, MD
Professor of Medicine (Neurology)
McMaster University
Hamilton, ON, Canada

Luciana Catanese, MD
Assistant Professor
Vascular Neurology
McMaster University
Hamilton, ON, Canada

Chad Ward, MD
Cardiovascular Medicine Fellow
University of Iowa Hospital & Clinics
Iowa City, IA, United States

Bria Giacomino, DO
Cardiovascular Medicine Fellow
University of Iowa Hospital & Clinics
Iowa City, IA, United States

Michael Walsh, MD, PhD
Associate Professor
Medicine and Health Research Methods, Evaluation & Impact
McMaster University
Hamilton, ON, Canada

David Collister, MD
Clinical Scholar
Medicine and Health Research Methods, Evaluation & Impact
McMaster University
Hamilton, ON, Canada

Lynda Thomson, PharmD
Advanced Practice Pharmacist
Jefferson Vascular Center
Thomas Jefferson University Hospital
Philadelphia, PA, United States

John U. Doherty, MD, FACC
Professor of Medicine (Cardiology)
Director, Clinical Services
Division of Cardiology
Jefferson Heart Institute
Sidney Kimmel School of Medicine
Philadelphia, PA, United States

William J. Hucker, MD, PhD
Research Fellow in Electrophysiology
Massachusetts General Hospital
Harvard Medical School
Boston, MA, United States

Mitul Kanzaria, MD
Fellow in Interventional Cardiology
Jefferson Heart Institute
Sidney Kimmel School of Medicine
Philadelphia, PA, United States

Richard Weachter, MD
Associate Professor of Clinical Medicine
University of Missouri
Columbia, MO, United States

Abhinav Sharma, MD, FRCPC
Duke Clinical Research Institute and Mazankowski Alberta Heart Institute
University of Alberta
Edmonton, Alberta, Canada

中文版序

心律失常本身具有复杂性和临床表现的多样性，既包括快速性心律失常，也包括缓慢性心律失常。心房颤动是临床上最常见的快速性心律失常，其发病机制复杂，临床危害严重，可增加脑卒中风险 5 ～ 6 倍，增加死亡率，增加心力衰竭风险并降低患者生活质量。心房颤动可以发生于诸多心血管疾病，而心房颤动时发生的心律紊乱和快速心率也是心力衰竭急性发作、急性冠脉综合征等心血管急症的主要诱发因素。心房颤动导致的卒中是对患者的严重威胁，加强心房颤动的卒中预防非常重要。

Greg Flaker 教授编著的 *Stroke Prevention in Atrial Fibrillation* 一书，较为全面系统地论述了心房颤动与卒中的关系以及心房颤动的危险分层，从卫生经济学和临床药理学的角度介绍了口服抗凝剂的临床应用、心房颤动卒中相关的抗凝治疗临床试验以及抗凝治疗所带来的临床获益。在心房颤动的临床治疗方面，本书介绍了心房颤动复律过程中、心房颤动消融术围手术期的抗凝治疗问题，对左心耳封堵术后的抗凝治疗也做了具有指导价值的阐述。本书还对新型抗凝治疗门诊的设置及其必要性做了介绍，这对于心房颤动的综合管理，特别是心房颤动抗凝治疗中的出血并发症的防治十分必要，书的最后还就神经内科、肾病终末期、血液透析患者的心房颤动与卒中问题做了介绍。

总之，这部全面论述心房颤动与卒中的专著，是一本难得的好书。就像 Jonathan L. Halperin 教授在原著序中所说的，通过本书，读者可以全面了解心房颤动的相关知识，同时在管理心房颤动和卒中的临床实践中，为大部分高危人群提供最佳预防策略，预防卒中。

天津医科大学第二医院的刘彤教授和中国人民解放军总医院的郭豫涛教授组织他们的年轻团队将这本书翻译成中文出版，将有助于年轻医生学习和掌握相关知识、做好患者管理、提高对心房颤动患者的合理治疗水平并减少卒中并发症的发生。

天津医科大学第二医院心血管病中心
天津心脏病学研究所
李广平
2022 年 11 月 6 日

译者前言

Greg Flaker 为密苏里大学教授，临床电生理专家。自 1996 年以来，Flaker 医生几乎每年都被列入美国最佳医生名单。他的研究兴趣包括抗血栓药物治疗、抗心律失常药物治疗和心脏节律装置。他是美国联邦政府资助和行业资助研究的指导委员会成员，发表了近 200 篇文章。他见证了抗凝药物从华法林步入非维生素 K 拮抗剂口服抗凝剂时代，参与了其中重要的临床研究，对心房颤动的卒中风险及防治有从过去看向未来的独特体会和视角。

除 Flaker 医生外，本书各章节的撰写者和审定者也“星光闪耀”，他们都是兼具丰富的临床经验和资深的研究经历的“大家”，包括 Gregory Y.H. Lip、Christopher B. Granger、Arnold J. Greenspon、Pual P. Dobesh、John U. Doherty、Lynda Thomason、Robert G. Hart、Abhinav Sharma、Anne Rose 等，在临床流行病学领域、血栓领域、电生理领域、冠状动脉疾病诊治领域、药物学领域、神经内科领域、患者管理等领域卓有建树，他们的知识和经验，汇聚成这本《心房颤动的卒中预防》。

这是一本值得细心体会的书。这本书的撰写者既了解临床的问题，也知悉探索解决问题的方法、最新进展和研究的解读。全书共十四章，包含卒中与房颤的经济学分析，抗凝药物发展，房颤风险分层，亚临床房颤，抗凝门诊及出血风险管理，围手术期、特殊临床场景的抗凝管理等各个话题。叙述浅显易懂，帮助读者了解相关问题的历史、现状，是临床医生不可多得的适用工具。

临床医学发展迅速，该书的部分观点可能受限于当时的研究证据，请读者徜徉在阅读的快乐海洋时，带着思考，既领略大家的知识传承，也使我们求知的小船驶向未来。

《心房颤动的卒中预防》中文版由来自天津医科大学第二医院、中国人民解放军总医院、郑州大学附属洛阳中心医院、哈尔滨医科大学附属第一医院的朝气蓬勃的年轻译者们翻译。在此对本书的所有译者致谢，他们的辛勤付出，使知识得以传递。主要参加翻译的人员和所译的章节如下：第一、二、三章，王浩；第四、五、六章，仲娇月；第七章，张慧；第八章，王鑫、刘彤；第九章，梁燕、谷云飞；第十章，王鑫、刘彤；第十一章，谷云飞、刘彤；第十二章，陈子良、谷云飞；第十三章，王玥莹、谷云飞；第十四章，郭少华、谷云飞。

此外，感谢金至赓、谷云飞、王浩、赵志强医生作为副主译，为本书的校对及成稿付出了卓有成效的辛勤工作。也衷心感谢北京大学医学出版社高瑾、董梁老师，没有她们出色的编辑工作，这本好书难以完整和圆满地完成。特别感谢李广平教授、陈韵岱教授两位主审，为本书的呈现提出的中肯意见。

本书翻译中难免有错误或不妥当之处，敬请读者批评指正。

刘　彤　郭豫涛

2022 年 11 月 7 日

原著序

心房颤动（atrial fibrillation，AF，简称房颤）是除孤立性期前收缩（又称早搏）外最常见的心律失常，是缺血性卒中的重要危险因素。据悉，超过250万美国人患有房颤，世界范围内至少1200万人患有房颤，此外可能还有数百万房颤患者未经确诊，房颤的真实患病率被低估。根据全球疾病负担调查，房颤相关疾病的发病负担以致残，个人、卫生系统和国家医疗成本的增加来衡量。该负担的增加与住院、活动耐量下降、生活质量下降、心力衰竭恶化以及最重要的是与卒中和死亡密切相关。房颤相关卒中可严重致残，应将一级预防列为首要目的。这一目的在30年前的抗凝临床试验中首次被认识到。证据的一致性和强度使得抗凝治疗成为房颤患者预防卒中的标准治疗。

丹麦、加拿大和美国的早期研究证实，应用维生素K拮抗剂华法林并给予合适治疗剂量，可使房颤患者卒中发生率降低约68%。阿司匹林主要用于预防动脉粥样硬化性小卒中，其最多使房颤患者卒中发生率降低约20%，不足华法林的一半，同时高危患者使用华法林的相对和绝对获益均优于低危患者。应用非维生素K拮抗剂口服抗凝剂（non-VKA oral anticoagulants，NOACs）前，临床问题的关键在于华法林比阿司匹林更能减少房颤患者缺血性卒中，但净获益仅限于高危患者。高危患者的筛选是根据年龄、既往卒中史、高血压和心力衰竭等人口学资料，采用世界卫生组织制定的风险分层方案确定的。对于血栓栓塞风险较低的人群，使用维生素K拮抗剂治疗期间出血的风险（尤其是颅内出血风险）无法让人接受，主要原因是抗凝患者出血事件一旦发生就可能致死致残。

毫无疑问，对于大多数房颤患者，不同卒中和出血风险的有效抗栓策略已经建立。约1/3的房颤患者并非高卒中风险人群，也无法从长期抗凝治疗中获益。可靠的治疗效果评估和卒中风险分层使临床医生能够预测抗凝治疗的获益。与选择维生素K拮抗剂相比，优先选择NOAC可使这种净获益更加明显。对于某些特殊患者，这一策略变得微妙，此类患者包括为恢复或维持窦性心律而进行心脏复律或导管消融治疗的患者、临床上无症状房颤患者（由一种或多种心电监测设备检测）及有特殊合并症的患者（如冠心病、既往出血性卒中史或抗凝治疗不耐受）。

Gregory Flaker医生几乎从该领域诞生时就参与了其发展。他参与了每一项联邦资助的预防房颤相关卒中的临床研究，在首个NOAC替代华法林的研究中和诸多其他临床研究中，他积累了丰富的经验，并具有独到的见解，为本书的撰写奠定了扎实的基础。由于房颤是卒中最可预防的原因，因此需要临床相关的、循证为基础的方法去优化房颤患者管理。本书中，Gregory Flaker医生结合了个人作为心脏电生理学专家、临床研究者和内科医师的丰富经验，读者从他身上可以获益良多，并能直接转化为临床实践。随着更多心血管疾病患者寿命的延长，房颤患病率将持续升高。通过本书，读者至少可以全面了解房颤相关知识。同时在管理房颤这个致残合并症严重的流行疾病时，本书知识可转化为临床实践，为大部分高危人群提供最佳预防策略，预防卒中。

Jonathan L. Halperin，MD

Robert and Harriet Heilbrunn Professor of Medicine（Cardiology）

Icahn School of Medicine at Mount Sinai

New York，NY，United States

目录

第一章

卒中与房颤的经济学分析

ARNOLD J. GREENSPON，MD
王浩　译

一名 67 岁的会计坐在办公桌旁，懒散地盯着电脑屏幕。他本应该在处理资产负债报表和应收账款的延迟。相反，他突然无法记起今天是哪天，现在是何时，现在是早晨还是晚上？事实上，他也不记得身处何处。他看向左侧，试图说话，但只吐出些含糊不清的词语。由于他的意识愈加迷糊并逐渐失去方向感，同事们开始发觉异常。很快，他就倒地不起，同事们开始手忙脚乱地拨打 911 求救。他患了急性卒中。

我们经常通过分析患者的反馈和对治疗的最初反应来衡量急性事件的结局，例如在重症监护病房或医院的住院天数。这些治疗费用很容易计算。我们也可以很容易地通过计算住院期间或 30 天内的死亡率来评估相关临床结局。对于卒中，临床结局指标更加难以定义。这在一定程度上是因为，虽然患者可能在最初的卒中后幸存，但是随后会出现严重的后遗症，影响其临床预后和经济能力。残疾会伴随巨大的康复费用，并影响患者今后的工作能力和收入。上述影响很难精确衡量。

心房颤动（atrial fibrillation，AF，简称房颤）是缺血性卒中的主要危险因素[1-3]。降低房颤患者卒中风险的策略包括长期口服抗凝剂[4-6]。华法林是用于预防卒中的传统口服抗凝剂。但因其复杂的药代动力学和药物相互作用，临床使用较为困难。同时华法林的治疗窗较窄，这也是导致其使用困难的原因。为了避免高危房颤患者发生卒中，国际标准化比值（international normalized ratio，INR）必须达标（2～3）[7-8]。INR 值较低提示患者存在卒中风险；而 INR 值较高则提示患者可能存在出血风险。直接口服抗凝剂（direct oral anticoagulants，DOACs）是为改善高危房颤患者预后而研发的新型药物，因为其不存在华法林的缺点[9-10]。然而，DOACs 价格更高。问题是这些优势是否值得额外成本的付出。

本章将回顾急性卒中的经济成本，并分析房颤对其的影响。在介绍预防卒中的经济效益的同时，将分析新型 DOAC 药物的潜在影响。

引言

卒中是美国重要的医学问题之一。尽管卒中治疗方面取得了重大进展，但它仍然是美国第五大死亡原因和主要致残原因[11-12]。卒中原为美国的第三大死因，这一排名的下降可能是由于急性卒中治疗的进步[13]。每年大约有 79.5 万人罹患卒中，其中 61 万人是首次发病。据美国国家卫生统计中心估计，美国每 20 例死亡中就有 1 例由卒中引起[11]。

年龄校正后的卒中死亡率实际上出现了下降。2003—2013 年期间，卒中相关的死亡率下降了 33.7%，与卒中相关的实际死亡人数下降了 18.2%。这表明更多的患者在卒中后幸存下来。尽管存活率有所提高，但约 50% 的存活患者遗留一定程度的认知或功能障碍。

据估计，美国有 660 万 20 岁以上的卒中幸存者。根据美国国家健康和营养检查调查（NHANES）2008—2012 年的数据，总体卒中患病率约为 2.6%[14]。由于多数卒中发生在老年人群中，因此可以假定，随着美国人口的老龄化，未来几年卒中的发病率将显著增加。预计到 2030 年，美国将新增 340 万卒中患者，较 2012 年增加 20%[15]。其中部分原因是卒中后存活患者的增多。卒中幸存患者将需要继续支付康复和长期护理的医疗费用。

卒中是一种灾难性疾病。它不仅显著增加死亡率，还与影响生活的认知功能和运动障碍有关。美国心脏协会估计，缺血性卒中的终身花费成本为 140 048 美元[11]。任何对卒中的经济学评估不仅要考虑死亡率的影响，还要考虑对认知和功能的主要影响。与劳动力损失的相关成本可能与治疗急性卒中的成本非常接近[16]。在2011—2012年期间，治疗卒中的直接成本估计为17.2亿美元，而包括劳动力损失在内的间接成本估计为15.8亿美元。对卒中成本进行比较的11项研究表明，治疗卒中的成本约占美国国内生产总值的0.27%或美国全国卫生保健总支出的3%[17]。虽然估计目前每年与卒中有关的成本总额在365亿～650亿美元，但预计与卒中治疗相关的成本只会增加，到2030年这些成本可能会超过2400亿美元[15]。

根据这些估计，卒中治疗成本显然很高。然而，其中一些成本很难进行衡量。为了更好地理解卒中的经济学，有必要将这些成本分为三个单独类别：直接成本、间接成本和隐性成本（图1.1）。

卒中的直接成本

卒中的直接成本需要衡量治疗卒中患者所需的直接医护工作量[18]。这笔费用大部分用于住院治疗，包括重症监护和介入治疗。卒中的直接成本还包括康复、疗养院护理和处方药。与急性卒中相关的直接成本分析包括对学术中心住院患者数据库的回顾性研究，以及对行政数据库更大规模的研究，如全国住院患者样本，其样本超过100多万名患者。这些研究中，住院费用8000美元到23 000美元（换算成2008年的美元价值）不等，平均住院时间为4.6～12.4天[19]。

对急性卒中医疗护理费用的研究表明，早期重症监护是医院费用的主要组成部分[20]。在Demaerschalk和Durocher的一项研究中，使用组织纤溶酶原激活物（rt-PA）治疗急性缺血性卒中住院总费用的1/3来自急性重症监护相关的费用[21]。其他住院费用包括诊断放射学检查、药物、实验室检查和一般住院医疗护理费用。目前用于治疗急性卒中的介入性血管手术费用也必须纳入急性费用的最终分析。

与急性卒中治疗相关的大部分直接成本来自最初的住院费用[22]。然而，与卒中初期住院治疗相关的费用似乎在逐渐减少。1990年，Taylor发现急性卒中后第一年70%的直接成本来自最初的住院治疗费用[23]。在对2002—2003年的行政支付数据的审查中，这一费用下降到62%[24]，随后在对2009—2012年的MarketScan商业和医疗数据库的审查中，这一费用下降到约50%[25]。对于这一趋

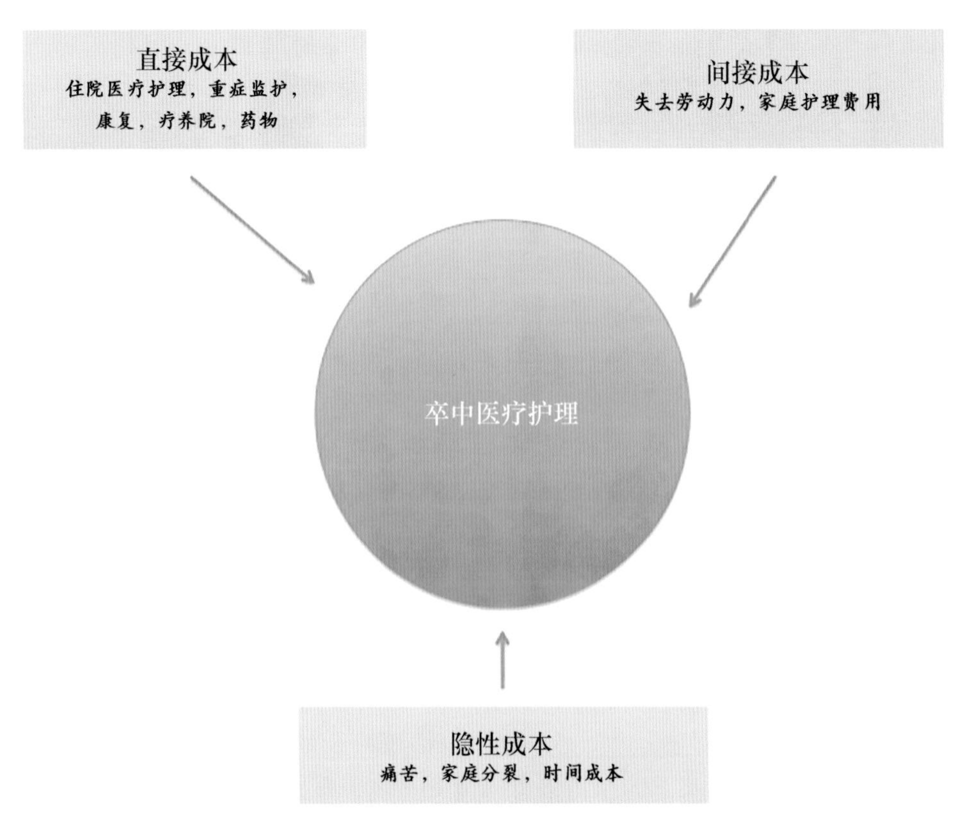

图1.1 卒中医疗护理的总成本可分为直接成本、间接成本和隐性成本

势有两种解释：急性卒中介入治疗和神经重症监护的进展可能提高了患者的生存率；另一种关于费用转移的解释是卒中出院后的护理和康复费用和复杂性不断升高。

在急性卒中发作后的 1 年内，患者将承担高昂费用。Johnson 等回顾性研究了从 2009 年 1 月到 2012 年 12 月，住院治疗急性缺血性卒中的 20 314 名商业保险患者和 31 037 名医疗保险患者的费用索赔，平均总费用分别为 61 354 美元和 44 929 美元[25]。大多数研究表明，在急性卒中后的 1 ～ 3 个月内产生的费用最高[26-28]。这可能与急性卒中后再入院率高有关[25，29-31]。既往的研究表明，卒中发作 30 天的再入院率从 14% 到 28% 不等。卒中发作 90 天后，这一比例高达 35%[31]。大多数再入院似乎与急性卒中的后遗症有关。一项关于卒中后医保使用的研究中，出院后 30 天内的 12 042 例再入院医保患者中，71.7% 是由于卒中相关后遗症[25]。这导致每个患者的平均住院费用为 12 000 美元，而该组患者的整体费用高达 1.04 亿美元。这些数据表明，如果再入院是有针对性地进行治疗，改善卒中患者首次住院期间的医疗管理可减少急性卒中后一年的经济负担。

卒中的间接成本

卒中间接成本衡量的是因残疾而引起的生产力丧失，以及家庭成员无偿照料的成本。间接成本有时可能超过治疗急性卒中的直接成本。在 Taylor 等 1996 年的研究中，间接成本为 236 亿美元，占与卒中相关的终身总费用的 58%[23]。随后，Joo 等总结了 1990—2012 年评估卒中间接成本的 31 个研究结果[32]。他们强调了精确确定卒中的真正间接成本非常困难。这种困难是由研究方法的范围、数据的类型和间接成本定义的不同导致的。在他们的综述中，间接成本（根据定义）占治疗卒中总费用的中位数为 32%。

精确测量卒中间接成本的困难性包含两个方面。首先，家庭成员在急性卒中后提供非正式护理的费用很难量化。虽然许多研究提到了非正式护理在卒中患者康复中的重要性，但还没有公认的方法来衡量相关家庭成员损失工资或生产力的成本。第二个度量可能不够准确的领域是估计因疾病和残疾而丧失生产力的真实成本。这个领域特别难以分析，因为许多卒中患者年龄在 65 岁以上，虽然没有全职工作，但仍在兼职或志愿工作。因此，对于如何衡量间接成本还没有达成共识，需要进一步的研究来更好地理解和评估间接成本的影响。但是，毫无疑问，间接成本在卒中的总经济负担中占相当大的比例。

隐性成本

这项成本可能包括在评价疾病状况时通常没有考虑到的项目，例如患者或其家庭成员经历的痛苦。隐性成本还可能包括家庭成员全职就业或完全生产能力的中断。损耗的时间和失去的工资很难评估。隐性成本的确难以准确衡量。尽管如此，它们对卒中的真实成本有重要影响。

房颤对卒中相关成本的影响

房颤与面积更大、更为严重的卒中有关，可导致更长的住院时间和更高的死亡率[33]。斯堪的纳维亚卒中量表（Scandinavian Stroke Scale）和美国国立卫生研究院卒中量表（National Institute of Health Stroke Scale）等临床工具可用来评估卒中的严重程度。多项研究表明，房颤患者发生严重卒中和严重功能损害的可能性是正常人的 3 ～ 4 倍[34-37]。这类卒中与较高的住院死亡率、30 天死亡率和 1 年死亡率有关。在一项纳入 1185 例急性卒中患者的研究中，Jørgensen 等发现房颤患者住院死亡率更高（比值比＝1.84），住院时间更长（50.4 *vs.* 39.8 天，$P < 0.001$）[38]。12 项研究比较了伴和不伴房颤的急性卒中患者的 30 天死亡率（表 1.1）[34-36，38-46]。这些研究表明，房颤患者的平均死亡率约是无房颤患者的 2 倍（房颤患者的 30 天死亡率为 11.3% ～ 27%，无房颤患者的 30 天死亡率为 3.4% ～ 12.2%）。房颤患者出院后 1 年的死亡率仍然较高（房颤患者的死亡率为 31.7% ～ 63%，无房颤患者的死亡率为 13.7% ～ 34%）。

房颤卒中患者相关的医疗护理费用同样较高。Ali 等连续纳入卒中患者并评估与急性卒中医疗护理相关的直接医疗费用。与窦性心律患者相比，房颤患者的直接医疗费用要高出 50%（£9083 *vs.*

表 1.1 房颤对卒中患者生存的影响

研究	年份	样本量		30 天死亡率（%）		显著性	1 年死亡率（%）		显著性
		房颤	无房颤	房颤	无房颤		房颤	无房颤	
Candelise[40]	1991	221	837	27	14	＜ 0.05			
Britton[39]	1985	92	196	26	5	＜ 0.05			
Broderick[41]	1992	318	1064	23	8	＜ 0.001	44	18	＜ 0.001
Sandercock[42]	1992	115	560	23	8	＜ 0.05			
Lin[34]	1996	103	398	25	14	＜ 0.05	63	34	＜ 0.05
Jørgensen[38]	1996	968	217	33	17	＜ 0.001			
Lamassa[35]	2001	803	3659	19	12	＜ 0.001			
Kimura[43]	2005	3335	12 496	11	3	＜ 0.001			
Ghatnekar[44]	2008	1619	4992	13	7	＜ 0.01			
Thygesen[45]	2009	741	3108	15	6	＜ 0.05	32	14	＜ 0.05
Hannon[36]	2010	177	391	15	12	NS			
Saposnik[46]	2013	2185	10 501	22	10	＜ 0.001	37	20	＜ 0.01

£ 5729，$P < 0.001$）。本研究的多因素分析证实房颤是卒中急性期医疗护理费用的独立预测因素。其他研究也证实了上述结论，其中一项研究对 160 456 名卒中患者 1 年的治疗进行了 MarketScan 分析。在他们的分析中，Sussman 等发现房颤患者校正后的平均增量成本（指数再加上 12 个月后的指数）比非房颤患者高出 4726 美元，相差约 20%[48]。这些数据为房颤对卒中相关医疗费用的影响提供了进一步的证据。因此，以房颤患者为目标，可能会对整体卒中医疗护理相关总费用产生重大的经济影响。

在房颤患者中进行卒中预防治疗的成本效益

房颤是临床上最常见的心律失常，其患病率占美国人口的 0.4% ～ 1.1%[49]。房颤的发病率随着年龄的增长而增长，80 岁以上的人群中大约有 10% 受到房颤的影响[50]。据估计，与普通人群相比，房颤患者发生栓塞性卒中的风险至少要高出 5 倍[1]。除了年龄，临床危险因素，如糖尿病、高血压、充血性心力衰竭、血管疾病、既往卒中或短暂性脑缺血发作（transient ischemic attack，TIA），可以帮助确定房颤卒中的高危患者。$CHADS_2$-Vasc 评分被证实是一种有效的临床工具，可用于识别最有可能从抗凝治疗中获益的患者[51]。

随机临床试验表明，维生素 K 拮抗剂华法林可显著降低高危房颤患者的卒中发生风险。Hart 等对 16 个随机试验数据进行了荟萃分析，对使用华法林预防房颤卒中进行了分析[4]。与安慰剂相比，华法林可使卒中的相对风险降低 62%（95% CI 48% ～ 72%）。华法林的主要局限性是出血，颅内出血是最严重的潜在并发症[52]。与阿司匹林相比，华法林的大出血风险几乎翻倍（每 100 名患者中华法林 2.2 例大出血 *vs.* 阿司匹林 1.3 例大出血）。抗凝治疗预防卒中的任何经济学评价必须考虑抗凝治疗的益处和出血风险。

卒中抗凝治疗的经济学分析

经济学分析证实了华法林预防卒中的成本效益。任何经济学分析都必须考虑到某种治疗的潜在健康获益，并将其与成本和与该治疗相关的潜在不良事件进行权衡。健康获益可以通过确定治疗反应并减去不良事件来衡量。有几种方法可以评估这些效应：成本降低研究、成本效益研究，最后是成本效用研究。

成本降低研究比较了治疗的直接成本。如前所述，直接成本包括住院、药物治疗和整体医疗资源的费用。在一项关于华法林对预防卒中的经济影响的研究中，Caro 等发现，与不治疗相比，华法林可以降低直接医疗成本（每人每年 2599 美元 *vs.* 每人每年 4113 美元）[54]。这些发现基于华法林降低血栓栓塞性卒中 69% 这一假设，华法林治疗患者的卒中发生率约为 14.3/1000，而未抗凝治疗患者的卒中发生率约为 46.7/1000。

成本效益研究是评估干预措施对经济影响的另一种方法。这些研究通常被报道为每单位产出的成本，例如每年拯救生命所花费的成本或预防一次卒中的成本。非风湿性房颤患者抗凝治疗的成本效益模型采用英国抗凝诊所的成本、抗凝治疗临床试验数据（如波士顿地区房颤抗凝试验）的荟萃分析和英国国家健康数据[55]。一名受试者 10 年抗凝治疗的贴现费用为 4760 英镑，而一名受试者 10 年治疗卒中的贴现费用为 17 820 英镑。根据具体情况，这相当于每年增加 1751 ～ 13 221 英镑的生活成本。

成本效用研究衡量的是所用治疗在目标人群中一段时间内的有效性。这通常用质量调整生命年（quality-adjusted life year，QALY）这一术语来表示。因此，通过抗凝治疗获得的健康益处是预防卒中的益处减去与出血相关的费用。经济学家使用各种方法来确定一种疗法是否具有成本效益。增量成本-效果比（incremental cost-effectiveness ratio，ICER）表示为两种治疗方法的成本差异除以健康获益或 QALY 的差异。低于 \$50 000/QALY 的 ICER 被认为是划算的。

Gage 等使用决策分析来模拟抗凝对非瓣膜性房颤（nonvalvular atrial fibrillation，NVAF）相关卒中患者预后的影响[56]。在临床变量和不良预后（如大出血）的背景下考虑卒中预防。65 岁以上有卒中额外危险因素（高血压、糖尿病、心脏病或既往卒中 /TIA），属于中等卒中风险的患者，华法林可节省 \$8000/QALY。然而，如果对一位 65 岁无危险因素的 NVAF 患者进行抗凝治疗，节省的费用可达 \$370 000/QALY。其他研究人员根据华法林监测的临床情况对华法林的成本效益进行了校正。他们发现，与临床试验相比，INR 控制不佳可导致华法林的经济效益下降。这种类型的分析使我们可以得出结论：当卒中高危人群使用合适剂量华法林治疗时，成本效益最佳。

成本分析研究的局限性

将精心设计的临床试验的结果推断为真实世界的结果总是存在问题。华法林在 NVAF 中降低卒中风险的作用已被证实。然而，经济分析依赖于一些可能不适用于临床实践的假设。第一，有卒中风险的房颤患者中，真正接受抗凝治疗的人数很少。在 2011 年对医保患者的研究中，只有 41.5% 的 NVAF 患者使用华法林[58]。第二，患者依从性低。Fang 等发现，有 26.3% 的老年医保患者停止了华法林治疗，尽管出血的风险很低[59]。第三，华法林使用较为困难，因为它在生物利用度、药物和食物相互作用方面存在差异，而且治疗窗很狭窄。患者 INR 必须达到 2 ～ 3 才能达到有效疗效[60]。患者往往无法维持治疗窗口 INR。在一项对 138 319 名接受 INR 监测房颤患者的研究中，达到治疗范围内时间（time in therapeutic range，TTR）的比例平均为 53.7%[61]。同样，在 ORBIT 这一房颤患者的登记研究中，只有 59% 的 INR 测量值为 2 ～ 3，TTR 中间值为 68%[62]。既往的研究已经表明，高 TTR 与预后改善相关[63]。因此，其中一些局限性将影响经济模型中使用的假设，并影响任何成本分析的准确性。

新型抗凝药物的成本效益

在新型抗凝药物 DOACs 如达比加群、利伐沙班、阿哌沙班和依度沙班中已经进行了成本分析。临床试验表明，这些药物在减少 NVAF 相关卒中的效果上至少与华法林相当[9]。然而，这些新药的成本高于华法林，华法林相对便宜。另一方面，DOACs 不需要承担常规实验室监测的费用。问题是这些新型药物是否值得花费如此大的成本。

与标准的华法林抗凝治疗相比，这些药物的成本效益已经在许多研究中得到了评估（表 1.2）[64-66]。这些经济评估利用 Markov 模型通过输入一些变量来模拟临床结果。这些变量包括基于临床试验结果的 DOAC 的预期疗效，华法林组的预期 TTR，以及通常由 $CHADS_2$-Vasc 评分得出的基线卒中风险等因素。其他因素，如患者的年龄、治疗的预期时

表 1.2 直接口服抗凝剂与华法林相比的成本效益

研究	年份	药物	剂量	QALY	成本	ICER/QALY
Freeman[67]	2011	WAR		10.28	143 193	——
$US 2008		DAB	110 mg bid	10.70	164 576	51 229
			150 mg bid	10.84	168 398	45 372
Shah[68]	2011	WAR		8.40	44 300	——
$US 2010		DAB	110 mg bid	8.54	43 700	150 000
			150 mg bid	6.68	40 169	86 000
Sorenson[69]	2011	WAR		6.82	44 379	——
$CAN 2010		DAB	110 mg bid	6.86	41 324	29 994
			150 mg bid	7.08	42 946	9041
Gonzalez-Juanatey[70]	2012	WAR		8.45	10 343	——
€ 2012		DAB	150 mg bid	8.73	15 195	17 581
Kamel[71]	2012	WAR		3.91		——
$US 2011		DAB		4.19		25 000
Lee[72]	2012	WAR		9.81	88 544	——
$US 2011		RIVA	20 mg qd	10.03	94 456	27 498
Kamel[73]	2012	WAR		3.91	378 000	——
$US 2011		APIX	5 mg bid	4.19	381 700	114 000
Harrington[64]	2013	WAR		7.97	77 813	——
$US 2013		DAB	150 mg bid	8.41	82 719	11 150
		RIVA	20 mg qd	8.26	78 738	3190
		APIX	5 mg bid	8.47	85 326	15 026
Shah[66]	2016	WAR			46 241	——
$US 2015		DAB	150 mg bid	9.35	56 425	31 435
		RIVA	20 mg qd	9.24	58 879	57 434
		APIX	5 mg bid	9.38	55 455	25 816
		EDOX	60 mg qd	9.31	54 159	27 643

APIX，阿哌沙班；DAB，达比加群；EDOX，依度沙班；ICER，增量成本效益比；QALY，质量调整生命年；RIVA，利伐沙班；WAR，华法林。

间范围和药物成本也可能进入这些模型。此外，结果中还考虑了显著出血的负面影响。虽然华法林一直被认为是最便宜的药物，但所有新的药物都比剂量调整的华法林更具有成本效益。

医疗保健专业人员和支付者需要评估任何新疗法的可行性。新的治疗方法通常需要更高的治疗成本，那么这种疗法是否与更好的治疗结果有关？简单来说，这种新的疗法是否值得？当回顾 DOACs 的经济分析结果时，很明显存在不同的测量结果。此外，必须正确看待这些模型的结果，因为具有最佳表现的阿哌沙班和最差表现的利伐沙班之间的 QALY 差异仅为 50 天。QALY、总成本和 ICER 因研究不同而各不相同。这是因为每个模型都基于不同的假设。所测试的模型假设了不同的患者特征、药物依从性或 TTR（如果患者服用华法林）、出血或显著出血的比例。如果假设发生变化，模型的结果将受到很大的影响。从以往关于华法林成本效益的研究中可以清楚地看出，要使治疗具有成本效益，目标人群必须具有罹患卒中的显著风险[56]。因此，当患者没有被挑选出来进行临床试验，或者其危险因素没有被仔细筛选，药物定价没有被严格控制时，任何模型都只能模拟“真实世界”中将要发生的事情。DOACs的成本效益也将取决于华法林在特定人群中的控制效果。然而，必须强调的是，这些经济分析的一致结论是DOACs在预防卒中方面具有优势。不过改进定价会提高经济优势。

那么问题就变成了，哪种DOACs最为划算？在最近的分析中，Shah等开发了一种适用于5种口服抗凝剂的Markov模型——华法林、达比加群、利伐沙班、阿哌沙班和依度沙班[66]。该模型利用了美国的商业医疗保险人群，并对整个生命周期内的治疗成本效益进行了建模。与之前的研究相似，他们发现华法林的成本最低（46 241美元，95% CI 44 499～47 874美元），而利伐沙班成本最高（58 889美元，95% CI 57 467～60 444美元）。在研究的药物中，阿哌沙班的QALY最高（9.38，95% CI 9.24～9.48），与华法林相比，ICER为$25 816/QALY。本研究表明，如果ICER低于50 000美元，阿哌沙班具有成本效益，这通常是一个良好效果的公认值。

结论

卒中仍然是一种具有高发病率和高死亡率的灾难性疾病。本章内容指出：卒中对经济的影响深远，但也难以量化。抗凝可显著降低卒中风险。经济分析表明，华法林具有很高的成本效益，不过华法林的依从性和合适TTR的达到仍然存在较多问题。新的口服抗凝剂在减少卒中和成本效益方面表现更佳。

参考文献

1. Wolf PA, Abbott RD, Kannel WB, et al. Atrial fibrillation as an independent risk factor for stroke: the Framingham study. *Stroke*. 1991;22:983–988.
2. Wolf PA, Dawber TR, Thomas Jr HE, et al. Epidemiologic assessment of chronic atrial fibrillation and risk of stroke: the Framingham study. *Neurology*. 1978;28:973–977.
3. Wolf PA, Abbott RD, Kannel WB, et al. Atrial fibrillation: a major contributor to stroke in the elderly: the Framingham study. *Arch Intern Med*. 1987;147:1561–1564.
4. Hart RG, Benavente O, McBride R, et al. Antithrombotic therapy to prevent stroke in patients with atrial fibrillation. *Ann Intern Med*. 2003;131:492–501.
5. January CT, Wann LS, Alpert JS, et al. 2014 AHA/ACC/HRS guidelines for the management of patients with atrial fibrillation. *Circulation*. 2014;10:e199–e267.
6. You JJ, Singer DE, Howard PA, et al. Antithrombotic therapy and prevention of thrombosis, 9th edition: American College of Chest Physicians evidence-based clinical practice guidelines. *Chest*. 2012;141(suppl 2):e531S–e575S.
7. Hylek EM, Skates SJ, Sheehan MA, et al. An analysis of the lowest effective intensity of prophylactic anticoagulation for patients with nonrheumatic atrial fibrillation. *N Engl J Med*. 1996;335:540–546.
8. Hylek EM, Go AS, Chang Y, et al. Effect of intensity of oral anticoagulation on stroke severity and mortality in atrial fibrillation. *N Engl J Med*. 2003;349:1019–1026.
9. Dentali F, Rivera N, Crowther M, et al. Efficacy and safety of the novel oral anticoagulants in atrial fibrillation: a systematic review and meta-analysis of the literature. *Circulation*. 2012;126:2381–2391.
10. Halperin JL, Dorian P. Trials of novel oral anticoagulants for stroke prevention in patients with non-valvular atrial fibrillation. *Curr Cardiol Rev*. 2014;10:297–302.
11. Mozzaffarian D, Benjamin EJ, Go AS, et al. Executive summary: heart disease and stroke statistics-2016 update. *Circulation*. 2016;133:447–454.
12. National Vital Statistics Report. https://www.cdc.gov/nchs/data/nvsr/nvsr65/nvsr65_05.pdf.
13. Towfighi A, Saver JL. Stroke declines from third to fourth leading cause of death in the United States: historical perspective and challenges ahead. *Stroke*. 2011;42:2351–2355.
14. Centers for Disease Control and Prevention (CDC). Prevalence of stroke- United States, 2006–2010. MMWR *Morb Mortal Wky Rep*. 2012;61:379–382.
15. Ovbiagele B, Goldsten LB, Higashida RT, et al. Forecasting the future of stroke in the United States: a policy statement from the American Heart Association and American Stroke Association. *Stroke*. 2013;44:2361–2375.
16. Demaerschalk BM, Hwang HM, Leung G. US cost burden of ischemic stroke: a systematic literature review. *Am J Manag Care*. 2010;16:525–533.
17. Evers SM, Struijs JN, Ament AJ, et al. International comparison of stroke cost studies. *Stroke*. 2004;35:1209–1215.
18. Taylor TN. The medical economics of stroke. *Drugs*. 1997;54(suppl 3):51–58.
19. Qureshi AI, Suri MF, Nasar A, et al. Changes in cost and outcome among US patients with stroke hospitalized in 1990 to 1991 and those hospitalized in 2000 to 2001. *Stroke*. 2007;38:2180–2184.
20. Diringer MN, Edwards DF, Mattson DT, et al. Predictors of acute hospital costs for treatment of ischemic stroke in an academic center. *Stroke*. 1999;30:724–728.
21. Demaerschalk BM, Durocher DL. How diagnosis-related group 559 will change the US Medicare cost reimbursement ratio for stroke centers. *Stroke*. 2007;38:1309–1312.
22. Wang G, Joo H, Tong X, et al. Hospital costs associated with atrial fibrillation for patients with ischemic stroke aged 18-64 years in the United States. *Stroke*. 2015;46:1314–1320.
23. Taylor TN, Davis PH, Torner JC, et al. Lifetime cost of stroke in the United States. *Stroke*. 1996;27:1459–1466.
24. Engel-Nitz NM, Sander SD, Harley C, Rey GG, Shah H. Costs and outcomes of noncardioembolic ischemic stroke in a managed care population. *Vasc Health Risk Manag*. 2010;6:905–913.
25. Johnson BH, Bonafede MM, Watson C. Short- and longer-term healthcare resource utilization and costs associ-

ated with acute stroke. *Clinicoecon Outcomes Res*. 2016;8: 53–61.
26. Samsa GP, Bian J, Lipscomb J, Matchar DB. Epidemiology of recurrent cerebral infarction: a Medicare claims-based comparison of first and recurrent strokes on 2-year survival and cost. *Stroke*. 1999;30:338–349.
27. Sloss EM, Wickstrom SL, McCaffrey DF, et al. Direct medical costs attributable to acute myocardial infarction and ischemic stroke in cohorts with atherosclerotic conditions. *Cerebrovasc Dis*. 2004;18:8–15.
28. Lipscomb J, Ancukiewicz M, Parmigiani G, et al. Predicting the cost of illness: a comparison of alternative models applied to stroke. *Med Decis Making*. 1998;18(suppl 2):S39–S56.
29. Fonarow GC, Smith EE, reeves MJ, et al. Get with the Guidelines Steering Committee and Hospitals. Hospital level variation in mortality and rehospitalization for Medicare beneficiaries with acute ischemic stroke. *Stroke*. 2011;42:159–166.
30. Lichtman JH, Leifheit-Limson EC, Jones SB, et al. Preventable readmissions within 30 days of ischemic stroke among Medicare beneficiaries. *Stroke*. 2013;44:3429–3435.
31. Fehnel CR, Lee Y, Wendell LC, et al. Post-acute care for predicting readmission data after ischemic stroke: a nationwide cohort analysis using the minimum data set. *J Am Heart Assoc*. 2015;4:e002145.
32. Joo H, George MG, Fang J, et al. A literature review of indirect costs associated with stroke. *J Stroke Cerebrovasc Dis*. 2014;23:1753–1763.
33. Censori B, Camerlingo M, Casto L, et al. Prognostic factors in first-ever stroke in the carotid artery territory seen within 6 hours after onset. *Stroke*. 1993;24:532–535.
34. Lin HJ, Wolf PA, Kelly-Hayes M, et al. Stroke severity in atrial fibrillation: the Framingham study. *Stroke*. 1996;27:1760–1764.
35. Lamassa M, Di Carlo A, Pracucci G, et al. Characteristics, outcome, and care of stroke associated with atrial fibrillation in Europe: data from a multicenter multinational hospital-based registry (The European Community Stroke Project). *Stroke*. 2001;32:392–398.
36. Hannon N, Sheehan O, Kelly L, et al. Stroke associated with atrial fibrillation – incidence and early outcomes in the North Dublin population stroke study. *Cerebrovasc Dis*. 2010;29:43–49.
37. Hannon N, Daly L, Murphy S, et al. Acute hospital, community, and indirect costs of stroke associated with atrial fibrillation- population-based study. *Stroke*. 2014;45:3670–3674.
38. Jørgensen HS, Nakayama H, Reith J, et al. Acute stroke with atrial fibrillation: the Copenhagen stroke study. *Stroke*. 1996;27:1765–1769.
39. Britton M, Gustafsson C. Non-rheumatic atrial fibrillation as a risk factor for stroke. *Stroke*. 1985;16:182–188.
40. Candelise L, Pinardi G, Morabito A. Mortality in acute stroke with atrial fibrillation. The Italian acute stroke study group. *Stroke*. 1991;22:169–174.
41. Broderick J, Phillips S, Ofallen W, et al. Relationship of cardiac disease to stroke occurrence, recurrence, and mortality. *Stroke*. 1992;23:1250–1256.
42. Sandercock P, Bamford J, Dennis M, et al. Atrial fibrillation and stroke: prevalence in different types of stroke and influence on early and long-term prognosis. *BMJ*. 1992;305:1460–1465.
43. Kimura K, Minematsu K, Yamaguchi T. Atrial fibrillation as a predictive factor for severe stroke in early death in 15,831 patients with acute ischaemic stroke. *J Neurol Neurosurg Psychiatry*. 2005;76:679–683.
44. Ghatnekar O, Glader E. The effect of atrial fibrillation on stroke-related inpatient cost in Sweden: a 3 year analysis of registry data from 2001. *Value Health*. 2008;11:862–868.
45. Thygesen K, Frost L, Eagle K, et al. Atrial fibrillation in patients with ischemic stroke: a population based study. *Clin Epidemiol*. 2009;1:55–65.
46. Saposnik G, Gladstone D, Raptis R, et al. Atrial fibrillation in ischaemic stroke: predicting response to thrombolysis and clinical outcomes. *Stroke*. 2013;44:99–104.
47. Ali AN, Abdel-Hafiz. Cost of acute stroke care for patients with atrial fibrillation compared with those in sinus rhythm. *Pharmacoeconomics*. 2015;33:511–520.
48. Sussman M, Menzin J, Lin I, et al. Impact of atrial fibrillation on stroke-related healthcare costs. *J Am Heart Assoc*. 2013;2:e000479.
49. Go AS, Hylek EM, Phillips KA, et al. Prevalence of diagnosed atrial fibrillation in adults: national implications for rhythm management and stroke prevention: the AnTicoagulation and Risk factors in atrial fibrillation (ATRIA) study. *JAMA*. 2001;285(18):2370–2375.
50. Piccini JP, Hammill BG, Sinner MF, et al. Incidence and prevalence of atrial fibrillation and associated mortality among Medicare beneficiaries, 1993–2007. *Circ Cardiovasc Qual Outcomes*. 2012;5:85–93.
51. Olesen JB, Lip GY, Hansen ML, et al. Validation of risk stratification schemes for predicting stroke and thromboembolism in patients with atrial fibrillation: nationwide cohort study. *BMJ*. 2011;342:d124.
52. Garcia DA, Regan S, Crowther M, et al. The risk of hemorrhage among patients with warfarin-associated coagulopathy. *J Am Coll Cardiol*. 2006;47:804–808.
53. van Walraven C, Hart RG, Singer DE, et al. Oral anticoagulants vs aspirin in nonvalvular atrial fibrillation: an individual patient meta-analysis. *JAMA*. 2002;288:2441–2448.
54. Caro JJ, O'Brien JA, Klittich W, et al. The economic impact of warfarin prophylaxis in non-valvular atrial fibrillation. *Dis Mang Clin Outcomes*. 1997;1:54–60.
55. Lightowlers S, McGuire A. Cost-effectiveness of anticoagulation in nonrheumatic atrial fibrillation in the primary prevention of stroke. *Stroke*. 1998;29:1827–1832.
56. Gage BF, Cardinalli AB, Albers G, et al. Cost-effectiveness of warfarin and aspirin for prophylaxis of stroke in patients with nonvalvular atrial fibrillation. *JAMA*. 1995;274:1839–1845.
57. Soensen SV, Dewilde S, Singer DE, et al. Cost-effectiveness of warfarin: trial versus "real-world" stroke prevention in atrial fibrillation. *Am Heart J*. 2009;157:1064–1073.
58. Mercaldi CJ, Ciarametaro M, Hahn B, et al. Cost efficiency of anticoagulation with warfarin to prevent stroke in Medicare beneficiaries with non valvular atrial fibrillation. *Stroke*. 2011;42:412–418.
59. Fang MC, Go AS, Chang Y, et al. Warfarin discontinuation after starting warfarin for atrial fibrillation. *Circ Cardiovasc Qual Outcomes*. 2010;3:623–631.
60. Hylek EM, Go AS, Chang Y, et al. Effect of intensity of oral anticoagulation on stroke severity and mortality in atrial fibrillation. *N Engl J Med*. 2002;349:1019–1026.
61. Diott JS, George RA, Huang X, et al. National assessment of warfarin anticoagulation treatment for stroke prevention in atrial fibrillation. *Circulation*. 2014;129:1407–1414.
62. Pokorney SD, DaJuanicia NS, Thomas L, et al. Patient

time in therapeutic range on warfarin among US patients with atrial fibrillation: results from ORBIT-AF registry. *Am Heart J*. 2015;170:141–148.

63. Connolly SJ, Pogue J, Eikelboom J, et al. Benefit of oral anticoagulation over antiplatelet therapy in atrial fibrillation depends on the quality of international normalized ratio control achieved by centers and countries as measure by time in therapeutic range. *Circulation*. 2008;118: 2029–2037.
64. Harrington AR, Armstrong EP, Nolan Jr PE, et al. Cost-effectiveness of apixaban, dabigatran, rivaroxaban, and warfarin for stroke prevention in atrial fibrillation. *Stroke*. 2013;44:1676–1681.
65. von Scheele B, Fernandez M, Hogue SL, et al. Review of economics and cost-effectiveness analyses of anticoagulant therapy for stroke prevention in atrial fibrillation in the US. *Ann Pharmacother*. 2013;47:671–685.
66. Shah A, Shewale A, Hayes CJ, et al. Cost-effectiveness of oral anticoagulants for ischemic stroke prophylaxis among nonvalvular atrial fibrillation patients. *Stroke*. 2016;47:1555–1561.
67. Freeman JV, Zhu RP, Owens DK, et al. Cost effectiveness of dabigatran compared with warfarin for stroke prevention in atrial fibrillation. *Ann Intern Med*. 2011;154: 1–11.
68. Shah SV, Gage BF. Cost effectiveness of dabigatran for stroke prophylaxis in atrial fibrillation. *Circulation*. 2011; 123:2562–2570.
69. Sorenson SV, Kansal AR, Connolly S, et al. Cost effectiveness of dabigatran etexilate for the prevention of stroke and systemic embolism in atrial fibrillation: a Canadian payer perspective. *Thromb Haemost*. 2011;105:908–919.
70. Gonzalez-Juanatey JR, Alvarez-Sabin J, Lobos JM, et al. Cost effectiveness of dabigatran for stroke prevention in nonvalvular atrial fibrillation in Spain. *Rev Esp Cardiol*. 2012;65:901–910.
71. Kamel H, Johnston SC, Easton JD, et al. Cost effectiveness of dabigatran compared with warfarin for stroke prevention in patients with atrial fibrillation and prior stroke or transient ischemic attack. *Stroke*. 2012;43:881–883.
72. Lee S, Anglade MW, Pham D, et al. Cost-effectiveness of rivaroxaban compared to warfarin for stroke prevention and atrial fibrillation. *Am J Cardiol*. 2012;110:845–851.
73. Kamel H, Easton JD, Johnston SC, et al. Cost-effectiveness of apixaban vs. warfarin for secondary stroke prevention and atrial fibrillation. *Neurology*. 2012;79:1428–1434.

第二章

口服抗凝剂的药理学

PAUL P. DOBESH, PHARMD, FCCP, BCPS • ZACHARY A. STACY, PHARMD, FCCP, BCPS
王浩　译

维生素 K 拮抗剂

维生素 K 拮抗剂（vitamin K antagonists，VKAs）仍然是一些临床情况下最常用的口服抗凝剂。虽然一些 VKAs，如苯丙香豆素、醋硝香豆素和氟茚二酮全球范围均可获得，但华法林仍然是最为常用的 VKAs，尤其是在北美地区。尽管 VKAs 在半衰期和代谢途径上存在差异，但其抗凝作用机制类似。

药理学

VKAs 通过干扰维生素 K 的循环和多种凝血因子的激活发挥抗凝血作用（图 2.1）[1-4]。了解 VKAs 的抑制作用需要理解维生素 K 在生物活性凝血因子Ⅱ、Ⅶ、Ⅸ和Ⅹ（维生素 K 依赖的凝血因子）生成中的作用[4]。维生素 K 依赖的凝血因子需要通过 γ 羧化来维持其促凝血作用。还原型维生素 K（维生素 KH_2）是发生羧化作用的关键物质，同时还需要分子氧，二氧化碳和 γ 谷酰基羧化酶[5]。在羧化作用后，维生素 K 以维生素 K 环氧化物的形式被留在氧化状态，必须经历两次还原酶反应才能恢复到维生素 KH_2（图 2.1）。在第一步中，维生素 K 环氧化物还原酶（VCOR）将维生素 K 环氧化物还原为维生素 K_1。这是 VKAs 发挥最大作用的一个步骤，因为 VCOR 被 VKAs 明显抑制[2-3]。维生素 K_1 是维生素 K 在食物和药物性维生素 K 中的存在形式。第二步是通过维生素 K 还原酶将维生素 K_1 转化为维生素 KH_2。由于 VKA 对维生素 K 还原酶的抑制不敏感，低剂量的植物钠酮或膳食维生素 K 通过绕过 VKA 的主要抑制作用就可以对抗 VKAs 的抗凝作用。维生素 KH_2 又能再参加维生素 K 相关的凝血因子的 γ 羧化。因此，通过对维生素 K 循环和还原的抑制，这些凝血因子的羧化作用减弱，血块形成能力降低。

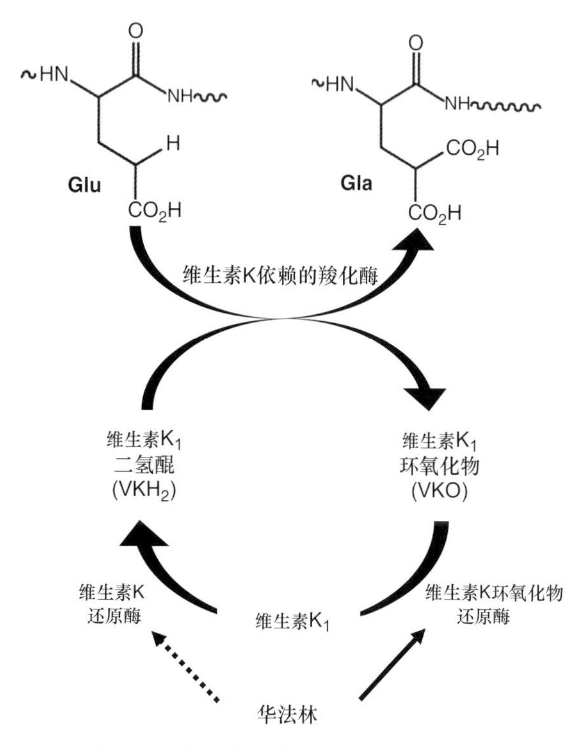

图 2.1　华法林对维生素 K 循环的影响

凝血因子的羧化作用是凝血因子与磷脂膜结合的必要条件[6-8]。在二价阳离子 Ca^{2+} 存在的情况下，这些凝血因子上的两个羧基提供两个负电荷，促进膜结合（图 2.2）。对于凝血因子Ⅸ和Ⅹ，这涉及与血小板表面结合的能力，从而分别生成张力酶和凝血酶原复合物。Ⅶ因子与内皮壁结合后然后被组织因子激活也需要这个过程。最后，凝血酶（因子Ⅱ）也必须通过这一过程与内皮细胞结合，与血栓调节蛋白和其他磷脂膜在凝血级联过程中相互作用。因此，由于 VKAs 治疗阻止了凝血因子与这些膜的结合，所以凝血因子无法通过 γ 羧化作用获得第二个羧基，从而 VKAs 可在多个不同位点抑制凝血功能[6, 8]。

VKAs 除了抑制凝血因子Ⅱ、Ⅶ、Ⅸ和Ⅹ的羧

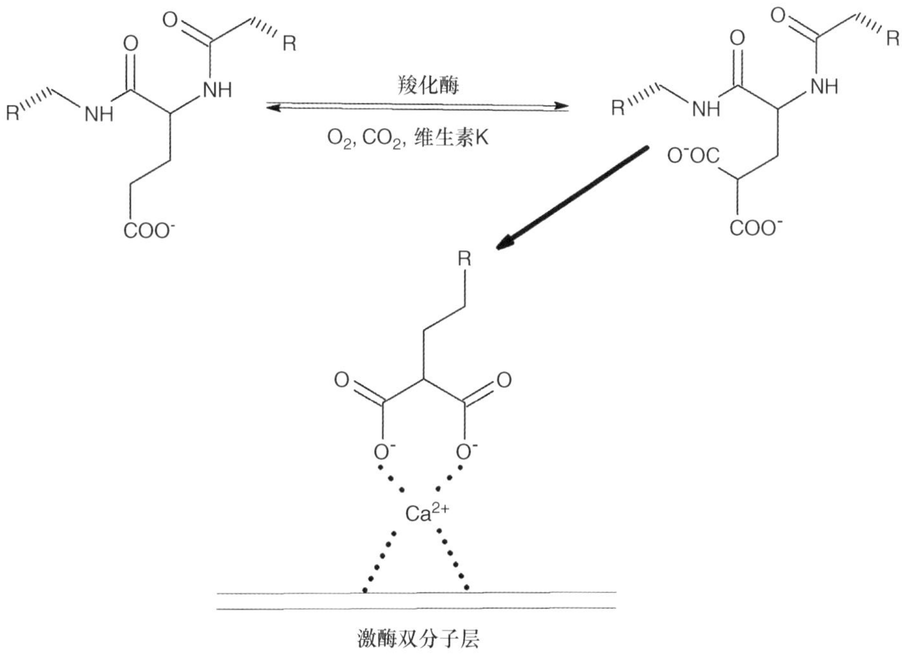

羧化酶

O_2, CO_2, 维生素K

激酶双分子层

图 2.2 维生素 K 依赖性凝血因子与磷脂膜的结合

化作用外，还抑制蛋白 C、蛋白 S 和蛋白 Z 的羧化作用。这些蛋白在抑制血栓形成中起协同作用。因此，抑制这些蛋白有可能诱发血栓形成，尤其是在 VKA 治疗的最初几天[9]。这就是为什么过去接受华法林治疗的患者在刚开始接受治疗时需要住院使用静脉注射肝素与口服华法林重叠，但是目前已不再采用这种方案。

药代动力学和药效学

华法林几乎完全并迅速被胃肠道吸收，可在口服 90 min 内达到血液浓度峰值[10-11]。华法林具有高水溶性，因此，它在脂肪组织中分布不多，主要与白蛋白结合[10]。华法林是一种外消旋混合物，由两种具有旋光活性的异构体（或更具体地说是对映体）的大约相等的部分组成[10-12]。S 对映体（S- 华法林）的抗凝活性大约是 R 对映体（R- 华法林）的 4 ～ 5 倍。外消旋型华法林的半衰期为 36 ～ 42 h，而 R- 华法林（～ 45 h）与 S- 华法林（～ 30 h）的半衰期更长。S- 华法林通过细胞色素 P450（CYP）系统进行广泛的氧化代谢（～ 90%），其中 CYP2C9 酶是主要的代谢途径，CYP3A4 起较小的作用[13]。R- 华法林约 60% 的氧化代谢，以 CYP1A2 和 CYP3A4 为主要途径，CYP2C19 作用较小。其余两种对映体的代谢是还原为非对映体醇。鉴于华法林这些复杂的药代动力学特性，直接口服抗凝剂（direct-acting oral anticoagulants，DOACs）的抗凝机制更为简单。

与华法林相比，其他较少使用的 VKAs 在药代动力学上存在一些差异。与华法林类似，醋硝香豆素和苯丙香豆素也以烯胺–异构体的形式存在，但具有明显的立体化学特征。R- 醋硝香豆素的半衰期为 9 h，而 S- 醋硝香豆素的半衰期仅为 30 min[14]。醋硝香豆素 R 对映体比 S 对映体作用更强。R- 醋硝香豆素主要经 CYP2C9 和 CYP2C19 代谢，而 S- 醋硝香豆素主要经 CYP2C9 代谢[14]，与华法林相比，苯丙香豆素的半衰期更长，为 5.5 天，R 和 S 对映体的半衰期相似。较长的半衰期使得出血或逆转治疗更具挑战性。S- 苯丙香豆素比 R- 苯丙香豆素强 1.5 ～ 2.5 倍，两种对映体均经 CYP2C9 代谢[15]，氟茚二酮为一种茚满二酮 VKA，平均半衰期 30 ～ 40 h[16]。与华法林不同，氟茚二酮不是手性化合物[16]。

华法林的药效学反应受许多遗传因素和环境因素的影响，使剂量–反应关系难以预测。已经发现 CYP2C9 基因编码中的许多点突变[17]。因为更强效的 S- 华法林，其主要氧化代谢为 CYP2C9 途径，所以这些基因多态性对华法林治疗的药理学反应有潜在的重要影响[18]。最常见的多态性是 CYP2C9*2 和 CYP2C9*3，两者都与 S- 华法林代谢能力降低有关，导致 S- 华法林清除率降低，从而增加了给定剂量华法林的抗凝作用[17-18]。因此，与野生型等位基因（CYP2C9*1*1）纯合子的患者相比，CYP2C9 变异等位基因的杂合子或纯合子表达的患者需要更低剂量的华法林（表 2.1）[19-20]。这些 CYP2C9 基因多态性在不同种族人群中出现的频率不同，在选择华法林初始剂量时应予以考虑[19，21]。与华法林相比，CYP2C9 多态性对其他 VKAs 的影响较小。

华法林药效动力学效应的另一个主要遗传影响因素是 VKAs 的主要靶基因 VCOR 的突变。编码这种酶的基因可编码一种蛋白质的几种亚型，统称为维生素 K 环氧化物复合物 1（VCORC1）[22]。该基因的突变导致 VCOR 酶对华法林的抑制活性不同，进而影响华法林的药效[23-25]。VCORC1 的基因突变可导致酶抑制活性增加和抗凝效果增强，进而导致所需华法林剂量的减少，其他突变则导致华法林酶抑制活性降低和华法林抵抗，所以一些患者需要 5 ～ 20 倍的高剂量才能提供与常规华法林剂量一样的抗凝效果[26]。与 CYP2C9 多态性相同，这些突变在不同人群中的发生频率不同（表 2.1）[19-20]。

除上述遗传因素外，饮食因素和一些疾病状态也会影响 VKA 的药效学反应。对于华法林的长期治疗，已证实饮食中维生素 K 摄入量的波动对维持治疗性 INR 存在影响[27-28]。植物叶绿醌提供了大多数膳食维生素 K（维生素 K_1），推荐摄入量为每日 80 μg（基于 2000 Cal 的饮食）[28]。由于膳食维生素 K 在 VCOR 之后进入维生素 K 循环，被维生素 K 还原酶还原，仅被 VKA 微弱抑制，可以对抗 VKA 的抑制作用[29]。根据食物种类和分量，膳食来源的维生素 K 的量可能有显著差异（表 2.2）[30]。尽管患者经常被建议保持饮食中维生素 K 的摄入量相对稳定，但实际操作较为困难，这取决于摄入食物的种类和数量。复合维生素和其他营养补充剂中也含有膳食维生素 K。因此，必须教育患者对补充剂的剂量进行常规检查，或将这些补充剂的产品或品牌的变化告知临床医生。在患病或食欲不振期间，膳食维生素 K 摄入量可能显著低于平均水平，这可能会增加患者常规剂量下 VKA 的抗凝作用，并增加出血的风险。

疾病状态如肝功能障碍可影响 VKAs 的药效学作用。肝功能受损时，凝血因子合成和华法林代谢受损，增强并延长抗凝作用[31]。高代谢状态，如发热或甲状腺功能亢进，已证明可通过增加维生素 K 依赖性凝血因子的分解代谢来增强华法林的抗凝作用[32-33]。已证实心力衰竭患者需要减少华法林的剂量，这可能是由于肝淤血和对治疗的反应性增加[34]。终末期肾病患者的 CYP2C9 代谢活性降低，因此，抗凝作用更强的 S- 华法林的暴露增加，导致出血的风险更高[35]。

表 2.1 华法林多态性[19-20]

CYP2C9 等位基因	CYP2C9*1	CYP2C9*2	CYP2C9*3	CYP2C9*4	CYP2C9*5
种族（%）					
白种人	79 ～ 86	8 ～ 19.1	6 ～ 10	ND	ND
土著加拿大人	91	3	6	ND	ND
非裔美国人	98.5	1 ～ 3.6	0.5 ～ 1.5	ND	2.3
亚裔	95 ～ 98.3	0	1.7 ～ 5	0 ～ 1.6	0
VCOR 基因单体型序列	H CCATCTCTG H2 CCGAGCTCTG		H7 TCGGTCCGCA H8 TAGGTCCGCA H9 TACGTTCGCG		
种族（%）					
欧洲人	37		58		
非洲人	14		49		
亚洲人	89		10		

VCOR，维生素 K 环氧化物还原酶。

表 2.2 含有维生素 K 的食物

食物	分量	维生素 K（μg）
洋蓟心（球形或法式），煮熟	1 杯	25
洋蓟（球形或法式），煮熟	1 杯	18
芦笋，冷冻，煮熟	4	48
芦笋，罐头，煮熟	4	30
芦笋，煮熟	4	30
鳄梨，果泥，生	1 杯	48
豆类，脆，绿色，冷冻，微波	1 杯	64
豆类，脆，绿色或黄色，罐头或煮熟	1 杯	60
豆类，脆，绿色或黄色，冷冻，煮熟	1 杯	51
豆类，蚕豆，带豆荚，生	1 杯	52
豆类，腰果，红色，成熟种子，煮熟	1 杯	15
甜菜叶，1 片，煮熟	1 杯	697
黑莓，生	1 杯	29
蓝莓，速冻增甜	1 杯	41
蓝莓，生	1 杯	28
西蓝花，切碎，煮熟	1 杯	220
西兰花，冷冻，切碎，煮熟	1 杯	162
西兰花，生，切碎	1 杯	93
球芽甘蓝，冷冻，煮熟	1 杯	300
球芽甘蓝，生	1 杯	156
甘蓝，切碎，煮熟	1 杯	163
甘蓝，切碎，生	1 杯	68
甘蓝，中式炒熟	1 杯	58
甘蓝，皱叶，生	1 杯	48
甘蓝，红色，切碎，生	1 杯	34
胡萝卜，煮熟，切片	1 杯	21
胡萝卜，冷冻，煮熟，切片	1 杯	20
胡萝卜，生，磨碎	1 杯	15
花椰菜，冷冻，煮熟	1 杯	21
花椰菜，煮熟	1 杯	17
花椰菜，生，切碎	1 杯	17
芹菜，煮熟，切丁	1 杯	57
芹菜，生	1 杯	30
甜菜，瑞士甜菜，切碎，煮熟	1 杯	573
甜菜，瑞士甜菜，生	1 杯	299
羽衣甘蓝叶，冷冻，切碎，煮熟	1 杯	1059

续表

食物	分量	维生素 K（μg）
羽衣甘蓝叶，切碎，煮熟	1 杯	773
豇豆，未成熟的种子，冷冻，煮熟	1 杯	63
豇豆，未成熟的种子，煮熟	1 杯	44
水芹，煮熟	1 杯	518
水芹，生	1 杯	271
黄瓜，带皮，生	1 大份	49
黄瓜，去皮，生	1 大份	20
蒲公英叶，切碎，煮熟	1 杯	597
蒲公英叶，切碎，生	1 杯	428
毛豆，冷冻，预处理	1 杯	41
苦苣，生	1 杯	116
莴苣菜，煮熟	1 杯	318
茴香，切片，生	1 杯	55
金枪鱼，清淡，油浸罐头，沥干	1 杯	64
金枪鱼，清淡，水浸罐头，沥干	1 杯	1
葡萄，红的或绿的，生	1 杯	22
羽衣甘蓝，冷冻，切碎，煮熟	1 杯	1147
羽衣甘蓝，切碎，煮熟	1 杯	1062
羽衣甘蓝，1 块，生	1 杯	113
猕猴桃，绿色，切片，生	1 杯	73
猕猴桃，绿色，生	1 个（中等大小）	28
韭菜（鳞茎和下部叶部分），煮熟	1 杯	26
奶油生菜，切碎，生	1 杯	56
罗马生菜，切碎，生	1 杯	48
绿叶生菜，切碎，生	1 杯	46
红叶生菜，切碎，生	1 杯	39
卷心生菜，切碎，生	1 杯	17
味噌	1 杯	81
绿豆，成熟的种子，发芽，生	1 杯	34
绿豆，成熟种子，发芽，煮熟	1 杯	28
芥菜，切碎，煮熟	1 杯	830
芥菜，冷冻，切碎，煮熟	1 杯	503
芥菜，切碎，生	1 杯	144
面条，鸡蛋，菠菜，煮熟，丰富	1 杯	162
坚果，松子，干	1 盎司	15
秋葵，冷冻，切片，煮熟	1 杯	88

续表

食物	分量	维生素 K（μg）
秋葵，切片，煮熟	1 杯	64
洋葱，大葱或小葱（顶部和球茎），切碎，生	1 杯	207
欧芹，干	1 汤匙	22
欧芹枝，新鲜	10	164
青豌豆，罐头	1 杯	64
豌豆，带荚，冷冻，煮熟	1 杯	48
青豌豆，煮熟	1 杯	41
豌豆，带荚，煮熟	1 杯	40
青豌豆，生	1 杯	36
豌豆和胡萝卜，冷冻，煮熟	10 盎司	52
泡菜，甜的或面包和黄油，切碎	1 杯	75
泡菜，酸	1 杯	73
梅干，去核	1 杯	104
梅干，去核，炖熟	1 杯	65
梅干，生	5	28
南瓜，罐头	1 杯	39
菊苣，切碎，生	1 杯	102
覆盆子，冷冻，红色，增甜	1 杯	16
大黄，冷冻，煮熟，加糖	1 杯	51
德国泡菜，罐头，固体和液体	1 杯	31
大豆，成熟，发芽，蒸熟	1 杯	66
菠菜，冷冻切碎或叶子，煮熟	1 杯	1027
菠菜，罐头	1 杯	988
菠菜，煮熟	1 杯	889
菠菜，生	1 杯	145
白萝卜叶，冷冻，煮熟	1 杯	851
白萝卜叶和白萝卜，冷冻，煮熟	1 杯	677
白萝卜叶，切碎，煮熟	1 杯	529
白萝卜叶，罐头	1 杯	413
白萝卜叶，切碎，生	1 杯	138
蔬菜，混合，冷冻，煮熟	1 杯	43
蔬菜，混合，罐头	1 杯	30
豆瓣菜，剁碎，生	1 杯	85

Adapted from Foods with Vitamin K-Coumadin. http://www.coumadin.bmscustomerconnect.com/servlet/servlet.FileDownload?file = 00Pi000000bxvTFEAY.

药物相互作用

VKAs 存在大量的药物相互作用，且具有不同程度的临床意义（表 2.3）[36-40]。根据来源不同，可能存在 200 多种与华法林有关的药物相互作用。了解这些药物相互作用的挑战在于，许多来源并不包含相同的清单。一项对主要药物信息的调查发现，

表 2.3 华法林药物相互作用[36-40]

导致 PT/INR 延长的药物相互作用					
严重相互作用	**中度相互作用**	**轻度相互作用**			
避免联用	考虑换药/调整华法林剂量	监控治疗			
米非司酮（当用作堕胎药时）	别嘌呤醇	对乙酰氨基酚连续数天，＞1.3～2 g/d	水合氯醛	替普那韦	托特罗定
	胺碘酮		软骨素/葡萄糖胺	质子泵抑制剂[b]	曲马多
他莫昔芬	雄激素		科比西他	埃索美拉唑	三环类抗抑郁药
纤溶剂	达那唑	抗凝药物	糖皮质激素	兰索拉唑	酪氨酸激酶抑制剂
阿替普酶	氧雄龙	阿哌沙班	氢化可的松	奥美拉唑	赛立替尼
链激酶	羟甲烯龙	比伐卢定	甲泼尼龙	P2Y12 抑制剂	达沙替尼
复塑酶	睾酮	达比加群	泼尼松	氯吡格雷	厄洛替尼
替奈普酶	抗真菌药	依诺肝素	双硫磷	普拉格雷	吉非替尼
沃拉帕沙	氟康唑	磺达肝癸钠	GLP-1 拮抗剂	替格瑞洛	伊鲁替尼
	咪康唑（局部，阴道）	肝素	艾塞那肽	喹诺酮类抗生素	尼达尼布
	西咪替丁	利伐沙班	利西那肽	环丙沙星	威罗菲尼
	非诺贝特衍生物	抗心律失常药物	高血糖素	吉米沙星	维生素 E
	非诺贝特	多奈达龙	绿茶	左氧氟沙星	扎鲁司特
	吉非罗齐	普罗帕酮	HMG-CoA 抑制剂[a]	莫昔沙星	齐留通
	5- 氟尿嘧啶	抗真菌药	氟伐他汀	氧氟沙星	
	中草药	益康唑	洛伐他汀	雷尼替丁	
	葫芦巴	伊曲康唑	普伐他汀	去甲肾上腺素重摄取抑制剂	
	银杏	咪康唑（口服）	辛伐他汀		
	甲硝唑	泊沙康唑	依维菌素	去甲文拉法辛	
	米非司酮	伏立康唑	左卡尼汀	度洛西汀	
	非甾体抗炎药	抗疟药	洛美他派	左米那西普兰	
	双氯芬酸	氯胍	袢利尿剂	米那西普兰	
	非诺洛芬	奎尼丁	依他尼酸	文拉法辛	
	布洛芬	奎宁	托拉塞米	选择性 5- 羟色胺再吸收抑制剂	
	吲哚美辛	抗肿瘤药	大环内酯类抗生素		
	酮洛芬	卡培他滨	阿奇霉素	西酞普兰	
	酮洛酸	依托泊苷	克拉霉素	艾司西酞普兰	
	美洛昔康	吉西他滨	红霉素	氟西汀	
	萘普生	替伊莫单抗	杂类抗菌素	氟甲沙明	
	吡罗昔康	异环磷酰胺	氯霉素	帕罗西汀	
	舒林酸	奥比奴单抗	甲氧苄啶	舍曲林	
	苯妥英/磷妥英	罗米地新	米氮平	中枢神经系统兴奋剂	
	水杨酸盐类	托瑞米芬	新霉素	哌醋甲酯	
	氨基水杨酸	维奈托克	Ω-3 脂肪酸	右哌醋甲酯	
	阿司匹林	伏立诺他	奥古霉素	苏马度	
	磺吡酮	比卡鲁胺	奥利司他	磺脲类	
	磺胺嘧啶衍生物	塞来昔布	青霉素类抗生素	氯磺丙脲	
	磺胺甲噁唑	头孢菌素抗生素	阿莫西林	格列美脲	
	＋/－甲氧苄啶	头孢唑林	氨苄西林	格列吡嗪	
	磺胺异噁唑	头孢替坦	苯唑西林	格列本脲	
	甲苯磺丁脲	头孢西丁	青霉素 G/V	四环素类抗生素	

续表

导致 PT/INR 延长的药物相互作用				
严重相互作用	**中度相互作用**	**轻度相互作用**		
避免联用	考虑换药 / 调整华法林剂量	监控治疗		
	酪氨酸激酶抑制剂	头孢曲松	哌拉西林	多西环素
	伊马替尼	头孢吡肟	己酮可可碱	米诺环素
	索拉非尼	头孢替尼	蛋白酶抑制剂	四环素
		头孢噻肟	呋山那韦	替吉环素
		头孢唑林	沙奎那韦	甲状腺产物
		头孢氨苄		碘塞罗宁
				左甲状腺素

导致 PT/INR 缩短的药物相互作用		
严重相互作用	**中度相互作用**	**轻度相互作用**
避免联用	考虑换药 / 调整华法林剂量	监控治疗
	抗雄激素	阿达木单抗
	恩扎鲁胺	阿瑞匹坦 / 福沙吡坦
	抗甲状腺药物	硫唑嘌呤
	甲巯咪唑	胆汁酸螯合剂
	丙基硫氧嘧啶	考来维仑
	巴比妥酸盐	考来烯胺
	异戊巴比妥	波生坦
	仲丁比妥	辅酶 Q10
	布他比妥	达帕菲尼
	戊巴比妥	双氯西林
	苯巴比妥	艾司利卡西平
	司可巴比妥	人参
	卡马西平	灰黄霉素
	雌激素	蛋白酶抑制剂
	格鲁米特	达鲁那韦
	萘夫西林	洛匹那韦
	扑米酮	瑞托那韦
	黄体酮	特立氟胺
	利福平	曲唑酮
	硫糖铝	6- 巯嘌呤
	圣约翰草	

导致 PT/INR 延长或缩短的药物相互作用
轻度相互作用
博赛泼维
依法韦仑
来氟米特
鲁玛卡托
美曲普汀
奈非那韦
特拉匹韦
曲尼斯特

[a] 阿托伐他汀似乎没有改变华法林的药效。

[b] 在一项为期 8 天的 26 名患者的研究中，泮托拉唑没有干扰华法林的药代动力学和抗凝作用。可能是因为与其他 PPIs 相比，对 CYP219 的抑制更少。

INR，国际标准化比值；PT，凝血酶原时间。

648 种不同的药物与华法林之间存在相互作用，但只有 50 种相互作用在所有使用的来源中是一致的[41]。这可能是由于记录一项相互作用所需的证据级别不同，许多相互作用是根据单一病例报告登记的。

华法林的药物相互作用可以是药代动力学的，也可以是药效学的。大多数药代动力学相互作用涉及对华法林的吸收或代谢的影响。已知考来烯胺抑制胃肠道对华法林的吸收，降低抗凝作用[42]。影响华法林代谢的相互作用可能来自抑制药物代谢而导致抗凝作用增加，从而引发出血风险增加。当然，也可能是诱导药物代谢，导致抗凝作用降低，从而引发血栓形成风险增加。有些药物在抑制华法林的某些代谢酶同时可以抑制其他酶，从而对华法林的抗凝作用产生不可预测的影响。药物也可以通过其影响的酶来相互作用。S- 华法林代谢（CYP2C9 ＞ CYP3A4）的抑制在临床上更为重要，因为这种异构体作为 VKA 比 R- 异构体更加强效[43-44]。一些药物如甲硝唑和甲氧嘧啶–磺胺甲噁唑可以抑制 S- 异构体华法林的清除[45-46]。这些制剂增加凝血酶原时间（prothrombin time，PT）和 INR，可增加出血的风险，因此需要进行药物剂量调整。相反，西咪替丁和奥美拉唑等药物抑制 R- 异构体的清除（CYP1A2 和 CYP3A4 ＞ 2C19）只引起中度的 PT 和 INR 升高，几乎不需要调整药物剂量[42]。胺碘酮抑制 S- 异构体和 R- 异构体的代谢清除，增强华法林的抗凝血作用[47]。已知诱发华法林代谢的药物包括巴比妥酸盐、利福平和卡马西平[48]。这些药物通过诱导肝混合氧化酶活性和降低华法林的抗凝作用来增加代谢清除率，如果不调整华法林剂量，则会增加血栓形成的风险。虽然长期饮酒有可能通过类似的机制增加华法林的清除，但肝损伤也会降低 CYP450 酶的代谢潜能[48]。

通过影响华法林的药效学也可以产生药物相互作用。第二代和第三代头孢菌素抑制维生素 K 的循环转化，提高华法林的抗凝血作用[49-50]。甲状腺素增加凝血因子的代谢功能，每日大于 1.5 g 的水杨酸盐可增加华法林的抗凝血作用[33, 51]。一些广谱抗生素可通过消除有助于维生素 K 摄入的菌群，增强华法林对可能缺乏维生素 K 的危重症患者的抗凝血作用[52]。阿司匹林、P2Y12 抑制剂和西洛他唑等药物通过抑制血小板和凝血级联反应与华法林产生药效学相互作用。其他药物如纤溶剂可显著增加出血和颅内出血风险，而合并使用华法林可使出血和颅内出血风险进一步增大。

直接凝血酶抑制剂

达比加群

药理学

凝血酶是抗凝药物开发中一个颇具前景的靶点。凝血酶负责将纤维蛋白原转化为纤维蛋白、激活Ⅶ因子用于形成 tenase 复合体、激活Ⅴ因子以形成凝血酶原酶复合体、激活Ⅻ因子以稳定栓子以及作为一个重要的受体激动剂诱导血小板激活（图 2.3）[53]。凝血酶的间接抑制剂，如普通肝素（unfractionated heparin，UFH）和低分子量肝素（low molecular weight heparin，LMWH），必须先与辅因子抗凝血酶结合，才能结合并抑制凝血酶的活性[54]。虽然这些间接抑制剂能够与游离的可溶性凝血酶结合，但这种抗凝剂–抗凝血酶复合体的大小阻止其与仍具有酶活性的纤维蛋白或其他表面结合的凝血酶结合[54]。直接凝血酶抑制剂（direct thrombin inhibitors，DTIs）不需要与抗凝血酶结合，可以直接与凝血酶结合。因此，与间接抑制剂相比，DTIs 能够抑制游离的和已经与纤维蛋白结合的凝血酶，从而抑制更多的凝血酶[55-57]。因为 DTIs 直接结合到凝血酶的活性位点，最低限度地结合到血浆蛋白，它们产生可预测的抗凝反应。与其他 DTIs 类似，达比加群可延长凝血酶凝血时间、PT、活化部分凝血活酶时间（activated partial thromboplastin time，aPTT）和蛇静脉酶凝血时间（ecarin clotting time，ECT）。ECT 是测定达比加群和其他 DTIs 抗凝效果的首选方法[59]。

迄今为止，已有多种静脉使用的 DTIs 被开发出，如阿加曲班，比伐卢定和地西卢定。大约 15 年前，口服 DTI 希美加群研发成功，并被证明在降低房颤患者和其他血栓患者卒中风险方面有效[60-61]。不幸的是，希美加群被发现有明显的肝毒性，没有被批准临床使用[62]。目前，达比加群以达比加群酯的形式给药，是唯一可用的口服 DTI。达比加群是一种合成的小分子，它能有效地、可逆地抑制游离的和已经与纤维蛋白结合的凝血酶（图 2.4）[55-57]。

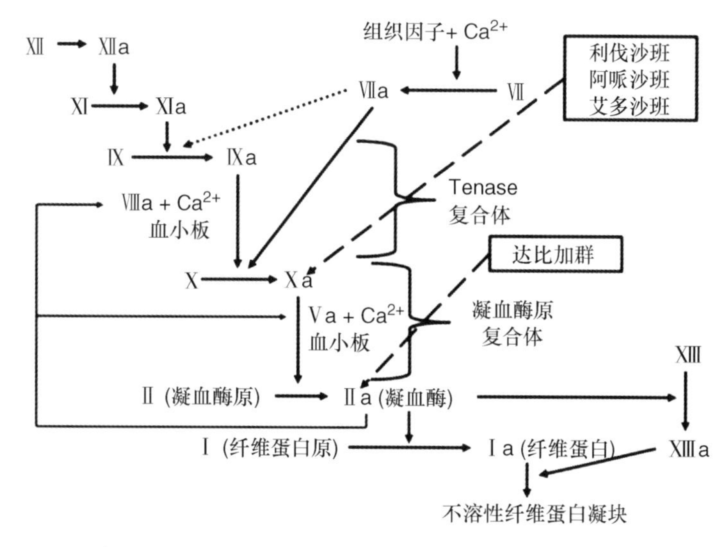

图 2.3　凝血级联反应以及直接凝血酶抑制剂和因子Ⅹa 抑制剂的靶点

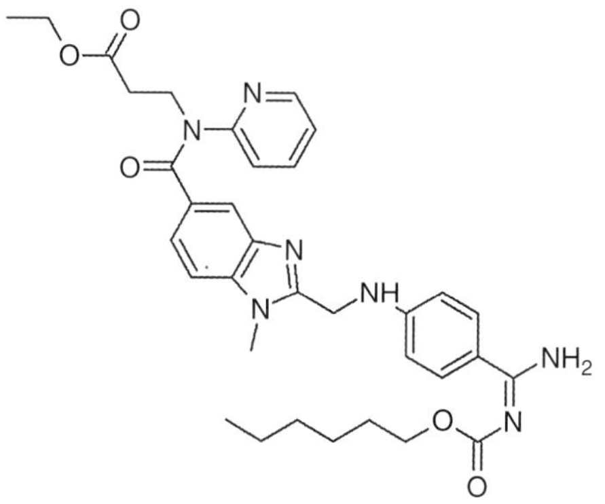

达比加群

图 2.4　达比加群化学结构

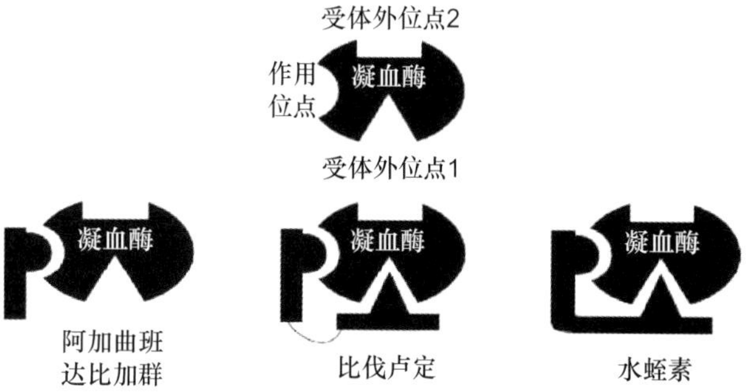

受体外位点2
作用位点
凝血酶
受体外位点1
阿加曲班
达比加群
比伐卢定
水蛭素

图 2.5　直接凝血酶抑制剂的作用机制和结合位点[64]

达比加群与其他丝氨酸蛋白酶如因子Ⅹa、纤溶酶或组织纤溶酶原激活物之间的结合非常少[55]。达比加群通过在脒基和活性位点的 Asp 189 之间形成盐桥，并通过疏水相互作用阻止凝血酶活性位点的进入，从而达到抑制凝血酶的目的[55]。与美拉加群和阿加曲班类似，达比加群是一种单价凝血酶抑制剂，仅能与凝血酶活性位点结合，而其他 DTIs，如水蛭素和地西卢定也能与底物（通常是纤维蛋白原）活性位点（也被称为受体外位点 1）结合（图 2.5）[63-64]。

药代动力学

达比加群是一种高度亲水的极性分子，口服后不被吸收（图 2.4）[65]。因此，前体药达比加群酯被开发成亲脂性更强，碱性更低，以允许胃肠道吸收的口服制剂[65-67]。这与其前代药物希美加群相似，必须以希美加群酯的形式给药才能达到胃肠道吸收。为了达到最大的吸收，达比加群酯需要酸性环境[58, 65, 67]。为了达到和维持这种不依赖于胃内 pH 的酸性环境，达比加群乙磺酸盐被设计成含有数百个 1 mm 微丸的胶囊。每个包含药物涂层和酒石酸核心的颗粒均能创建一个酸性微环境，不受个体胃酸 pH 的影响。虽然酒石酸核心能够实现 6% ～ 7% 的生物利用度，但是这也可能导致了在房颤 3 期研究中近 12% 的消化不良的发生率和更高的停药率[58, 65, 68-69]。达比加群剂量递增研究表明，低口服生物利用度不是由饱和的首过效应引起，因为药物血浆浓度与剂量之间存在成比例增加关系[68, 70]。患者和医护人员应注意，不应该打开胶囊进行咀嚼、打碎。必须避免为了更容易吞咽或通过鼻饲管给药而从胶囊中取出药物颗粒，因为与完整的胶囊形式相比，这样做会提高 75% 的生物利用度，并将增加明显出血的风险[71]。值得注意的是，达比加群酯是一种吸湿分子，在潮湿环境下会变得不稳定。因此，达比加群酯胶囊不能放在患者的药盒中，必须保存在原始包装中，防潮，并在打开后4个月内使用完[71]。

达比加群酯一旦被吸收，就会迅速并完全转化为其活性化合物达比加群。这种转化通过肠细胞、门静脉和肝中酯酶催化水解的酯裂解发生，在血浆中仅留下微量的前体药或中间体[65]。达比加群血浆浓度峰值（C_{max}）在给药后2 h内达到。在达比加群达到其C_{max}后，血浆浓度呈双相下降，特点是分布相迅速，在最初的4～6 h分布相下降＞70%，随后是明显较慢的消除期[65]。在高脂肪、高热量膳食下服用达比加群可将达到C_{max}的时间（T_{max}）从2 h延长至4 h，但C_{max}和总药物暴露量[曲线下面积（AUC）]保持不变。重复给药，终末半衰期为12～17 h，波峰和波谷浓度成正比，需2～3天达到稳态水平。[65, 68]大约35%的循环达比加群是蛋白质结合的，与浓度无关。[58]达比加群的分布体积为50～70 L，超过体内总水量，代表中等程度的组织分布[65-66]。

达比加群不是CYP450酶的底物、抑制剂或诱导剂，也不是已知的药物转运体，从而避免了许多药物相互作用。中重度的肝功能障碍（Child-Pugh B级）似乎对达比加群的药代动力学影响不大，与12名健康的年龄和性别匹配的对照受试者相比，在12名受影响的受试者中，150 mg剂量的达比加群酯的C_{max}降低了15%[72]。其他参数如T_{max}、消除半衰期、AUC、分布体积、葡萄糖醛酸化程度等保持不变。在肝功能障碍患者中无需调整剂量，使之成为在这些患者一个可能的药物选择。值得注意的是，严重肝损害的患者已被排除在所有临床试验之外。

肾排泄占达比加群总清除量的80%[65-66]。药物的其余部分与葡萄糖醛酸结合形成酰基葡萄糖醛酸，这些酰基葡萄糖醛酸主要通过胆汁排出[65-66]。肾功能正常的患者，达比加群在150 mg剂量时平均C_{max}为85 ng/ml[73]；轻度肾功能损害中达比加群C_{max}增加到109 ng/ml，中度肾功能损害患者的C_{max}为138 ng/ml，而严重的肾功能损害患者的C_{max}为205 ng/ml。与健康对照组相比，轻度、中度或重度肾功能损害患者的AUC分别升高了1.5倍、3.2倍和6.3倍。严重肾功能损害患者的晚期半衰期延长了一倍，从对照组的14 h延长到28 h[73]。达比加群的药动学特性见表2.4。表2.5给出了达比加群用于降低房颤患者卒中风险的剂量建议。

药物相互作用

由于达比加群酯需要酸性环境才能被吸收，增加胃内pH的药物可以减少达比加群酯的吸收。在一项交叉研究中，受试者接受泮托拉唑40 mg，每天2次，持续48 h，胃内pH从2.2增加到5.9[74]，达比加群的C_{max}降低了30%，AUC降低了20%。经测定ECT和aPTT，这些改变使达比加群抗凝血作用发生了微小变化[74]。在一项使用雷尼替丁的研究中，达比加群的AUC降低了11%～35%。因此，这些相互作用的临床影响可能是比较小的。如果可行的话，建议在服用质子泵抑制剂、H_2拮抗

表2.4 直接口服抗凝剂的药理特性

	达比加群	利伐沙班	阿哌沙班	艾多沙班
作用机制	直接Ⅱa抑制剂	直接Ⅹa抑制剂	直接Ⅹa抑制剂	直接Ⅹa抑制剂
生物利用度	3%～7%	与食物分开服用时66%，与食物同服时80%～100%	50%	62%
抗凝作用起效时间	1.5 h	2～4 h	2～3 h	1～2 h
半衰期	12～17 h	9～13 h	12 h	9～10 h
肾清除率	80%	36%	27%	50%
蛋白结合率	35%	90%	87%	55%
能否被透析清除	是	否	否	否
P糖蛋白（P-gp）转运	是	是	是	是
肝代谢	无	CYP3A4/5和CYP2J2	CYP3A4/5	最低（4% CYP3A4/5）

表 2.5　心房颤动患者直接凝血酶抑制剂和直接Ⅹa 抑制剂的剂量

药物	标准剂量	调整剂量[a]	禁忌证[a]
达比加群	150 mg 每日 2 次	75 mg 每日 2 次 • CrCl 30 ～ 15 ml/min • 与酮康唑或决奈达隆联用时 CrCl 30 ～ 50 ml/min	• CrCl ＜ 15 ml/min • 透析 • CrCl 30 ～ 15 ml/min 并应用胺碘酮、维拉帕米、酮康唑、决奈达隆、地尔硫䓬、克拉霉素 • 利福平
利伐沙班	20 mg 每日 1 次与餐同服	15 mg 每日 1 次与餐同服 • CrCl 50 ～ 15 ml/min • 透析	• 强效 CYP3A4 和 P-gp 诱导剂（如利福平、苯妥英、卡马西平、圣约翰草） • 强效 CYP3A4 和 P-gp 抑制剂（如蛋白酶抑制剂，伊曲康唑，酮康唑，考尼伐坦）
阿哌沙班	5 mg 每日 2 次	2.5 mg 每日 2 次 • 以下三条满足两条：（年龄≥ 80 岁，体重≤ 60 mg，或 SCr ≥ 1.5 mg/dl） • 强 CYP3A4 和 P-gp 抑制剂一起使用（如蛋白酶抑制剂、伊曲康唑、酮康唑、考尼伐坦） • 透析[b]	• 强效 CYP3A4 和 P-gp 诱导剂（如利福平、苯妥英、卡马西平、圣约翰草） • 如果剂量为 2.5 mg 每日 2 次，强效 CYP3A4 和 P-gp 抑制剂（如蛋白酶抑制剂、伊曲康唑、酮康唑、考尼伐坦）
艾多沙班	60 mg 每日 1 次	30 mg 每日 1 次 • CrCl 15 ～ 50 ml/min • 强效 P-gp 抑制剂（维拉帕米、决奈达隆或奎尼丁） • 体重≤ 60 kg	• CrCl ＞ 95 ml/min • CrCl ＜ 15 ml/min • 透析 • 利福平

[a] DOAC 试验中的 CrCl 采用 Cockcroft-Gault 方程与总体重进行计算。
[b] 阿哌沙班的药品说明书建议接受透析的小于 80 岁且体重＞ 60 kg 的患者剂量 5 mg 每日 2 次。最近一项对接受透析的多日使用阿哌沙班的患者的研究表明，使用阿哌沙班 5 mg 每日 2 次者可使 C_{max} 和曲线下面积增加约 2 倍，并提示 2.5 mg 每日 2 次的剂量可能更合适。
CrCl，肌酐清除率。

剂或抗酸剂前 2 h 服用达比加群酯。

虽然达比加群不受 CYP450 酶系统的影响，但达比加群酯是一种对 P 糖蛋白（P-gp）转运系统具有中等亲和力的底物（图 2.6）[75-76]。值得注意的

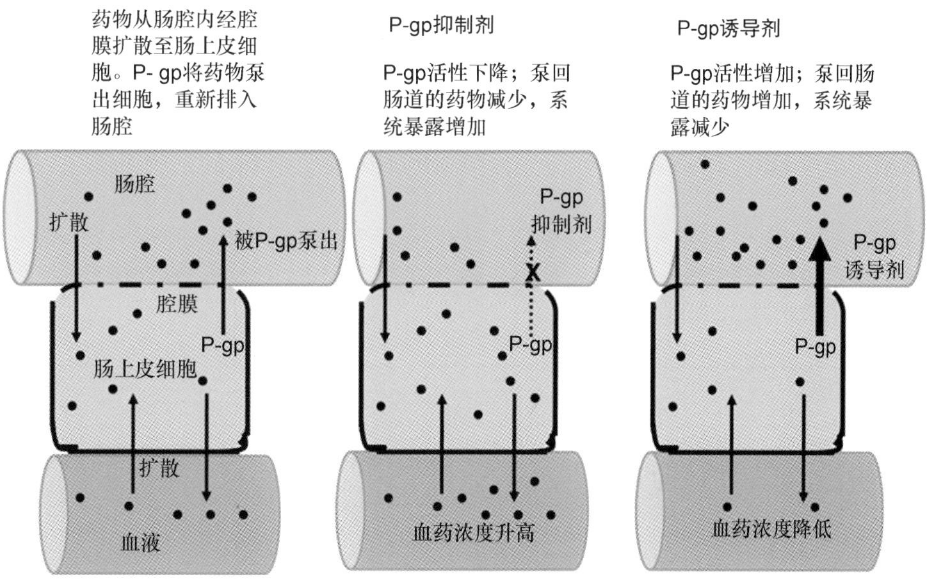

图 2.6　P-gp 对药物吸收的影响[76]

是，P-gp的亲和力仅限于达比加群酯，而非活性达比加群。因此，任何潜在的相互作用都局限于影响药物吸收，而P-gp的其他部位如肝、肾和大脑不受影响，对达比加群的分布或消除没有影响[75]。与强P-gp诱导剂利福平同时给药，达比加群的AUC显著降低（67%），C_{max}降低66%[77-78]。因此，应避免与利福平或其他强P-gp诱导剂如圣约翰草联合使用，因为会降低达比加群的抗凝效应。

达比加群与P-gp抑制剂（酮康唑、胺碘酮、决奈达隆、维拉帕米、奎尼丁）合用使达比加群C_{max}和AUC明显增加[77-78]。多次口服酮康唑使达比加群AUC增加153%，C_{max}增加149%。应该避免这种药物配伍，这类药物配伍在加拿大和欧洲是禁忌的。与其他P-gp抑制剂，如胺碘酮（AUC增加50%，C_{max}增加60%）和克拉霉素（AUC增加19%，C_{max}增加15%）联合使用，可使达比加群浓度轻度增加，无需剂量调整。在150 mg达比加群酯前1 h给予维拉帕米速效制剂可使AUC增加150%，C_{max}增加180%。在缓释剂配方下，AUC和C_{max}分别增加了70%和90%。如果在达比加群酯后至少2 h服用维拉帕米，AUC仅增加10%，C_{max}增加20%[77-78]。因此，如果与达比加群同时使用，不建议调整剂量；但是，建议在用药前至少2 h服用达比加群。

直接因子Ⅹa抑制剂

一般药理学

因子Ⅹa位于内源性和外源性凝血级联反应的连接处（图2.3）。在凝血的起始阶段，组织因子介导的因子Ⅶa能够产生少量的因子Ⅹa，然后将少量的凝血酶原（因子Ⅱ）转化为凝血酶（因子Ⅱa）。这种最初产生的凝血酶能够通过激活因子V和因子Ⅷ来促进自身的形成。凝血的增殖阶段是通过钙介导的因子Ⅹa与因子Ⅴa结合到血小板表面，形成凝血酶原复合体来促进的。在这个复合体中，大量的凝血酶原可以转化为凝血酶促进凝血。因此，因子Ⅹa因其对凝血酶产生的上游影响而成为抑制的热门靶点[79-80]。数据表明，抑制一个因子Ⅹa分子可以抑制数百个凝血酶分子的后期生成[81-82]。注射用因子Ⅹa抑制剂，如UFH、LMWH和磺达肝素，首先必须与抗凝血酶结合，以提供抗凝活性。虽然这些间接因子Ⅹa抑制剂能够结合因子Ⅹa并抑制可溶性或循环中的因子，但是这些复合体体积的大小却使其无法影响已经结合到促凝血酶复合物中的因子Ⅹa或已经和血栓结合的因子Ⅹa[58, 83]。口服直接因子Ⅹa抑制剂能够抑制因子Ⅹa，且不影响抗凝血酶。因此，口服直接因子Ⅹa抑制剂不仅能够结合和抑制可溶性因子Ⅹa，还能够结合和抑制凝血酶原复合体中的因子Ⅹa以及与血凝块结合的因子Ⅹa，而绝大部分凝血酶的产生正是与此有关。

利伐沙班

药理学

利伐沙班是一种强效、选择性、噁唑烷酮类可逆性因子Ⅹa抑制剂，分子量为436 Da（图2.7）[58]。人血浆中因子Ⅹa抑制常数（Ki）为（0.4±0.02）nmol/L[84]。与其他相关的丝氨酸蛋白酶包括凝血酶、胰蛋白酶、纤溶酶、因子Ⅶa、因子Ⅸa、因子Ⅺa、尿激酶和活化的蛋白C相比，利伐沙班对因子Ⅹa的选择性高10 000倍[85]。在分

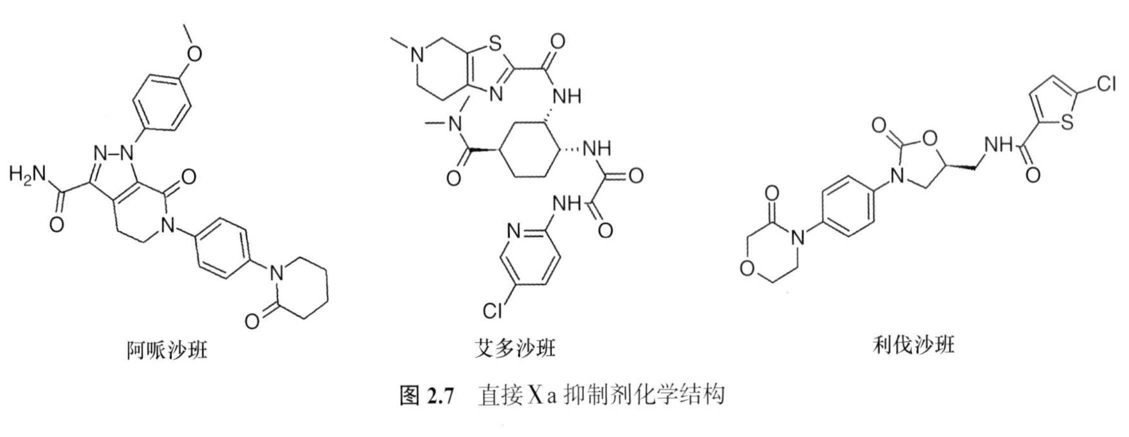

阿哌沙班　　艾多沙班　　利伐沙班

图2.7　直接Ⅹa抑制剂化学结构

子水平上，利伐沙班的作用由连接到中心噁唑烷酮环上的氯噻吩和吗啉酮部分控制，它们与因子Ⅹa的 S1 和 S4 袋具有高亲和力结合[86-87]。这些基团通过静电作用与因子Ⅹa 的 S1 袋中的 Asp 189 相互作用。这种相互作用涉及氯噻吩部分的氯取代基，它与 S1 袋底部的 Tyr228 芳香环相互作用[86-87]。这使得利伐沙班能够抑制游离的、血凝块结合的和凝血酶结合的因子Ⅹa[84, 88]。利伐沙班对因子Ⅹa活性的抑制作用呈剂量依赖性增加。利伐沙班可诱导 PT、aPTT 和肝素凝血时间延长，并降低内源性凝血酶潜势（凝血酶生成的一种指标）[88-89]。未证实利伐沙班对血小板的直接影响[88, 90]。然而，尽管利伐沙班不影响富含血小板血浆中的血小板聚集，但其通过抑制凝血酶的生成，可有效间接抑制组织因子诱导的血小板聚集[91]。

药代动力学

利伐沙班吸收迅速，2 ～ 4 h 内达到 C_{max}[58]。该药品为薄膜包衣片，生物利用度具有剂量依赖性。在禁食状态下，10 mg 剂量估计生物利用度为 80% ～ 100%，相比之下，20 mg 剂量的生物利用度为 66%[92-93]。在评价禁食或进食状态对利伐沙班影响的研究中，受试者服用 2 片 5 mg 片剂（禁食和进食）和 4 片 5 mg 片剂（禁食），或一片 20 mg 片剂（禁食和进食）[93]。本研究发现，进食对 10 mg 剂量的生物利用度没有影响。食物的存在使利伐沙班的 T_{max} 从 2.75 h 增加到 4 h，C_{max} 增加了 41%，AUC 增加了 28%，提供了 90% ～ 100% 的生物利用度[92-93]。食物的存在也与患者间差异性的减少有关，从而增加了利伐沙班血浆浓度的可预测性。C_{max} 和 AUC 的增加与食物之间存在相关性，可能是因为食物延长了药物在胃中停留的时间，其次是减少了餐后胃的运动，并可能增加了药物的溶解度和分解[67]。此外，食物种类（高脂肪或高碳水化合物餐）对利伐沙班的药代动力学没有影响[92-93]。整粒或粉碎的利伐沙班 20 mg 片剂与食物同时服用时，AUC 和 C_{max} 是相似的。粉碎的片剂溶解于水中，通过鼻胃管给药，然后再给予液体餐，AUC 值无明显变化，但 C_{max} 降低了 18%[94]。如果将利伐沙班磨碎后服用，应让药物在胃内释放才能保证良好的药物吸收[95]。当药物在远端小肠或升结肠释放时，利伐沙班暴露减少。影响胃内 pH 的药物不会改变利伐沙班的药代动力学。

利伐沙班与蛋白结合率非常高（92% ～ 95%），血清白蛋白是其主要结合蛋白，其在稳定状态下的体积分布约为 50 L[58, 86]。利伐沙班的终末清除半衰期，健康年轻受试者为 5 ～ 9 h，老年受试者为 11 ～ 13 h[96-97]。36% 的利伐沙班以原型的形式从尿中清除，其中 30% 由肾主动分泌进行清除，6% 在肾小球滤过中清除[86, 98]。绝大部分的利伐沙班通过 CYP3A4 和 CYP2J2 进行肝代谢[99]。这两种酶对利伐沙班的代谢与对吗啡酮的氧化降解作用程度相似。同时还存在独立于 CYP 的代谢，包括利伐沙班酰胺键的水解[94, 99]。由此产生的非活性代谢物经肝胆通道和肾通道排出。利伐沙班的药代动力学特性见表 2.4。

给药方式

尽管利伐沙班的半衰期约为 12 h，但是每天仅需要服用一次，就可以降低房颤患者卒中风险。许多因素，如更大的容量分布和结合亲和力，有助于每日 1 次给药[58, 96-97, 100]。此外，利伐沙班每日 1 次和 2 次给药时 AUC 增加均呈剂量依赖[96-97]。当每日总剂量相同时，每日 1 次给药与 2 次给药相比，C_{max} 更高（～ 20%），波谷血药浓度（C_{trough}）更低（～ 60%），两者的置信区间有明显重叠[101]。由于数据显示较低的波谷血药浓度与较少的出血相关，每日 1 次给药更佳[101]。此外，单次给药研究表明，大于 5 mg 剂量的利伐沙班抑制作用在 24 h 后才能恢复到基线水平，这进一步促进了每日 1 次给药的选择[96]。血液透析患者单次给药研究的数据显示，透析患者在每日剂量为 15 mg 时，利伐沙班的 C_{max} 和 AUC 水平与肌酐清除率在 15 ～ 50 ml/min 的受试者相似[102]。该剂量出现在利伐沙班的包装标签上。

利伐沙班在健康受试者体内的药代动力学特征不受年龄或性别的显著影响，因此无需调整剂量[103]。极端体重也不需要调整剂量[104]。体重≥ 120 kg 的受试者服用利伐沙班时，其 C_{max} 和 T_{max} 未发生变化，而体重≤ 50 kg 的受试者与体重 70 ～ 80 kg 的受试者相比，C_{max} 升高 24%（这一升高无显著性差异）[104]。似乎也没有必要根据患者的种族来调整剂量。

Ⅰ期临床试验的数据显示，利伐沙班暴露增加与肾功能下降相关，这是使用总体重的Cockcroft-Gault公式评估的结果[105]。在轻度、中度或重度肾功能损害的受试者中，与正常肾功能的受试者相比，利伐沙班的AUC分别增加了1.4倍、1.5倍和1.6倍[104]。在房颤虚拟患者群体中进行的模拟显示，CrCl为30～49 ml/min的患者每天1次使用15 mg利伐沙班时，AUC和C_{max}与肾功能正常的患者每天1次使用20 mg利伐沙班时相似[101]。轻度肝功能损害（Child-Pugh A级）患者的利伐沙班药代动力学特征不受影响，与健康受试者相比,AUC平均增加1.2倍。中度肝功能损害（Child-Pugh B级）患者与健康受试者相比，AUC增加2.3倍,C_{max}增加1.3倍，半衰期增加约2 h[106]。表2.5描述了利伐沙班在房颤患者中的应用剂量。

药物相互作用

利伐沙班不是任何CYP450酶的诱导剂和抑制剂[98]。作为CYP3A4和P-gp的底物，与强CYP3A4和P-gp抑制剂联用会增加血浆利伐沙班浓度[99, 107-108]。利伐沙班联合酮康唑或利托那韦给药分别导致利伐沙班平均AUC增加2.6倍和2.5倍，利伐沙班平均C_{max}增加1.7倍和1.6倍，药效学效应显著增加，可能导致出血风险增加[107]。因此，应避免CYP3A4/P-gp强抑制剂和利伐沙班的同时使用[58]。那些仅强效抑制CYP3A4或P-gp其中一种的药物，预期对利伐沙班的药动学和药效学的影响较小[76, 107]。同时使用强效CYP3A4抑制剂和中度P-gp抑制剂如克拉霉素和红霉素等药物对利伐沙班AUC和C_{max}的影响较小，没有显著临床意义[76, 107]。联用利伐沙班和强效CYP3A4和P-gp诱导剂如利福平等可导致利伐沙班平均AUC下降约50%，同时平行减少其药效学作用[94, 107]。在其他强效CYP3A4和P-gp诱导剂如卡马西平、苯巴比妥和苯妥英的研究中也证实了这一结果，对圣约翰草的研究预期也是类似结果[94, 107]。因此，接受利伐沙班治疗的患者应避免使用这些药物，反之亦然。

阿哌沙班

药理学

阿哌沙班是一种口服小分子（460 Da）可逆性因子Ⅹa抑制剂[109-110]。阿哌沙班是一种吡唑衍生物，以雷扎沙班复合物为基础，但具有更优秀的效价比、选择性和口服生物利用度（图2.7）[58]。与利伐沙班相同，阿哌沙班通过与蛋白质上的两个位点结合来抑制因子Ⅹa[109]。阿哌沙班对因子Ⅹa高度敏感，对活化蛋白C、因子Ⅸa、因子Ⅶa或凝血酶无影响，对血小板聚集无改变[110-111]。阿哌沙班抑制因子Ⅹa的Ki为0.08 nmol/L[110]。与其他口服直接因子Ⅹa抑制剂一样，阿哌沙班可以抑制结合到凝血酶原复合物中的因子Ⅹa、与血凝块结合的因子Ⅹa或者游离/可溶性因子Ⅹa[58]。体外试验中，阿哌沙班抑制凝血酶生成、增加凝血酶浓度峰值滞后时间和减少最大凝血酶生成速率和峰值凝血酶浓度[112-113]。阿哌沙班表现出线性药代动力学，并对凝血试验、PT和aPTT时间产生浓度依赖性增加，与抗Ⅹa活性和阿哌沙班血浆浓度呈直接线性相关[112-113]。

药代动力学

阿哌沙班吸收迅速，口服后1～3 h达到C_{max}。阿哌沙班的口服生物利用度约为50%，可被胃和小肠吸收[114]。与禁食状态下的受试者相比，受试者在进食高脂肪、高热量的餐食后，他们体内阿哌沙班的C_{max}、AUC或半衰期没有明显差异[58]。因此，阿哌沙班可以与食物同服，也可以不与食物同服。阿哌沙班的半衰期为9～14 h（平均12.7 h），3天内可达到稳态浓度[114]。在达到C_{max}后，阿哌沙班血浆浓度开始快速下降，然后逐渐进入终末阶段。阿哌沙班分布容积较小，约21 L，蛋白结合率为87%[112, 114]。有限的分布容积可能是血管外组织分布有限所致，而不是广泛的血浆蛋白结合所致。

口服阿哌沙班后，人血浆内主要是原型的阿哌沙班，无活性循环代谢产物。阿哌沙班可通过多种途径排出，约50%的阿哌沙班以原型药物的形式通过肝胆排泄途径从粪便中排出，约25%的阿哌沙班以原型药物形式通过肾排泄途径在尿液中排出[114]。阿哌沙班主要通过CYP3A4途径以O-脱甲基作用和羟基化进行代谢，次要途径则为CYP1A2和CYP2J2[115]。在伴随凝血障碍和那些有严重肝损伤的肝病患者中应避免应用阿哌沙班，因为这类患者并未纳入临床研究，所以缺乏这类患者的临床试验数据。阿哌沙班的药代动力学特性见

表 2.4。

给药方式

与每天 1 次给药相比，每天 2 次给药可以观察到较低的峰谷浓度比[58]。药代动力学数据表明，与每天 1 次给药 10 mg 的波谷血浆浓度（80.5 ng/ml）相比，阿哌沙班 5 mg 每日服用 2 次可以产生更高的平均波谷血浆浓度（107 ng/ml），但是两种给药方式具有类似 AUC[116]。此外，与每日 2 次给药 5 mg 相比，每日 1 次给药 10 mg 阿哌沙班的静脉血栓栓塞事件增加了一倍。这些数据，加上阿哌沙班分布容积较小，决定了阿哌沙班每天应该给药 2 次。

对于轻度（Child-Pugh 分级 A）或中度（Child-Pugh 分级 B）的肝损害患者，建议谨慎使用，但是并不建议调整剂量[117]。肾损害对阿哌沙班的 C_{max} 无影响[114]。相反，AUC 随肾功能恶化而增加[114]。与肾功能正常的患者相比，轻度、中度和重度肾功能损害患者的阿哌沙班 AUC 分别升高了 16%、29% 和 44%[71]。血清肌酐大于 2.5 mg/dl 或 CrCl 小于 25 ml/min 的患者被排除在房颤 3 期临床试验之外[118]。基于这些数据，轻度或中度肾功能损害患者无需调整剂量。血液透析患者单次给药研究的数据显示，与 CrCl 15 ～ 50 ml/min 的患者相比，每天 2 次给药 5 mg 阿哌沙班，只要患者年龄小于 80 岁，体重超过 60 kg，他们的 C_{max} 和 AUC 水平类似[119]。该剂量出现在阿哌沙班的包装标签上。最近在血液透析患者中进行的阿哌沙班重复给药的研究数据表明，患者的 AUC 大约增加 2 倍，C_{max} 增加 1.8 倍[120]。以上数据表明，此类患者应该避免每天 2 次给药 5 mg 阿哌沙班，每天 2 次 2.5 mg 这一剂量可能更为合适。

不建议根据极端体重、年龄或种族来调整剂量[71, 121]。单次给药和多次给药研究均表明阿哌沙班在日本和中国受试者体内的药代动力学和药效学与白人受试者相似。然而，研究结果表明，当体重＞ 120 kg 时，AUC 下降了约 30%，而当体重＜ 50 kg 时，阿哌沙班的 AUC 升高了大约 30%[122]。与年轻人相比，老年人 AUC 也增加了 32%[123]。这些发现影响了在房颤 3 期临床试验中阿哌沙班剂量的建议[118]。表 2.5 描述了阿哌沙班用于房颤患者的剂量建议。

药物相互作用

考虑到阿哌沙班是通过 CYP450 代谢的，是一种 P-gp 底物，它有可能与多种药物相互作用[115]。然而，由于阿哌沙班给药剂量的 70% 以上以原型的母体药物形式排出，降低了阿哌沙班与其他药物之间潜在相互作用[114]。阿哌沙班不是 CYP450 酶或 P-gp 的诱导剂或抑制剂[115]。

联用强效 CYP3A4 和 P-gp 抑制剂，如酮康唑、伊曲康唑、利托那韦和克拉霉素等药物时，每日 2 次剂量 10 mg 或 5 mg 阿哌沙班的患者需要减少 50% 的剂量[124]。对于给药方式为每天 2 次 2.5 mg 阿哌沙班的患者，禁忌联用上述药物。酮康唑每日 1 次口服可使阿哌沙班的平均 AUC 增加 2 倍，C_{max} 增加 1.6 倍。中度抑制 CYP3A4 或 P-gp 的药物预计对阿哌沙班血浆浓度的影响较小。在使用地尔硫䓬的一项研究中，一种中度 CYP3A4 抑制剂和弱 P-gp 抑制剂使阿哌沙班的平均 AUC 增加了 1.5 倍，这表明使用抑制这两种代谢途径的药物时必须进行评估[125]。利福平是一种强效的 CYP3A4 诱导剂和 P-gp 诱导剂，当联用时，阿哌沙班的平均 AUC 下降 54%，C_{max} 下降 42%[126]。阿哌沙班的 AUC 和 C_{max} 的减少可能导致疗效降低，应避免这种药物配伍。与阿哌沙班同时使用其他强效 CYP3A4 和 P-gp 诱导剂，如圣约翰草或芳香性抗癫痫药物苯妥英钠、卡马西平和苯巴比妥，可显著降低阿哌沙班暴露量[115]。

艾多沙班

药理学

与利伐沙班和阿哌沙班相似，艾多沙班是一种口服小分子（548 Da）可逆因子Ⅹa 抑制剂（图 2.7）[127-128]。与其他直接口服因子Ⅹa 抑制剂一样，艾多沙班对因子Ⅹa 的选择性是其他丝氨酸蛋白（如因子Ⅶa、t-PA、纤溶酶或胰蛋白酶）的 1 万倍[128]。本品以艾多沙班甲苯磺酸酯的形式给药，直接竞争性地抑制游离的因子Ⅹa，同时并不需要抗凝血酶和结合在凝血酶原复合物中的因子Ⅹa。浓度依赖性的抑制因子Ⅹa 导致凝血酶生成减少和凝血酶诱导的血小板聚集降低。艾多沙班抑制因子Ⅹa 的 Ki 值为 0.561 nmol/L（针对游离的因子Ⅹa）

和 2.98 nmol/L（针对凝血酶原）[128]。艾多沙班表现出线性的药代动力学，并可浓度依赖性地延长 PT、INR 和 aPTT [129-130]。然而，在使用艾多沙班的实验室试验中，这些指标的变化往往不可预测，而且还高度可变，因此减少了它们在临床实践中作为监测工具的实用性[130]。

药代动力学

艾多沙班在给药后 1 ～ 2 h 内快速达到 C_{max}，并在 3 天内达到稳态[129, 131]。据估计，艾多沙班的口服生物利用度为 62%，不受食物影响，吸收主要发生在近端小肠[132-133]。因此，艾多沙班是否与食物同服均可[133]。当剂量为 10 ～ 30 mg 时，艾多沙班的生物利用度是一致的，但每增加 30 mg 剂量，生物利用度就降低 6.7%，这可能是由于溶出速率降低[134]。艾多沙班的半衰期为 10 ～ 14 h，其分布容积比其他任何 DOAC 都大，约为 107 L，这一特点有利于每天 1 次给药[129]。艾多沙班与蛋白的结合率约为 55%，游离药物在血浆中主要以母体化合物的形式存在[129]。

超过 70% 的艾多沙班以原型药物的形式被排出[131]。药物经过人肝微粒体和胞质中的羧酸酯酶 -1 水解产生主要代谢物 M-4 [127, 131]。虽然 M-4 代谢物确实具有抗凝活性，但它对艾多沙班的药理活性没有贡献，因为其总量低于艾多沙班总暴露量的 10%，并且具有更高的蛋白结合率（80%）[131, 135]。肝代谢由 CYP450 系统完成，主要是 CYP3A4，但是占代谢总剂量不足 4%，因此与该酶系统的药物相互作用的临床意义不大[131, 136]。在健康受试者中，约 60% 的艾多沙班通过粪便排出，35% 通过尿液排出[131]。轻至中度肝损害并不会显著改变艾多沙班的 C_{max} 或 AUC，这与艾多沙班代谢和清除过程中有限的肝参与是一致的[137]。相反地，艾多沙班在肾损害患者体内的药代动力学特征则发生了明显的改变。艾多沙班在肾中以高于肾小球滤过的速度排出，这表明肾主动分泌也参与其中[131]。与肾功能正常的受试者相比，轻度、中度和重度肾功能不全患者的艾多沙班的 AUC 分别升高了 32%、74% 和 72%[127, 138]。接受腹膜透析的患者的艾多沙班的 AUC 增加了 93%[139]。表 2.4 总结了艾多沙班的药代动力学特性。

给药方式

尽管艾多沙班的半衰期为 10 ～ 14 h，每天服用 1 次即可降低房颤患者的卒中风险以及满足其他适应证。分布容积和结合亲和力较大有助于每日 1 次给药[100, 129]。通过测定抗Ⅹa 活性、凝血酶原片段 1 ＋ 2 以及增加的凝血酶生成延迟时间，艾多沙班显示出持续 24 h 的抗凝血作用[140]。2 期临床研究的模型数据也支持采用每日 1 次的给药方法[141]。在这项分析中，出血最显著的预测因子是内源性因子Ⅹa 活性维持在 15% 或更低的时间[142-143]。这项研究中，每日 2 次给药 30 mg 的患者出血事件多于每日 1 次给药 60 mg 的患者。在每日 2 次 30 mg 的剂量下内源性因子Ⅹa 活性的预测阈值维持 18.8 h，而每日 1 次 60 mg 的剂量下维持 13.7 h [141-143]。各剂量组有效率无显著性差异。

轻度至中度肝功能损害患者不需要调整剂量，而重度肝功能损害患者并未纳入 3 期临床试验中[137, 144]。由于蓄积作用，CrCl 为 15 ～ 50 ml/min 的患者应将剂量从每天 60 mg 减少到每天 30 mg[143]。体重下降与艾多沙班的暴露增加有关。因此，体重在 60 kg 或以下的患者应接受每日 30 mg 的剂量，而不是每日 60 mg [143, 145]。表 2.5 描述了在房颤患者中艾多沙班的剂量。

药物相互作用

艾多沙班药代动力学相关的药物相互作用主要源于抑制或诱导 P-gp 外排转运蛋白，该蛋白负责肠道转运（图 2.6）[76, 136]。同时服用奎尼丁和艾多沙班时，艾多沙班的 C_{max} 和 AUC 分别增加了 85% 和 77%[132, 146]。与决奈达隆联合用药时，艾多沙班的 C_{max} 和 AUC 分别升高 46% 和 85%[146]。这种药物相互作用也使艾多沙班的 24 h 浓度增加了 158%。另外维拉帕米使艾多沙班的 C_{max} 升高 53%，AUC 升高 53%，24 h 艾多沙班浓度升高 29%[146]。根据 3 期临床试验结果，服用奎尼丁、决奈达隆或维拉帕米的患者应减少剂量，由每日 60 mg 改为每日 30 mg[144]。需要注意的是，接受唑类抗真菌药物，如酮康唑或蛋白酶抑制剂的患者被排除在 3 期临床试验之外，因为担心增加艾多沙班暴露[144, 147]。相反，使用 P-gp 诱导剂利福平可使艾多沙班的 AUC 显著降低 34%[148]。因此，应避免利福平与艾多沙班联合使用。

公开声明

Dobesh 博士曾担任勃林格殷格翰、辉瑞/BMS联盟、杨森制药、第一三共株式会社和波尔图制药的顾问。Stacy 博士曾担任杨森制药的顾问。

参考文献

1. Nelsestuen GL, Zytkovicz TH, Howard JB. The mode of action of vitamin K. Identification of gamma-carboxyglutamic acid as a component of prothrombin. *J Biol Chem*. 1974;249:6347–6350.
2. Whitlon DS, Sadowski JA, Suttie JW. Mechanism of coumarin action: significance of vitamin K epoxide reductase inhibition. *Biochemistry*. 1978;17:1371–1377.
3. Choonara IA, Malia RG, Haynes BP, et al. The relationship between inhibition of vitamin K1 2,3-epoxide reductase and reduction of clotting factor activity with warfarin. *Br J Clin Pharmacol*. 1988;25:1–7.
4. Stafford DW. The vitamin K cycle. *J Thromb Haemost*. 2005;3:1873–1878.
5. Friedman PA, Rosenberg RD, Hauschka PV, et al. A spectrum of partially carboxylated prothrombins in the plasmas of coumarin treated patients. *Biochem Biophys Acta*. 1977;494:271–276.
6. Nelsestuen GL. Role of g-carboxyglutamic acid: an unusual transition required for calcium-dependent binding of prothrombin to phospholipid. *J Biol Chem*. 1976;251:5648–5656.
7. Prendergast FG, Mann KG. Differentiation of metal ion induced transitions of prothrombin fragment 1. *J Biol Chem*. 1977;252:840–850.
8. Borowski M, Furie BC, Bauminger S, et al. Prothrombin requires two sequential metal-dependent conformational transitions to bind phospholipid. *J Biol Chem*. 1986;261:14969–14975.
9. Becker R. The importance of factor Xa regulatory pathways in vascular thromboresistance: focus on protein Z. *J Thromb Thrombolysis*. 2005;19:135–137.
10. Breckenridge A. Oral anticoagulant drugs: pharmacokinetic aspects. *Semin Hematol*. 1978;15:19–26.
11. Kelly JG, O'Malley K. Clinical pharmacokinetics of oral anticoagulants. *Clin Pharmacokinet*. 1979;4:1–15.
12. O'Reilly RA. Vitamin K and the oral anticoagulant drugs. *Annu Rev Med*. 1976;27:245–261.
13. Miners JO, Birkett DJ. Cytochrome P4502C9: an enzyme of major importance in human drug metabolism. *Br J Clin Pharmacol*. 1998;45:525–538.
14. Godbillon J, Richard J, Gerardin A, Meinertz T, Kasper W, Jähnchen E. Pharmacokinetics of the enantiomers of acenocoumarol in man. *Br J Clin Pharmacol*. 1981;12:621–629.
15. Haustein KO. Pharmacokinetic and pharmacodynamic properties of oral anticoagulants, especially phenprocoumon. *Semin Thromb Hemost*. 1999;25:5–11.
16. Mentré F, Pousset F, Comets E, et al. Population pharmacokinetic-pharmacodynamic analysis of fluindione in patients. *Clin Pharmacol Ther*. 1998;63:64–78.
17. Johnson JA, Gong L, Whirl-Carrillo M, et al. Clinical pharmacogenetics implementation consortium guidelines for CYP2C9 and VKORC1 genotypes and warfarin dosing. *Clin Pharmacol Ther*. 2011;90:625–629.
18. Scordo MG, Pengo V, Spina E, Dahl ML, Gusella M, Padrini R. Influence of CYP2C9 and CYP2C19 genetic polymorphisms on warfarin maintenance dose and metabolic clearance. *Clin Pharmacol Ther*. 2002;72:702–710.
19. Lindh JD, Holm L, Andersson ML, Rane A. Influence of CYP2C9 genotype on warfarin dose requirements—a systematic review and meta-analysis. *Eur J Clin Pharmacol*. 2009;65:365–375.
20. Loebstein R, Yonath H, Peleg D, et al. Individual variability in sensitivity to warfarin: nature or nurture. *Clin Pharmacol Ther*. 2001;70:159–164.
21. Marsh S, King CR, Porche-Sorbet RM, Scott-Horton TJ, Eby CS. Population variation in VKORC1 haplotype structure. *J Thromb Haemost*. 2006;4:473–474.
22. Li T, Chang CY, Jin DY, Lin PJ, Khvorova A, Stafford DW. Identification of the gene for vitamin K epoxide reductase. *Nature*. 2004;427:541–544.
23. Rieder MJ, Reiner AP, Gage BF, et al. Effect of VKORC1 haplotypes on transcriptional regulation and warfarin dose. *N Engl J Med*. 2005;352:2285–2293.
24. Geisen C, Watzka M, Sittinger K, et al. VKORC1 haplotypes and their impact on the inter-individual and interethnical variability of oral anticoagulation. *Thromb Haemost*. 2005;94:773–779.
25. Sconce EA, Khan TI, Wynne HA, et al. The impact of CYP2C9 and VKORC1 genetic polymorphism and patient characteristics upon warfarin dose requirements: proposal for a new dosing regimen. *Blood*. 2005;106:2329–2333.
26. Harrington DJ, Underwood S, Morse C, Shearer MJ, Tuddenham EGD, Mumford AD. Pharmacodynamic resistance to warfarin associated with a Val66Met substitution in vitamin K epoxide reductase complex subunit 1. *Thromb Haemost*. 2005;93:23–26.
27. O'Reilly RA, Rytand DA. "Resistance" to warfarin due to unrecognized vitamin K supplementation. *N Engl J Med*. 1980;303:160–161.
28. Suttie JW, Mummah-Schendel LL, Shah DV, Lyle BJ, Greger JL. Vitamin K deficiency from dietary vitamin K restriction in humans. *Am J Clin Nutr*. 1988;47:475–480.
29. Fasco MJ, Hildebrandt EF, Suttie JW. Evidence that warfarin anticoagulant action involves two distinct reductase activities. *J Biol Chem*. 1982;257:11210–11212.
30. *Foods with Vitamin K – Coumadin*. http://www.coumadin.bmscustomerconnect.com/servlet/servlet.FileDownload?file=00Pi000000bxvTFEAY.
31. Mammen EF. Coagulation abnormalities in liver disease. *Hematol Oncol Clin North Am*. 1992;6:1247–1257.
32. Richards RK. Influence of fever upon the action of 3,3- methylene bis-(4- hydroxoycoumarin). *Science*. 1943;97:313–316.
33. Owens JC, Neely WB, Owen WR. Effect of sodium dextrothyroxine in patients receiving anticoagulants. *N Engl J Med*. 1962;266:76–79.
34. Self TH, Reaves AB, Oliphant CS, Sands C. Does heart failure exacerbation increase response to warfarin? A critical review of the literature. *Curr Med Res Opin*. 2006;22:2089–2094.

35. Dreisbach AW, Japa S, Gebrekal AB, et al. Cytochrome P4502C9 activity in end-stage renal disease. *Clin Pharmacol Ther*. 2003;73:475–477.
36. *Coumadin [Package Insert]*. Princeton, NJ: Bristol-Myers Squibb Company; 2011.
37. *Warfarin Sodium – Oral. Drug Facts and Comparisons*. 2017 ed. St. Louis, MO: Wolters Kluwer; 2017:225–231.
38. Hansten PD, Horn JR. *Drug Interactions Analysis and Management*. St. Louis, MO: Wolters Kluwer Health; 2014.
39. Warfarin interactions. In: *Clinical Pharmacology*. Tampa, FL: Elsevier/Gold Standard. https://www-clinicalkey-com.library1.unmc.edu/pharmacology/monograph/650?sec=moninte. Updated periodically.
40. Warfarin drug interactions. In: *Lexi-drugs Online*. Hudson, Ohio: Lexi-Comp, Inc. https://online-lexi-com.library1.unmc.edu/lco/action/doc/retrieve/docid/patch_f/7879#f_interactions. Updated periodically.
41. Anthony M, Romero K, Malone DC, Hines LE, Higgins L, Woosley RL. Warfarin interactions with substances listed in drug information compendia and in the FDA-approved label for warfarin sodium. *Clin Pharmacol Ther*. 2009;86:425–429.
42. Wittkowsky AK. Drug interactions update: drugs, herbs, and oral anticoagulation. *J Thromb Thrombolysis*. 2001;12:67–71.
43. Breckenridge A, Orme M, Wesseling H, Lewis RJ, Gibbons R. Pharmacokinetics and pharmacodynamics of the enantiomers of warfarin in man. *Clin Pharmacol Ther*. 1974;15:424–430.
44. O'Reilly RA. Studies on the optical enantiomorphs of warfarin in man. *Clin Pharmacol Ther*. 1974;16:348–354.
45. O'Reilly RA. The stereoselective interaction of warfarin and metronidazole in man. *N Engl J Med*. 1976;295:354–357.
46. O'Reilly RA. Stereoselective interaction of trimethoprim-sulfamethoxazole with the separated enantiomorphs of racemic warfarin in man. *N Engl J Med*. 1980;302:33–35.
47. O'Reilly RA, Trager WF, Rettie AE, Goulart DA. Interaction of amiodarone with racemic warfarin and its separated enantiomorphs in humans. *Clin Pharmacol Ther*. 1987;42:290–294.
48. Cropp JS, Bussey HI. A review of enzyme induction of warfarin metabolism with recommendations for patient management. *Pharmacotherapy*. 1997;17:917–928.
49. Bechtold H, Andrassy K, Jähnchen E, et al. Evidence for impaired hepatic vitamin K1 metabolism in patients treated with N-methyl-thiotetrazole cephalosporins. *Thromb Haemost*. 1984;51:358–361.
50. Weitekamp MR, Aber RC. Prolonged bleeding times and bleeding diathesis associated with moxalactam administration. *JAMA*. 1983;249:69–71.
51. Rothschild BM. Hematologic perturbations associated with salicylate. *Clin Pharmacol Ther*. 1979;26:145–152.
52. Udall JA. Human sources and absorption of vitamin K in relation to anticoagulation stability. *JAMA*. 1965;194:127–129.
53. Bauer KA. New anticoagulants: anti IIa vs. anti Xa – is one better? *J Thromb Thrombolysis*. 2006;21:67–72.
54. Weitz JI, Hudoba M, Massel D, Maraganore J, Hirsh J. Clot-bound thrombin is protected from inhibition by heparin-antithrombin III but is susceptible to inactivation by antithrombin III-independent inhibitors. *J Clin Invest*. 1990;86:385–391.
55. Hauel NH, Nar H, Priepke H, Ries U, Stassen JM, Wienen W. Structure-based design of novel potent nonpeptide thrombin inhibitors. *J Med Chem*. 2002;45:1757–1766.
56. Wienen W, Stassen JM, Priepke H, Ries UJ, Hauel N. In-vitro profile and ex-vivo anticoagulant activity of the direct thrombin inhibitor dabigatran and its orally active prodrug, dabigatran etexilate. *Thromb Haemost*. 2007;98:155–162.
57. Hankey GJ, Eikelboom JW. Dabigatran etexilate: a new oral thrombin inhibitor. *Circulation*. 2011;123:1436–1450.
58. Eriksson BI, Quinlan DJ, Weitz JI. Comparative pharmacodynamics and pharmacokinetics of oral direct thrombin and factor Xa inhibitors in development. *Clin Pharmacokinet*. 2009;48:1–22.
59. Dobesh PP, Terry KJ. Measuring or monitoring of novel anticoagulants: which test to request? *Curr Emerg Hosp Med Rep*. 2013;1:208–216.
60. Albers GW, Diener HC, Frison L, et al., SPORTIF Executive Steering Committee for the SPORTIF V Investigators. Ximelagatran vs warfarin stroke prevention in patients with nonvalvular atrial fibrillation: a randomized trial. *JAMA*. 2005;293:690–698.
61. Schulman S, Wåhlander K, Lundström T, Clason SB, Eriksson H, THRIVE III Investigators. Secondary prevention of venous thromboembolism with the oral direct thrombin inhibitor ximelagatran. *N Engl J Med*. 2003;349:1713–1721.
62. Boudes PF. The challenges of new drugs benefits and risks analysis: lessons from the ximelagatran FDA Cardiovascular Advisory Committee. *Contemp Clin Trials*. 2006;27:432–440.
63. Ageno W, Gallus AS, Wittkowsky A, Crowther M, Hylek EM, Palareti G. Oral anticoagulation therapy: antithrombotic therapy and prevention of thrombosis, 9th ed: American College of Chest Physicians Evidence-Based Clinical Practice Guidelines. *Chest*. 2012;141(suppl):e44S–e88S.
64. *Mechanism of Action of Univalent and Bivalent DTIs*. https://www.researchgate.net/figure/259629896_fig5_Figure-3-Mechanism-of-action-of-univalent-and-bivalent-DTIs-48-DTIs-direct-thrombin.
65. Stangier J. Clinical pharmacokinetics and pharmacodynamics of the oral direct thrombin inhibitor dabigatran etexilate. *Clin Pharmacokinet*. 2008;47:285–295.
66. Eisert WG, Hauel N, Stangier J, Wienen W, Clemens A, van Ryn J. Dabigatran: an oral novel potent reversible nonpeptide inhibitor of thrombin. *Arterioscler Thromb Vasc Biol*. 2010;30:1885–1889.
67. Golub AL, Frost RW, Betlach CJ, Gonzalez MA. Physiologic considerations in drug absorption from the gastrointestinal tract. *J Allergy Clin Immunol*. 1986;78:689–694.
68. Stangier J, Rathgen K, Stähle H, Gansser D, Roth W. The pharmacokinetics, pharmacodynamics and tolerability of dabigatran etexilate, a new oral direct thrombin inhibitor, in healthy male subjects. *Br J Clin Pharmacol*. 2007;64:292–303.
69. Connolly SJ, Ezekowitz MD, Yusuf S, et al., RE-LY Steering Committee and Investigators. Dabigatran versus warfarin in patients with atrial fibrillation. *N Engl J Med*. 2009;361:1139–1151.
70. Blech S, Ebner T, Ludwig-Schwellinger E, Stangier J, Roth W. The metabolism and disposition of the oral direct thrombin inhibitor, dabigatran, in humans. *Drug Metab Dispos*. 2008;36:386–399.
71. Cabral KP. Pharmacology of the new target-specific oral

anticoagulants. *J Thromb Thrombolysis*. 2013;36:133–140.
72. Stangier J, Stähle H, Rathgen K, Roth W, Shakeri-Nejad K. Pharmacokinetics and pharmacodynamics of dabigatran etexilate, an oral direct thrombin inhibitor, are not affected by moderate hepatic impairment. *J Clin Pharmacol*. 2008;48:1411–1419.
73. Stangier J, Rathgen K, Stähle H, Mazur D. Influence of renal impairment on the pharmacokinetics and pharmacodynamics of oral dabigatran etexilate: an open-label, parallel-group, single-centre study. *Clin Pharmacokinet*. 2010;49:259–268.
74. Stangier J, Stähle H, Rathgen K, Fuhr R. Pharmacokinetics and pharmacodynamics of the direct oral thrombin inhibitor dabigatran in healthy elderly subjects. *Clin Pharmacokinet*. 2008;47:47–59.
75. Lin JH, Yamazaki M. Role of P-glycoprotein in pharmacokinetics: clinical implications. *Clin Pharmacokinet*. 2003;42:59–98.
76. Kaatz S, Mahan CE. Stroke prevention in patients with atrial fibrillation and renal dysfunction. *Stroke*. 2014;45:2497–2505.
77. Walenga JM, Adiguzel C. Drug and dietary interactions of the new and emerging oral anticoagulants. *Int J Clin Pract*. 2010;64:956–967.
78. Nutescu E, Chuatrisorn I, Hellenbart E. Drug and dietary interactions of warfarin and novel oral anticoagulants: an update. *J Thromb Thrombolysis*. 2011;31:326–343.
79. Alexander JH, Singh KP. Inhibition of factor Xa: a potential target for the development of new anticoagulants. *Am J Cardiovasc Drugs*. 2005;5:279–290.
80. Rai R, Sprengeler PA, Elrod KC, Young WB. Perspectives on factor Xa inhibition. *Curr Med Chem*. 2001;8:101–119.
81. Harenberg J, Wurzner B, Zimmermann R, et al. Bioavailability and antagonization of the low molecular weight heparin CY216 in man. *Thromb Res*. 1986;44:549–554.
82. Cade JF, Buchanon MR, Boneu B, et al. A comparison of the antithrombotic and hemorrhagic effects of low molecular weight heparin fractions: the influence of the method of preparation. *Thromb Res*. 1984;35:613–625.
83. Rezaie AR. Prothrombin protects factor Xa in the prothrombinase complex from inhibition by the heparin-antithrombin complex. *Blood*. 2001;97:2308–2313.
84. Gerotziafas GT, Elalamy I, Depasse F, Perzborn E, Samama MM. In vitro inhibition of thrombin generation, after tissue factor pathway activation, by the oral, direct factor Xa inhibitor rivaroxaban. *J Thromb Haemost*. 2007;5:886–888.
85. Graff J, von Hentig N, Misselwitz F, et al. Effects of the oral, direct factor Xa inhibitor rivaroxaban on platelet-induced thrombin generation and prothrombinase activity. *J Clin Pharmacol*. 2007;47:1398–1407.
86. Perzborn E, Roehrig S, Straub A, Kubitza D, Mueck W, Laux V. Rivaroxaban: a new oral factor Xa inhibitor. *Arterioscler Thromb Vasc Biol*. 2010;30:376–381.
87. Laux V, Perzborn E, Kubitza D, et al. Preclinical and clinical characteristics of rivaroxaban: a novel, oral, direct factor Xa inhibitor. *Semin Thromb Hemost*. 2007;33:515–523.
88. Perzborn E, Strassburger J, Wilmen A, et al. In vitro and in vivo studies of the novel antithrombotic agent BAY 59-7939—an oral, direct Factor Xa inhibitor. *J Thromb Haemost*. 2005;3:514–521.
89. Samama MM, Martinoli JL, LeFlem L, et al. Assessment of laboratory assays to measure rivaroxaban—an oral, direct factor Xa inhibitor. *Thromb Haemost*. 2010;103:815–825.
90. Kubitza D, Becka M, Mueck W, Zuehlsdorf M. Safety, tolerability, pharmacodynamics, and pharmacokinetics of rivaroxaban—an oral, direct factor Xa inhibitor—are not affected by aspirin. *J Clin Pharmacol*. 2006;46:981–990.
91. Perzborn E, Kubitza D, Misselwitz F. Rivaroxaban. A novel, oral, direct factor Xa inhibitor in clinical development for the prevention and treatment of thromboembolic disorders. *Hämostaseologie*. 2007;27:282–289.
92. Kubitza D, Becka M, Zuehlsdorf M, Mueck W. Effect of food, an antacid, and the H_2 antagonist ranitidine on the absorption of BAY 59-7939 (rivaroxaban), an oral direct factor Xa inhibitor, in healthy subjects. *J Clin Pharmacol*. 2006;46:549–558.
93. Stampfuss J, Kubitza D, Becka M, Mueck W. The effect of food on the absorption and pharmacokinetics of rivaroxaban. *Int J Clin Pharmacol Ther*. 2013;51:549–561.
94. Mueck W, Stampfuss J, Kubitza D, Becka M. Clinical pharmacokinetic and pharmacodynamic profile of rivaroxaban. *Clin Pharmacokinet*. 2014;53:1–16.
95. DeWald TA, Becker RC. The pharmacology of novel oral anticoagulants. *J Thromb Thrombolysis*. 2014;37:217–233.
96. Kubitza D, Becka M, Voith B, Zuehlsdorf M, Wensing G. Safety, pharmacodynamics, and pharmacokinetics of single doses of BAY 59-7939, an oral, direct factor Xa inhibitor. *Clin Pharmacol Ther*. 2005;78:412–421.
97. Kubitza D, Becka M, Wensing G, Voith B, Zuehlsdorf M. Safety, pharmacodynamics, and pharmacokinetics of BAY 59-7939—an oral, direct Factor Xa inhibitor—after multiple dosing in healthy male subjects. *Eur J Clin Pharmacol*. 2005;61:873–880.
98. Weinz C, Schwarz T, Kubitza D, et al. Metabolism and excretion of rivaroxaban, an oral direct factor Xa inhibitor, in rats, dogs, and humans. *Drug Metab Dispos*. 2009;37:1056–1064.
99. Lang D, Freudenberger C, Weinz C. In vitro metabolism of rivaroxaban, an oral, direct factor Xa inhibitor, in liver microsomes and hepatocytes of rats, dogs, and humans. *Drug Metab Dispos*. 2009;37:1046–1055.
100. Dobesh PP, John F. Reducing the risk of stroke in patients with nonvalvular atrial fibrillation with direct oral anticoagulants. Is one of these not like the others? *J Atr Fibrillation*. 2016;9:66–74.
101. Mueck W, Lensing AWA, Agnelli G, Decousus H, Prandoni P, Misselwitz F. Rivaroxaban: population pharmacokinetic analyses in patients treated for acute deep-vein thrombosis and exposure simulations in patients with atrial fibrillation treated for stroke prevention. *Clin Pharmacokinet*. 2011;50:675–686.
102. Dias C, Moore KT, Murphy J, et al. Pharmacokinetics, pharmacodynamics, and safety of single-dose rivaroxaban in chronic hemodialysis. *Am J Nephrol*. 2016;43:229–236.
103. Kubitza D, Becka M, Roth A, et al. The influence of age and gender on the pharmacokinetics and pharmacodynamics of rivaroxaban - an oral, direct factor Xa inhibitor. *J Clin Pharmacol*. 2013;53:249–255.
104. Kubitza D, Becka M, Zuehlsdorf M, et al. Body weight has limited influence on the safety, tolerability, pharmacokinetics, or pharmacodynamics of rivaroxaban (BAY 59-7939) in healthy subjects. *J Clin Pharmacol*. 2007;47:218–226.

105. Kubitza D, Becka M, Mueck W, et al. Effects of renal impairment on the pharmacokinetics, pharmacodynamics and safety of rivaroxaban, an oral, direct factor Xa inhibitor. *Br J Clin Pharmacol*. 2010;70:703–712.
106. Kubitza D, Roth A, Becka M, et al. Effect of hepatic impairment on the pharmacokinetics and pharmacodynamics of a single dose of rivaroxaban – an oral, direct Factor Xa inhibitor. *Br J Clin Pharmacol*. 2013;76: 89–98.
107. Mueck W, Kubitza D, Becka M. Co-administration of rivaroxaban with drugs that share its elimination pathways: pharmacokinetic effects in healthy subjects. *Br J Clin Pharmacol*. 2013;76:455–466.
108. Gnoth MJ, Buetehorn U, Muenster U, et al. In vitro and in vivo P-glycoprotein transport characteristics of rivaroxaban. *J Pharmacol Exp Ther*. 2011;338:372–380.
109. Wong PC, Pinto DJ, Zhang D. Preclinical discovery of apixaban, a direct and orally bioavailable factor Xa inhibitor. *J Thromb Thrombolysis*. 2011;31:478–492.
110. Pinto DJ, Orwat MJ, Koch S, et al. Discovery of 1-(4-methoxyphenyl)-7-oxo-6-(4-(2-oxopiperidin-1-yl) phenyl)-4,5,6,7-tetrahydro-1H-pyrazolo[3,4-c]pyridine-3-carboxamide (apixaban, BMS-562247), a highly potent, selective, efficacious, and orally bioavailable inhibitor of blood coagulation factor Xa. *J Med Chem*. 2007;50:5339–5356.
111. Wong PC, Jiang X. Apixaban, a direct factor Xa inhibitor, inhibits tissue-factor induced human platelet aggregation in vitro: comparison with direct inhibitors of factor VIIa, Xia and thrombin. *Thromb Haemost*. 2010;104: 302–310.
112. He K, Luettgen JM, Zhang D, et al. Preclinical pharmacokinetics and pharmacodynamics of apixaban, a potent and selective factor Xa inhibitor. *Eur J Drug Metab Pharm*. 2011;36:129–139.
113. Wong PC, Crain EJ, Xin B, et al. Apixaban, an oral, direct and highly selective factor Xa inhibitor: in vitro, antithrombotic and antihemostatic studies. *J Thromb Haemost*. 2008;6:820–829.
114. Raghavan N, Frost CE, Yu Z, et al. Apixaban metabolism and pharmacokinetics after oral administration to humans. *Drug Metab Dispos*. 2009;37:74–81.
115. Wang L, Zhang D, Raghavan N, et al. In vitro assessment of metabolic drug-drug interaction potential of apixaban through cytochrome P450 phenotyping, inhibition, and induction studies. *Drug Metab Dispos*. 2010;38:448–458.
116. Leil TA, Feng Y, Zhang L, Paccaly A, Mohan P, Pfister M. Quantification of apixaban's therapeutic utility in prevention of venous thromboembolism: selection of phase III trial dose. *Clin Pharmacol Ther*. 2010;88:375–382.
117. Frost CE, Yu Z, Wang, et al. Single-dose safety and pharmacokinetics of apixaban in subjects with mild or moderate hepatic impairment. *Clin Pharmacol Ther*. 2009;85(suppl 1):S34. [Abstract].
118. Granger CB, Alexander JH, McMurray JJV, et al., ARISTOTLE Committees and Investigators. Apixaban versus warfarin in patients with atrial fibrillation. *N Engl J Med*. 2011;365:981–992.
119. Wang X, Tirucherai G, Marbury TC, et al. Pharmacokinetics, pharmacodynamics, and safety of apixaban in subjects with end-stage renal disease on hemodialysis. *J Clin Pharmacol*. 2016;56:628–636.
120. Mavrakanas TA, Samer CF, Nessim SJ, Frisch G, Lipman ML. Apixaban pharmacokinetics at steady state in hemodialysis patients. *J Am Soc Nephrol*. 2017;28: 2241–2248.
121. Scaglione F. New oral anticoagulants: comparative pharmacology with vitamin K antagonists. *Clin Pharmacokinet*. 2013;52:69–82.
122. Upreti VV, Wang J, Barrett YC, et al. Effect of extremes of body weight on the pharmacokinetics, pharmacodynamics, safety and tolerability of apixaban in healthy subjects. *Br J Clin Pharmacol*. 2013;76:908–916.
123. Frost CE, Song Y, Shenker A, et al. Effects of age and sex on the single-dose pharmacokinetics and pharmacodynamics of apixaban. *Clin Pharmacokinet*. 2015;54:651–662.
124. Bristol-Myers Squibb Company. *Eliquis: Prescribing Information*; 2016. https://packageinserts.bms.com/pi/pi_eliquis.pdf.
125. Frost CE, Byon W, Song Y, et al. Effect of ketoconazole and diltiazem on the pharmacokinetics of apixaban, an oral direct factor Xa inhibitor. *Br J Clin Pharmacol*. 2015;79:838–846.
126. Vakkalagadda B, Frost C, Byon W, et al. Effect of rifampin on the pharmacokinetics of apixaban, an oral direct inhibitor of factor Xa. *Am J Cardiovasc Drugs*. 2016;16: 119–127.
127. Parasrampuria DA, Truitt KE. Pharmacokinetics and pharmacodynamics of edoxaban, a non-vitamin K antagonist oral anticoagulant that inhibits clotting factor Xa. *Clin Pharmacokinet*. 2016;55:641–655.
128. Furugohri T, Isobe K, Honda Y, et al. DU-176b, a potent and orally active factor Xa inhibitor: in vitro and in vivo pharmacological profiles. *J Thromb Haemost*. 2008;6:1542–1549.
129. Ogata K, Mendell-Harary J, Tachibana M, et al. Clinical safety, tolerability, pharmacokinetics, and pharmacodynamics of the novel factor Xa inhibitor edoxaban in healthy volunteers. *J Clin Pharmacol*. 2010;50(7):743–753.
130. Cuker A, Husseinzadeh H. Laboratory measurement of the anticoagulant activity of edoxaban: a systematic review. *J Thromb Thrombolysis*. 2015;39:288–294.
131. Bathala MS, Masumoto H, Oguma T, He L, Lowrie C, Mendell J. Pharmacokinetics, biotransformation, and mass balance of edoxaban, a selective, direct factor Xa inhibitor, in humans. *Drug Metab Dispos*. 2012;40(12):2250–2255.
132. Matsushima N, Lee F, Sato T, Weiss D, Mendell J. Bioavailability and safety of the factor Xa inhibitor edoxaban and the effects of quinidine in healthy subjects. *Clin Pharm Drug Dev*. 2013;2:358–366.
133. Mendell J, Tachibana M, Shi M, et al. Effects of food on the pharmacokinetics of edoxaban, an oral direct factor Xa inhibitor, in healthy volunteers. *J Clin Pharmacol*. 2011;51:687–694.
134. Yin OQ, Miller R. Population pharmacokinetics and dose-exposure proportionality of edoxaban in healthy volunteers. *Clin Drug Investig*. 2014;34:743–752.
135. Jönsson S, Simonsson US, Miller R, Karlsson MO. Population pharmacokinetics of edoxaban and its main metabolite in a dedicated renal impairment study. *J Clin Pharmacol*. 2015;55:1268–1279.
136. Mikkaichi T, Yoshigae Y, Masumoto H, et al. Edoxaban transport via P-glycoprotein is a key factor for the drug's disposition. *Drug Metab Dispos*. 2014;42:520–528.
137. Mendell J, Johnson L, Chen S. An open-label, phase I

study to evaluate the effects of hepatic impairment on edoxaban pharmacokinetics and pharmacodynamics. *J Clin Pharmacol*. 2015;55:1395–1405.

138. Fanikos J, Burnett AE, Mahan CE, Dobesh PP. Renal function considerations for stroke prevention in atrial fibrillation. *Am J Med*. 2017;130:1015–1023.
139. Parasrampuria DA, Marbury T, Matsushima N, et al. Pharmacokinetics, safety, and tolerability of edoxaban in end-stage renal disease subjects undergoing haemodialysis. *Thromb Haemost*. 2015;113:719–727.
140. Wolzt M, Samama MM, Kapiotis S, Ogata K, Mendell J, Kunitada S. Effect of edoxaban on markers of coagulation in venous and shed blood compared with fondaparinux. *Thromb Haemost*. 2011;105:1080–1090.
141. Weitz JI, Connolly SJ, Patel I, et al. Randomised, parallel-group, multicentre, multinational phase 2 study comparing edoxaban, an oral factor Xa inhibitor, with warfarin for stroke prevention in patients with atrial fibrillation. *Thromb Haemost*. 2010;104:633–641.
142. Song S, Dang D, Halim AB, Miller R. Population pharmacokinetic – pharmacodynamic modeling analysis of intrinsic FXa and bleeding from edoxaban treatment. *J Clin Pharmacol*. 2014;54:910–916.
143. Salazar DE, Mendell J, Kastrissios H, et al. Modeling and simulations of edoxaban exposure and response relationships in patients with atrial fibrillation. *Thromb Haemost*. 2012;107:925–936.
144. Giugliano RP, Ruff CT, Braunwald E, et al. Edoxaban versus warfarin in patients with atrial fibrillation. *N Engl J Med*. 2013;369:2093–2104.
145. Yamashita T, Koretsune Y, Yasaka M, et al. Randomized, multicenter, warfarin-controlled phase II study of edoxaban in Japanese patients with non-valvular atrial fibrillation. *Circ J*. 2012;76:1840–1847.
146. Mendell J, Zahir H, Matsushima N, et al. Drug-drug interaction studies of cardiovascular drugs involving P-glycoprotein, an efflux transporter, on the pharmacokinetics of edoxaban, an oral factor Xa inhibitor. *Am J Cardiovasc Drugs*. 2013;13:331–342.
147. Parasrampuria DA, Mendell J, Shi M, Matsushima N, Zahir H, Truitt K. Edoxaban drug-drug interactions with ketoconazole, erythromycin, and cyclosporine. *Br J Clin Pharmacol*. 2016;82:1591–1600.
148. Mendell J, Chen S, He L, Desai M, Parasramupria DA. The effect of rifampin on the pharmacokinetics of edoxaban in healthy adults. *Clin Drug Investig*. 2015;35:447–453.

第三章

预防房颤卒中的抗凝药物试验

DAVID A. MANLY，MD • CHRISTOPHER B. GRANGER，MD
王浩 译

引言

心房颤动（atrial fibrillation，AF）是最常见的持续性心律失常，显著增加卒中和其他血栓栓塞事件的风险[1]。长期以来，维生素K拮抗剂（vitamin K antagonists，VKAs）一直被用于降低与房颤相关的卒中风险和死亡率。20世纪90年代的大量试验证明了VKAs在降低卒中风险方面的有效性。然而，VKAs抗凝效果的可变性和不确定性需要仔细地监测和调整药物剂量，包括颅内出血在内的出血并发症限制了其临床应用。事实上，多项研究表明，房颤患者的治疗率严重不足，即使接受了治疗，研究表明大多数患者在有效药物浓度范围的平均时间只有50%左右[2-8]。

过去10年，房颤患者卒中预防取得了长足的进步，医疗设备也得到了极大的发展。这些进步都来自几项大型试验的成功，试验结果证明了非VKA口服抗凝剂（non-VKA oral anticoagulants，NOACs）在预防卒中和系统性栓塞中的安全性和有效性。这些药物通过选择性抑制凝血因子发挥作用：因子Ⅹa（利伐沙班、阿哌沙班、艾多沙班）或凝血酶（达比加群）。

本章回顾了抗凝药物的相关临床试验。

阿司匹林和其他抗血小板药物

目前的数据不支持使用阿司匹林预防具有高卒中风险（CHA_2DS_2-VASc评分为2分或更高）的房颤患者的血栓栓塞事件。这一建议来自大量研究结果，这些研究表明，在预防卒中或系统性栓塞方面，阿司匹林的边际效益优于对照组，而VKAs则显著优于抗血小板药物（见“维生素K拮抗剂”部分）。欧洲心脏病学会最近发布的国际指南针对阿司匹林在预防卒中这一问题上给出了一个ⅢA类推荐（因为有害而不要使用）[9]。而早前美国的指南建议在具有低卒中风险（CHA_2DS_2-VASc评分为1分）的房颤患者可考虑使用阿司匹林（ⅡB类推荐）[10]。

阿司匹林用于房颤治疗的建议来自于20世纪80年代末至90年代早期的7项临床试验的结果，这7项临床试验主要研究了阿司匹林单药治疗对比安慰剂或不治疗对预防卒中的安全性和有效性[11-17]。这些临床试验中阿司匹林的剂量范围为每日50～1300 mg，然而除SPAF-I试验外，结果并没有显示出阿司匹林能显著地减少卒中发生。SPAF-I试验证明每天325 mg阿司匹林能显著减少卒中发生率42%，但是试验提前终止了，由于研究排除大多数年龄超过75岁的患者，卒中减少的效果是由一个或两个患者分层中似乎不合理的减少带来的，这些患者却都有口服抗凝剂的适应证[12]。对这7项试验的荟萃分析发现，由于SPAF-I的结果，阿司匹林单药治疗（平均剂量约为每天220 mg）在降低房颤患者卒中发生率方面有显著效果（见图3.1）[18]。与安慰剂或无治疗相比，阿司匹林的相对危险度（relative risk，RR）降低了19%（95% CI −1%～35%）；然而，鉴于上述限制，许多人认为总体数据没有强有力的证据表明阿司匹林在预防卒中方面有任何益处[19]。

最近的两项大型随机试验评估了阿司匹林和氯吡格雷联合抗血小板治疗房颤患者的疗效。房颤氯吡格雷与厄贝沙坦预防血管事件的试验（Atrial Fibrillation Clopidogrel Trial with Irbesartan for Prevention of Vascular Events，ACTIVE-W）比较了阿司匹林和氯吡格雷联合抗血小板治疗和华法林治疗的优劣，而ACTIVE-A比较了阿司匹林和氯吡格雷联合抗血小板治疗与阿司匹林单药治疗在“被认为不适合”VKA治疗患者中的疗效[20-21]。研究发现阿司匹林（75～100 mg/d）和氯吡格雷

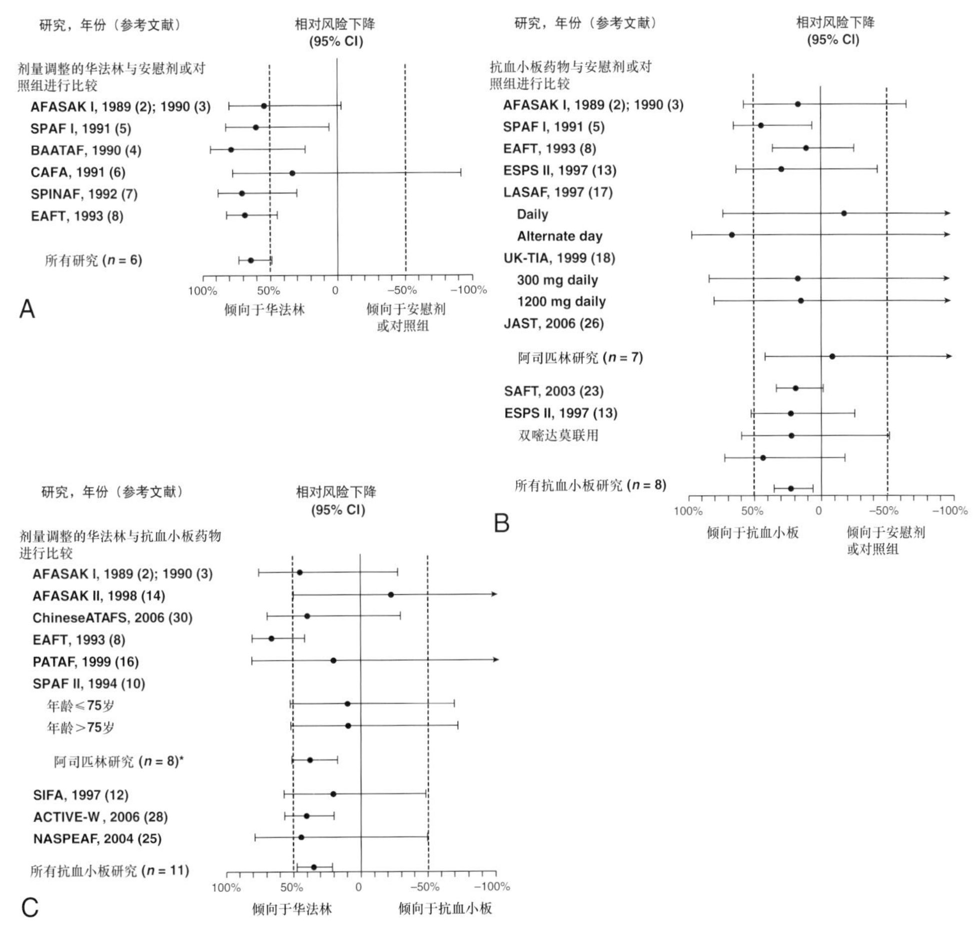

图 3.1　抗血栓治疗预防非瓣膜性房颤患者卒中。（**A**）6 项随机试验中，剂量调整的华法林与安慰剂或无治疗进行比较。（**B**）8 项随机试验中抗血小板药物与安慰剂或无治疗药物的比较。在 SAFT 中，阿司匹林与低剂量，无效剂量华法林联合使用。在 ESPS Ⅱ中，联合指的是阿司匹林加双嘧达莫。（**C**）11 项随机试验中，剂量调整的华法林与抗血小板药物比较。非阿司匹林类抗血小板药物有吲哚布芬（SIFA）、氯吡格雷加阿司匹林（ACTIVE-W）和三氟醋柳酸（NASPEAF）。水平线表示点的 95% CIs［Adapted from Hart RG，Pearce LA，Aguilar MI. Meta-analysis：antithrombotic therapy to prevent stroke in patients who have nonvalvular atrial fibrillation. Ann Intern Med. 2007；146（12）：857-867.］

（75 mg/d）联合治疗优于阿司匹林单药治疗（卒中 RR 减少 28%，95% CI 17% ～ 38%；$P < 0.0002$），然而，却导致明显出血增加（阿司匹林＋氯吡格雷每年 2% *vs*. 阿司匹林单药治疗 1.3%；RR 1.57；95% CI 1.29 ～ 1.92；$P < 0.001$）[20]。虽然在出血增加的情况下预防卒中的适度效果并不支持使用双联抗血小板治疗预防卒中，但它确实为那些需要双联抗血小板治疗的患者提供了一些预防卒中的证据。

ACTIVE-W 试验比较了华法林（INR 为 2.0 ～ 3.0）与阿司匹林（75 ～ 100 mg/d）加氯吡格雷（75 mg/d）联合抗血小板治疗在 $CHADS_2$ 评分均值为 2 分的房颤患者中的优劣。由于阿司匹林和氯吡格雷的联用效果不如华法林，试验提前终止。阿司匹林联合氯吡格雷组中患者的卒中发生率（RR 1.72；95% CI 1.24 ～ 2.37；$P = 0.001$）和系统性栓塞发生率（RR 4.66；95% CI 1.58 ～ 13.8；$P = 0.005$）显著升高，两组的大出血发生率无显著差异（氯吡格雷加阿司匹林年发生率 2.42% *vs*. 华法林年发生率 2.21%，RR 1.1；95% CI 0.83 ～ 1.45；$P = 0.53$）[21-22]。与阿司匹林和氯吡格雷的联合治疗相比，华法林治疗可以使患者的卒中 RR 降低 40%（95% CI 18% ～ 56%，$P < 0.001$）。

AVERROES 试验直接比较了阿司匹林（81 ～ 325 mg 每日 1 次，2/3 的受试者每天接受 81 mg）和阿哌沙班（5 mg 每日 2 次）在被认为不适合华法林治疗的患者中的效果。由于阿哌沙班在预防房颤患者的卒中方面明显优于阿司匹林，本试验提前终止。重要的是，阿司匹林与阿哌沙班之间的大出血相似，阿哌沙班组颅内出血的患者数量较少[23-24]。

AVERROES 为避免使用阿司匹林预防卒中提供了进一步的理论基础，因为阿哌沙班更具有效性且安全性相当。

维生素 K 拮抗剂

VKAs 一直是房颤患者预防血栓栓塞的标准治疗。根据最近的多项随机试验的数据，接受华法林治疗的房颤患者平均每年患卒中或系统性栓塞的风险约 1.66%，而接受 VKA 治疗的房颤患者的血栓栓塞事件的风险随着 $CHADS_2$ 评分的增加而不断升高（低风险年发病率 0.89%，中风险年发病率 1.45%，高风险年发病率 2.5%）[25]。然而，参与试验的患者的风险往往低于未入组治疗的患者群体。尽管 VKAs 存在许多缺点，包括狭窄的治疗窗，与多种食物和药物的相互作用以及需要不断监测和调整剂量，但是 VKAs 可以显著降低患者房颤相关的卒中、系统性栓塞和死亡风险。尽管在 NOAC 时代，高收入国家使用 VKA 预防房颤相关卒中的人数在不断减少，但是仍有令人信服的数据证明 VKA 的有效性和安全性。

既往 6 项试验在疗效方面对比了 VKA 和安慰剂或无治疗，这些试验是 AFASAK-I，SPAF-I，BAATAF，CAFA，SPINAF 和 EAFT[11-13，26-28]。2007 年一项针对这些试验的荟萃分析表明，与安慰剂或不治疗相比，华法林（INR 值平均为 2.0 ～ 2.9）可使缺血性卒中和出血性卒中的 RR 降低 64%[18]。安慰剂组或对照组患者的平均卒中年发生率在一级预防试验中为 4.5%，在既往卒中或短暂性脑缺血发作（transient ischemic attack，TIA）患者中为 12%。需要针对卒中进行一级预防的房颤患者服用华法林后卒中绝对风险降低 2.7%/ 年［需要治疗的人数（NNT）＝ 370］，而需要针对卒中或 TIA 进行二级预防的房颤患者服用华法林后绝对风险降低 8.4%/ 年（NNT ＝ 12）。重要的是，当按卒中严重程度进行分层时，VKAs 也能有效减少致残性和非致残性卒中的发生。这一发现得到了瑞典一项观察性研究的支持，该研究评估了出现急性卒中的房颤患者。已经接受 VKAs 治疗的患者卒中的严重程度较轻，而且 30 天死亡率也较低[29]。

VKAs 也被证实在房颤患者中的疗效优于抗血小板药物（图 3.1）。一项对 8 项调整剂量华法林与阿司匹林对比试验的荟萃分析表明患者的卒中或系统性栓塞的 RR 减少 38%（95% CI 18 ～ 52）[18]。与阿司匹林相比，一级预防组 VKA 治疗的绝对风险每年降低 0.7%/ 年（NNT ＝ 142），而在二级预防组绝对风险的降低达到了惊人的 7%/ 年（NNT ＝ 14）。当这一分析进一步扩大到包括其他三个非阿司匹林抗血小板试验时，RR 的降低仍稳定保持在 37% 左右（95% CI 23 ～ 48）。在 ACTIVE-W 试验中，当华法林与阿司匹林和氯吡格雷的联合用药直接比较时，由于华法林的明显优势，试验提前终止，并且出血无明显差异[21]。

在 VKA 的安全性方面，在近期的房颤患者的临床试验中，大出血年发生率为 1.40% ～ 3.40%，颅内出血年发生率为 0.33% ～ 0.80%。许多风险评分法（ATRIA、RIETE、HAS-BLED）已经被制定出来，以评估出血风险的利弊[30-32]。然而，对出血风险的担忧仍然是对房颤患者，尤其是老年患者进行血栓栓塞进行预防抗凝治疗的最大障碍。因此，欧洲指南建议不再使用出血风险评分来决定谁应该接受抗凝治疗、谁不应该接受抗凝治疗。众所周知，老年患者卒中和出血的风险都增加了。BAFTA（伯明翰老年房颤治疗）研究评估了华法林（INR 目标 2 ～ 3）与阿司匹林（75 mg/d）在年龄大于 75 岁，平均注册年龄为 81.5 岁的患者中的疗效[33]。华法林在卒中预防方面优于阿司匹林（华法林 1.8%/ 年 *vs.* 阿司匹林 3.8%/ 年，$P = 0.003$；RR 减少 0.48%；绝对年风险降低 2%），颅内出血（华法林 1.4%/ 年 *vs.* 阿司匹林 1.6%/ 年，$P = 0.67$）或所有大出血的复合终点（华法林 1.9%/ 年 *vs.* 阿司匹林 2.0%/ 年，$P = 0.09$）均无显著增加。该试验在评估主要中枢神经系统出血的差异性方面效果不佳。

非维生素 K 拮抗剂口服抗凝剂临床试验

研发 NOACs 的动力是研制出与 VKA 同样有效但更易于使用的药物。因此，开始于 21 世纪初的临床试验结果表明 NOACs 在预防卒中方面至少与华法林一样有效，使用“非劣效性”的研究设计表明，根据华法林的历史试验，新药物至少保留了华法林一半的益处[34]。NOAC 与华法林对照的每一项大型试验均显示出 NOAC 在卒中预防方面的非劣效性，使得NOAC在全世界范围内不断被批准并纳入临床实践指南。2014年AHA/ACC/HRS房颤患者管理指南将阿哌沙班、达比加群和利伐沙班列为Ⅰ B类推荐药物，以预防房颤患者和CHA_2DS_2-VASc≥2分的患者的血栓栓塞事件[10]。2016年ESC指南推荐所有四种NOACs——达比加群、利伐沙班、阿哌沙班和艾多沙班——取代VKA作为房颤治疗的Ⅰ类推荐[9]。

RE-LY（长期抗凝治疗的随机评估）研究是第一个主要的调查NOAC在房颤患者中的安全性和有效性的随机试验[35]。RE-LY研究的设计是针对达比加群的非劣效性研究。达比加群是一种前体药物，口服后能在血清中快速转换为凝血酶的直接竞争性抑制剂。与需要调整剂量的华法林相比，达比加群的处方是110 mg或150 mg，每日2次。研究的排除标准为：严重心脏瓣膜疾病、14天内卒中或筛查前6个月内严重卒中、可能会增加出血风险的情况、肌酐清除率（CrCl）小于30 ml/min、活动性肝病和妊娠。患者平均随访2年。华法林组患者维持治疗INR（2.0～3.0）的平均时间比例为64%。华法林组患者的$CHADS_2$平均评分为2.1分，达比加群110 mg组和150 mg组的$CHADS_2$平均评分分别为2.1分和2.2分。华法林组患者卒中或系统性栓塞的主要结局发生率为1.69%/年，而达比加群110 mg组患者卒中或系统性栓塞的主要结局发生率为1.53%/年（与达比加群相比，RR 0.91；95% CI 0.74～1.11；非劣效性$P<0.001$），达比加群150 mg组患者卒中或系统性栓塞的主要结局为1.11%/年（RR 0.66；95% CI 0.53～0.82；优效性$P<0.001$）。在本试验中，大出血被定义为血红蛋白水平下降至少20 g/L，至少输2个单位的血液，或在关键部位或器官出现有症状的出血。110 mg达比加群的大出血发生率明显低于华法林组（2.71%/年 *vs.* 3.36%/年，$P=0.003$）。150 mg达比加群组与华法林组在大出血方面没有显著差异（3.11%/年 *vs.* 3.36%/年，$P=0.31$）。死亡率作为次要终点进行评估，110 mg达比加群与华法林组之间无显著差异（3.75%/年 *vs.* 4.13%/年，$P=0.13$）；然而，在150 mg达比加群中，死亡率有降低的趋势（心血管死亡率显著降低）（达比加群组总死亡率3.64%/年 *vs.* 华法林组总死亡率4.13%/年，$P=0.051$）。

ROCKET-AF（每日一次直接因子Ⅹa抑制剂利伐沙班与维生素K拮抗剂在预防房颤卒中和栓塞中作用的研究）对比评价了利伐沙班20 mg/d（或当患者CrCl在30～49 ml/min时15 mg/d）和华法林在房颤患者治疗中的安全性和有效性[36]。利伐沙班是因子Ⅹa的直接抑制剂。研究的排除标准：血流动力学不稳定的二尖瓣狭窄（mitral stenosis，MS）；人工心脏瓣膜；14天内的卒中或筛查前3个月内发生的严重卒中；存在出血风险增加的情况；对抗凝的需求超过房颤治疗；CrCl小于30 ml/min；严重肝病；妊娠。与RE-LY不同的是，ROCKET-AF是一个双盲试验，在利伐沙班组中使用假INR值。复合方案人群的中位随访时间为590天，意向治疗人群的中位随访时间为707天。$CHADS_2$平均分为3.5分。华法林组患者维持平均治疗INR的时间比例为55%。利伐沙班组的188例患者（1.7%/年）和华法林组的241例患者（2.2%/年）出现卒中或系统性栓塞的主要终点［风险比（hazard ratio，HR）0.79；95% CI 0.66～0.96；非劣效性$P<0.001$］。当纳入所有意向治疗的随机患者时，利伐沙班组269例患者（2.1%/年）和华法林组306例患者（2.4%/年）发生了主要事件（HR 0.88；95% CI 0.74～1.03；非劣效性$P<0.001$；优效性$P=0.12$）。利伐沙班和华法林组大出血事件和临床相关非大出血事件发生率相似（分别为14.9%/年和14.5%/年；利伐沙班组HR 1.03；95% CI 0.96～1.11；$P=0.44$）。两种药物的大出血事件发生率具有可比性（利伐沙班3.6%/年 *vs.* 华法林3.4%/年；$P=0.58$）。利伐沙班显著降低了颅内出血的发生率（0.5%/年 *vs.* 0.7%/年；$P=0.02$）和致命出血的发生率（0.2%/年 *vs.* 0.5%/年；$P=0.003$）；然而，利伐沙班组胃肠道大出血的发生率增加（3.2%/年 *vs.* 2.2%/年；$P<0.001$）。

J-ROCKET-AF（日本每日一次直接因子Ⅹa抑制剂利伐沙班与维生素K拮抗剂在预防房颤卒中和栓塞中作用的研究）是一项在日本房颤患者中进行的随机、双盲的利伐沙班Ⅲ期临床试验[37]。尽管ROCKET-AF是一项全球性临床试验，但是日本并没有参加。在更大规模的全球利伐沙班研究（ROCKET-AF）中没有纳入日本患者的原因是，药代动力学模型表明，15 mg利伐沙班的剂量在日本患者中的稳态浓度将相当于20 mg利伐沙班在高加索患者中的浓度。此外，日本指南建议降低华法林的抗凝靶点，这些因素将明显影响华法林对照组的分析。这是一项双模拟试验，研究的两组患者都接受安慰剂（利伐沙班 15 mg 的积极治疗组服用华法林安慰剂，而华法林对照组服用利伐沙班安慰剂；注：CrCl 30 ～ 49 ml/min 的患者每天服用利伐沙班 10 mg）。华法林的剂量调整至目标 INR 在 69 岁及以下患者 2.0 ～ 3.0，或 70 岁及以上患者 INR 减少至 1.6 ～ 2.6，这与日本的指南是一致的。入选患者随访 30 个月。利伐沙班组 $CHADS_2$ 评分均值为 3.27，华法林组 $CHADS_2$ 评分均值为 3.22。研究发现利伐沙班并不劣于华法林。637 例利伐沙班组患者中有 11 例（1.26%/ 年）达到了主要疗效终点（卒中和系统性栓塞的复合终点），而 637 例华法林组患者中有 22 例（2.61%/ 年）达到了主要疗效终点（HR 0.49，CI 0.24 ～ 1.0，P = 0.05）。利伐沙班和华法林的主要安全终点（大出血和临床相关非大出血的复合）之间无差异，利伐沙班 18.04%/ 年 *vs*. 华法林 16.42%/ 年（HR 1.11，CI 0.87 ～ 1.42）。

ARISTOTLE 试验（阿哌沙班用于减少房颤中的卒中和其他血栓栓塞事件）评估了每天 2 次固定剂量的 5 mg 阿哌沙班（或每天 2 次、每次 2.5 mg 阿哌沙班，适用于满足以下 2 个或 2 个以上条件的患者：≥ 80 岁，体重≤ 60 kg，血清肌酐水平≥ 1.5 mg/dl）和调整剂量的华法林在房颤患者中的安全性和有效性[38]。排除标准：由于可逆的原因导致的房颤，中度或重度的二尖瓣狭窄，除房颤外需要抗凝治疗的疾病（如人工心脏瓣膜），7 天内的卒中，需要阿司匹林的剂量＞每天 165 mg 或依赖阿司匹林和氯吡格雷联合治疗，严重肾功能不全（血肌酐水平为＞ 2.5 mg/dl 或计算 CrCl ＜ 25 ml/min）。两组的 $CHADS_2$ 平均分为 2.1。华法林组患者达到治疗 INR（2.0 ～ 3.0）的平均时间比例为 62%。阿哌沙班组 212 例患者发生卒中或系统性栓塞的主要终点（1.27%/ 年），而华法林组为 265 例患者（1.60%/ 年）（阿哌沙班组 HR 为 0.79；95% CI 0.66 ～ 0.95；非劣效性 P ＜ 0.001，优效性 P = 0.01）。阿哌沙班组主要安全终点出血发生率较低（阿哌沙班组为 2.13%/ 年，而华法林组为 3.09%/ 年；HR 0.69；95% CI 0.60 ～ 0.80；P ＜ 0.001）。值得注意的是，阿哌沙班的颅内出血发生率明显较低，为 0.33%/ 年，而华法林为 0.80%/ 年（HR 0.42，95% CI 0.30 ～ 0.58，P ＜ 0.001）。阿哌沙班组任何原因导致的死亡率为 3.52%/ 年，也显著低于华法林组的 3.94%/ 年（HR 0.89；95% CI 0.80 ～ 0.99；P = 0.047）。

在 AVERROES 试验（阿哌沙班与阿司匹林用于预防使用维生素 K 拮抗剂抗凝失败或不适合维生素 K 拮抗剂治疗的房颤患者卒中）中，阿哌沙班也与阿司匹林进行了比较[23]。这是一项双盲、双模拟试验研究，研究对象为 5599 名被认为不适合华法林治疗的患者，研究对象分别服用阿哌沙班（5 mg）每天 2 次、阿司匹林（81 ～ 324 mg）每天 1 次。患者被认为不适合 VKA 治疗的条件是：患者报告既往发生过不良事件（尽管入组时排除了 6 个月内的严重出血或存在高出血风险），抗凝剂控制效果不佳，患者所需的其他的治疗方法与 VKA 存在互斥，或者患者无法或不愿坚持剂量或 INR 监测。鼓励已知服用开放性标签阿司匹林的患者停药。平均 $CHADS_2$ 评分为 2 分，大约有 36% 的患者位于中度卒中的风险分层（$CHADS_2$ 或 CHA_2DS_2-VASc 得分 1）。阿司匹林对照组中的大多数患者在这项研究中服用了 81 ～ 162 mg 阿司匹林（64% 每日服用 81 mg 阿司匹林，27% 每日服用 162 mg 阿司匹林）。由于阿哌沙班与阿司匹林相比在预防卒中或系统性栓塞方面具有明显优势，该研究在平均随访 1 年后提前终止。阿哌沙班组卒中或系统性栓塞发生率为 1.6%/ 年，而阿司匹林组为 3.7%/ 年（阿哌沙班组 HR 0.45，95% CI 0.32 ～ 0.62；P ＜ 0.001）。缺血性卒中发生率明显降低，阿哌沙班组为 1.1%/ 年，阿司匹林组为 3.0%/ 年（阿哌沙班组 HR 0.37；95% CI 0.25 ～ 0.55；P ＜ 0.001）。由于研究提前终止，该研究被用来检测颅内出血或心血管死亡的差异方面能力不足。阿哌沙班组的患者确实获得心血管疾病住院率降低的受益（阿哌沙班每年降低 12.6%，而阿司匹林每年降低 15.9%，P ＜ 0.001）。在大出血方面，阿哌沙班组发生率为 1.4%/ 年，阿司匹林组发生率为 1.2%/ 年（阿哌沙班组 HR 为 1.13；95% CI 0.74 ～ 1.75；P = 0.57）；然而，轻微出血在阿哌沙班组中更为常见（阿哌沙班组 HR 为 1.24；95% CI 1.00 ～ 1.53；P = 0.05）。也许这项研究是为无法接受 VKA 治疗的患者设计的，最重要的结果之一是患者对研究药物的依从性。2年后，永久性停用阿哌沙班的发生率比阿司匹林低12%，与阿司匹林对照组相比，阿哌沙班组的严重不良事件更少（分别为22%和27%，$P < 0.001$）。本试验提示，在使用抗凝药物预防房颤患者血栓栓塞事件方面，NOACs可能会填补空白，因为本研究纳入的近40%的患者将“拒绝服用VKA”列为纳入原因。

最近评估NOAC与华法林在房颤患者中的安全性和有效性的随机试验是ENGAGE-AF-TIMI 48（新一代因子Ⅹa在房颤中的有效抗凝作用——心肌梗死溶栓48）[39]。艾多沙班是一种口服的、可逆的、直接因子Ⅹa抑制剂，每日1次给药。本试验评估了艾多沙班每日1次60 mg（高剂量）和每日1次30 mg（低剂量）两种剂量方案，同时以抗凝目标INR 2.0～3.0调整华法林剂量。如果满足下列任何一个条件：CrCl 30～50 ml/min，体重＜60 kg，或维拉帕米、奎尼丁或决奈达隆同时使用，两组艾多沙班的剂量均可减半（分别为30 mg或15 mg）。关键排除标准与其他NOAC综合研究的患者排除条件相似：因可逆性疾病导致的房颤；估计CrCl小于30 ml/min；出血高风险；使用双重抗血小板治疗；中度至重度MS；抗凝治疗的其他适应证；30天内有急性冠状动脉综合征、冠状动脉血运重建术或卒中。三组的平均$CHADS_2$评分为2.8分。华法林组患者达到INR（2.0～3.0）的平均时间比例为68%。华法林组有232例患者（1.50%/年）发生卒中或系统性栓塞这一主要终点，而高剂量艾多沙班组为182例患者（1.18%/年；HR *vs.* 华法林，0.79；97.5% CI，0.63～0.99；非劣效性$P < 0.001$，优效性$P = 0.02$），低剂量艾多沙班组为253例（1.61%/年；HR *vs.* 华法林，1.07；97.5%CI，0.87～1.31；非劣效性$P = 0.005$，优效性$P = 0.44$）。低剂量艾多沙班组缺血性卒中发生率明显高于华法林组；因此，该剂量未被批准用于预防卒中。根据国际血栓与止血学会定义的大出血，华法林组的大出血发生率为3.43%/年，而高剂量艾多沙班组的大出血发生率为2.75%/年（HR 0.80；95% CI 0.71 ～ 0.91；$P < 0.001$），低剂量艾多沙班组为1.61%（HR 0.47；95% CI 0.41～0.55；$P < 0.001$）。华法林组颅内出血的发生率较高，为0.85%/年，而高剂量艾多沙班组为0.39%/年，低剂量艾多沙班组为0.26%/年（华法林与两种剂量的艾多沙班进行比较$P < 0.001$）。高剂量艾多沙班组消化道出血发生率最高（1.51%/年），其次为华法林组（1.23%/年），最后为低剂量艾多沙班组（0.82%/年）。与华法林组相比，两种剂量艾多沙班组的大出血和临床相关非大出血发生率也较低（高剂量艾多沙班组为11.10%/年，低剂量艾多沙班组为7.97%/年，华法林组为13.02%/年）。与华法林组相比，高剂量和低剂量艾多沙班组的心血管死亡（包括出血）年化率均有下降［华法林组为3.17%，高剂量艾多沙班组为2.74%（HR 0.86；95% CI 0.77～0.97；$P = 0.01$），低剂量艾多沙班组为2.71%（HR 0.85；95% CI 0.76～0.96；$P = 0.008$）］。当高剂量和低剂量艾多沙班方案相互比较时，高剂量艾多沙班组卒中和系统性栓塞的主要疗效终点发生率较低（$P < 0.001$）。这一结果是由于高剂量艾多沙班显著降低了29%的缺血性卒中发生率，远超低剂量艾多沙班组出血性卒中发生率的降低（236 *vs.* 333事件）。美国食品药品监督管理局，而不是其他国家监管机构，建议艾多沙班不应该用于CrCl＞95 ml/min的患者，因为与华法林组相比，该亚群的缺血性卒中风险明显增加。

对RE-LY、ROCKET-AF、ARISTOTLE和ENGAGE-AF-TIMI 48的荟萃分析显示，与华法林相比，NOACs具有良好的获益/风险比[40]。包括美国批准使用NOACs治疗的患者，使用NOACs治疗的患者的卒中或系统性栓塞的风险显著降低，颅内出血减少超过50%，全因死亡率显著降低10%。

表3.1为四组试验患者基线特征比较。各临床试验之间的女性人数和登记年龄相对相似。显著的差异是潜在的卒中风险（由$CHADS_2$平均得分所提示）、既往卒中或短暂性脑缺血发作的历史以及收缩期心力衰竭的存在。在四个具有里程碑意义的Ⅲ期试验中，42 411名患者接受了NOACs，而29 272名患者纳入了华法林对照组。接受“高剂量”NOAC治疗的患者卒中和系统性栓塞的发生率显著降低（与华法林相比降低19%，主要原因是颅内出血显著减少；图3.2）以及全因死亡率的显著降低（图3.3）。接受NOAC和华法林治疗的患者缺血性卒中和心肌梗死的发生率相似。接受华法林治疗的患者消化道出血明显减少（图3.4）。低剂量的NOAC方案（达比加群110 mg和艾多沙

表 3.1 在 NOAC 试验中意向治疗人群的基线特征

	RE-LY			ROCKET-AF		ARISTOTLE		ENGAGE-AF-TIMI 48			综合	
	达比加群 150 mg（n=6076）	达比加群 110 mg（n=6015）	华法林（n=6022）	利伐沙班（n=7131）	华法林（n=7133）	阿哌沙班（n=9120）	华法林（n=9081）	艾多沙班 60 mg（n=7035）	艾多沙班 30 mg（n=7034）	华法林（n=7036）	NOAC（n=42 411）	华法林（n=29 272）
年龄（岁）	71.5（8.8）	71.4（8.6）	71.6（8.6）	73（65～78）	73（65～78）	70（63～76）	70（63～76）	72（64～68）	72（64～78）	72（64～78）	71.6	71.5
≥ 75 岁	40%	38%	39%	43%	43%	31%	31%	41%	40%	40%	38%	38%
女性	37%	36%	37%	40%	40%	36%	35%	39%	39%	38%	38%	37%
房颤类型												
永久性或持续性	67%	68%	66%	81%	81%	85%	84%	75%	74%	75%	76%	77%
阵发性	33%	32%	34%	18%	18%	15%	16%	25%	26%	25%	24%	22%
$CHADS_2$[a]	2.2（1.2）	2.1（1.1）	2.1（1.1）	3.5（0.94）	3.5（0.95）	2.1（1.1）	2.1（1.1）	2.8（0.97）	2.8（0.97）	2.8（0.98）	2.6（1.0）	2.6（1.0）
0～1	32%	33%	31%	0	0	34%	34%	＜ 1%	＜ 1%	＜ 1%	17%	17%
2	35%	35%	37%	13%	13%	36%	36%	46%	47%	47%	35%	33%
3～6	33%	33%	32%	87%	87%	30%	30%	54%	53%	53%	43%	50%
既往卒中或 TIA[a]	20%	20%	20%	55%	55%	19%	18%	28%	29%	28%	29%	30%
心力衰竭[b]	32%	32%	32%	63%	62%	36%	35%	58%	57%	58%	46%	47%
糖尿病	23%	23%	23%	40%	40%	25%	25%	36%	36%	36%	31%	31%
高血压	79%	79%	79%	90%	91%	87%	88%	94%	94%	94%	88%	88%
既往心肌梗死	17%	17%	16%	17%	18%	15%	14%	11%	12%	12%	15%	15%
肌酐清除率[c]												
＜ 50 ml/min	19%	19%	19%	21%	21%	17%	17%	20%	19%	19%	19%	19%
50～80 ml/min	48%	49%	49%	47%	48%	42%	42%	43%	44%	44%	45%	45%
＞ 80 ml/min	32%	32%	32%	32%	31%	41%	41%	38%	38%	37%	36%	36%
既往应用 VKAs[d]	50%	50%	49%	62%	63%	57%	57%	59%	59%	59%	57%	57%

续表

	RE-LY			ROCKET-AF		ARISTOTLE		ENGAGE-AF-TIMI 48			综合	
	达比加群 150 mg（n=6076）	**达比加群 110 mg（n=6015）**	**华法林（n=6022）**	**利伐沙班（n=7131）**	**华法林（n=7133）**	**阿哌沙班（n=9120）**	**华法林（n=9081）**	**艾多沙班 60 mg（n=7035）**	**艾多沙班 30 mg（n=7034）**	**华法林（n=7036）**	**NOAC（n=42 411）**	**华法林（n=29 272）**
基线应用阿司匹林	39%	40%	41%	36%	37%	31%	31%	29%	29%	30%	34%	34%
平均随访期（年）[e]	20	20	20	1.9	1.9	1.8	1.8	2.8	2.8	2.8	2.2	2.2
个体平均 TTR	NA	NA	67（54～78）	NA	58（43～71）	NA	66（52～77）	NA	NA	68（57～77）	NA	65（51～76）

除非另有说明，否则数据为平均值（SD）、中位数（IQR）或百分比。$CHADS_2$，卒中危险因素评分系统，充血性心力衰竭、高血压、年龄≥ 75 岁、糖尿病病史 1 分，卒中或短暂性脑缺血发作病史 2 分；NA，不可用；NOAC，非维生素 K 拮抗剂口服抗凝剂；TIA：短暂性脑缺血发作；TTR，治疗范围内的时间；VKAs：维生素 K 拮抗剂。

[a] ROCKET-AF 和 ARISTOTLE 将系统性栓塞作为卒中危险因素。

[b] ROCKET-AF 包括左室射血分数< 35% 作为心力衰竭危险因素的证据；ARISTOTLE 将左室射血分数< 40% 列为心力衰竭的危险因素。

[c] RE-LY：< 50 ml/min，50 ～ 79 ml/min，≥ 80 ml/min；ARISTOTLE：≤ 50 ml/min，> 50 ～ 80 ml/min，> 80 ml/min。

[d] RE-LY，ARISTOTLE，和 ENGAGE-AF-TIMI 48：定义为使用 VKAs ≥ 60 天的患者；ROCKET-A：在筛查时使用 VKAs 6 周的房颤患者。

[e] IQRs 不可用。

Adapted from Ruff CT，Giugliano RP，Braunwald E，et al. Comparison of the efficacy and safety of new oral anticoagulants with warfarin in patients with atrial fibrillation：a meta-analysis of randomized trials. Lancet. 2014；383：955-962.

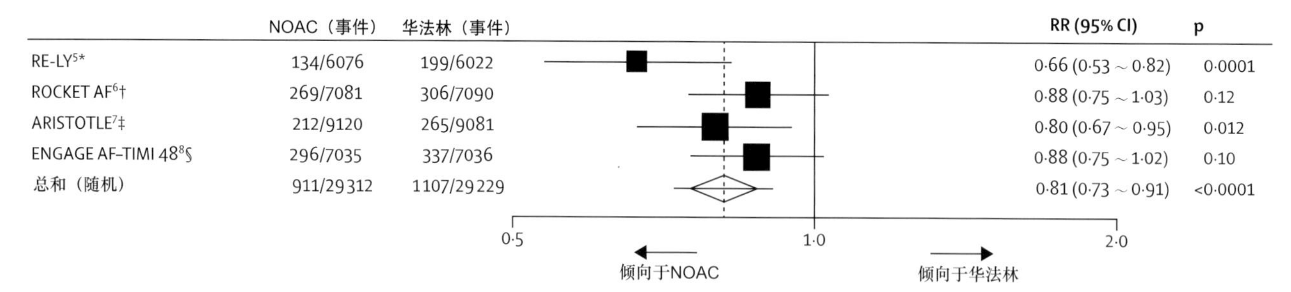

图 3.2 NOAC 试验中卒中和系统性栓塞（Adapted from Ruff CT，Giugliano RP，Braunwald E，et al. Comparison of the efficacy and safety of new oral anticoagulants with warfarin in patients with atrial fibrillation：a meta-analysis of randomized trials. Lancet. 2014；383：955-962.）

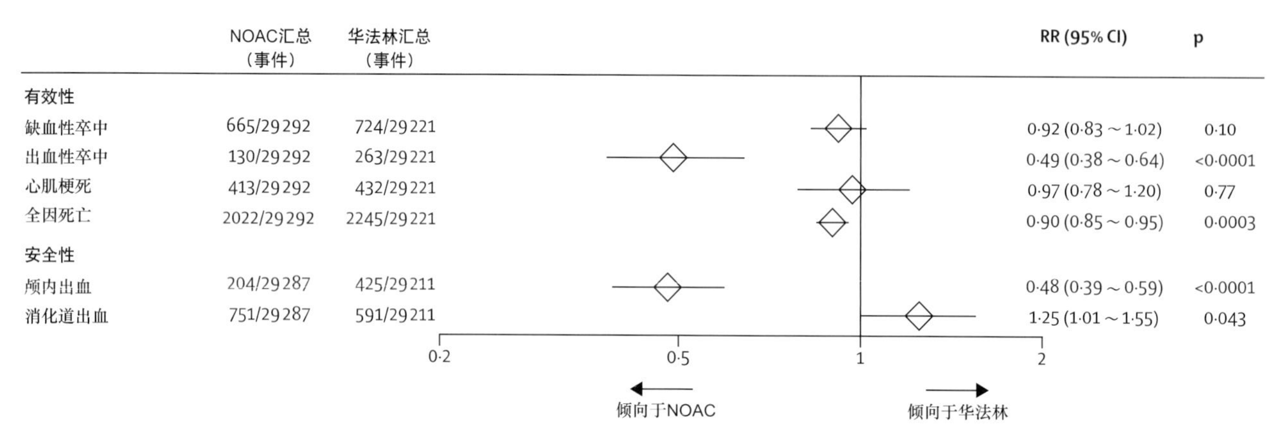

图 3.3 NOAC 试验的次要疗效和安全性（Adapted from Ruff CT，Giugliano RP，Braunwald E，et al. Comparison of the efficacy and safety of new oral anticoagulants with warfarin in patients with atrial fibrillation：a meta-analysis of randomized trials. Lancet. 2014；383：955-962.）

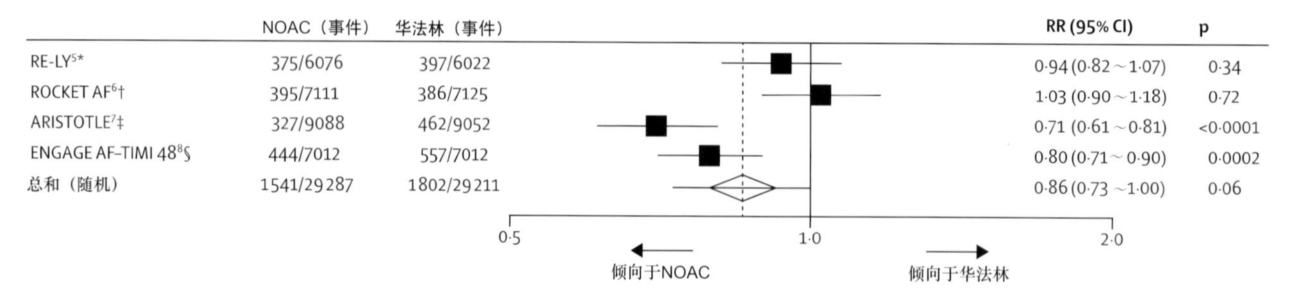

图 3.4 NOAC 试验中的大出血（Adapted from Ruff CT，Giugliano RP，Braunwald E，et al. Comparison of the efficacy and safety of new oral anticoagulants with warfarin in patients with atrial fibrillation：a meta-analysis of randomized trials. Lancet. 2014；383：955-962.）

班 30 mg）在整体卒中预防方面与华法林有相似的疗效，但增加了缺血性卒中的风险。

已经有许多关于 NOAC 和华法林试验的亚组人群的分析和文章。总的来说，NOACs 对华法林的影响在不同亚组间是一致的。这类高危人群包括老年人、有高跌倒风险的体弱者和中度肾功能不全患者（尽管 CrCl ＜ 30 ml/min 的患者通常被排除在试验之外）。

风湿性房颤

与非风湿性房颤患者相比[41]，二尖瓣狭窄的房颤患者发生卒中或系统性栓塞的风险增加。这一差异被认为是在慢性压力超负荷的情况下激发了左心房重构、纤维化和钙化，易于造成血流淤滞和心内膜损伤。长期以来，VKAs 一直被用于预防风湿性房颤患者和瓣膜置换患者的血栓栓塞事件。对风湿性二尖瓣狭窄自然史的早期研究表明，多达30%的患者在疾病过程中经历了栓塞事件，最常见的形式是卒中[43-44]。

由于风湿性房颤具有较高的血栓风险，大多数NOAC临床试验排除了风湿性二尖瓣狭窄患者和机械瓣膜的患者。只有一项试验研究了NOAC和华法林在机械心脏瓣膜患者中的临床疗效和安全性。RE-ALIGN试验（评估达比加群酯在心脏瓣膜置换术后患者中的安全性和药物动力学的Ⅱ期临床随机试验）评估了接受主动脉瓣和（或）二尖瓣机械瓣膜置换术的患者每天2次150/220/300 mg达比加群（实现药物血清谷水平至少50 ng/ml）的疗效[45]。由于达比加群组的血栓栓塞和出血事件过多，研究提前终止。因此，ACC/AHA/HRS 2014指南对使用NOAC来预防机械瓣膜患者的卒中风险提出了Ⅲ类危害警告[10]。

每一项比较NOACs和华法林的试验都包括不同程度的瓣膜性心脏病患者。ARISTOTLE试验包括大约26%有中度或重度瓣膜性心脏病史或曾做过瓣膜手术的患者。与无瓣膜性心脏病的患者比较，瓣膜性心脏病患者卒中和系统性栓塞的发生率较高（分别为3.2%和2.4%；HR 1.34；95% CI 1.10～1.62；$P=0.003$），死亡风险也增加（9.1% *vs*. 6.2%；HR 1.48；95% CI 1.3～1.67；$P<0.001$）[46]。阿哌沙班与华法林在心脏瓣膜病患者和非心脏瓣膜病患者中的疗效和安全性是一致的。同样，ROCKET-AF研究中具有“显著的瓣膜性心脏病”的14.1%的患者服用利伐沙班与华法林的效果一致[47]。在RE-LY试验中，如不考虑入选的22%有瓣膜性心脏病的患者，达比加群与华法林一样安全有效[48]。在ENGAGE-AF试验中，与华法林相比，艾多沙班在有瓣膜性心脏病和无瓣膜性心脏病患者以及有生物瓣膜的患者中具有相似的安全性和有效性[49-50]。在评价NOACs的临床试验中，基于瓣膜性心脏病的共性和其影响的一致发现，欧洲指南将“非瓣膜性房颤”这一名称放弃了，因为这是一个令人困惑的误称。

悬而未决的问题和未来的临床研究

过去10年的药物开发极大地改变了房颤卒中预防的药理学前景。与华法林相比，NOACs至少表现出了相当的疗效，且具有更有利的安全性，同时也消除了VKA给药和监测固有的一些药理学障碍。随着对逆转剂药物（依达珠单抗是市面上能买到的达比加群逆转剂）开发研究的继续进行[51]，很明显，临床试验中NOACs伴发的大出血事件率与华法林相当或更低，颅内出血的可能性大大降低。尽管所有的进步和试验已经完成，还有许多关于房颤抗凝管理的问题需要回答。许多正在进行的试验进一步评估NOACs在不同房颤患者群体中的安全性和有效性，如急性冠脉综合征经皮冠状动脉介入患者（AUGUSTUS）[52]和终末期肾病患者（RENAL-AF）[53]。此外，由于抗凝药物易于使用且安全性更高，一项试验（ARTESiA）正在评估设备（起搏器/除颤器）检测到的无症状房颤患者的抗凝药物的使用阈值[54]。

参考文献

1. Colilla S, Crow A, Petkun W, Singer DE, Simon T, Liu X. Estimates of current and future incidence and prevalence of atrial fibrillation in the U.S. adult population. *Am J Cardiol*. 2013;112:1142–1147.
2. Glazer NL, Dublin S, Smith NL, et al. Newly detected atrial fibrillation and compliance with antithrombotic guidelines. *Arch Intern Med*. 2007;167:246–252.
3. Lewis WR, Fonarow GC, LaBresh KA, et al. Differential use of warfarin for secondary stroke prevention in patients with various types of atrial fibrillation. *Am J Cardiol*. 2009;103:227–231.
4. Ogilvie IM, Newton N, Welner SA, et al. Underuse of oral anticoagulants in atrial fibrillation: a systematic review. *Am J Med*. 2010;123:638–645.
5. Waldo AL, Becker RC, Tapson VF, et al. Hospitalized patients with atrial fibrillation and a high risk of stroke are not being provided with adequate anticoagulation. *J Am Coll Cardiol*. 2005;46:1729–1736.
6. Zimetbaum PJ, Thosani A, Yu HT, et al. Are atrial fibrillation patients receiving warfarin in accordance with stroke risk? *Am J Med*. 2010;123:446–453.
7. van Walraven C, Jennings A, Oake N, et al. Effect of study setting on anticoagulation control: a systematic review and metaregression. *Chest*. 2006;129:1155–1166.
8. Baker WL, Cios DA, Sander SD, et al. Meta-analysis to assess the quality of warfarin control in atrial fibrillation patients in the United States. *J Manag Care Pharm*. 2009;15:244–252.
9. Kirchhof P, Benussi S, Kotecha D, et al. 2016 ESC Guidelines for the management of atrial fibrillation developed in collaboration with EACTS. *Eur Heart J*. 2016;37:2893–2962.
10. January CT, Wann LS, Alpert JS, et al. 2014 AHA/ACC/HRS guideline for the management of patients with atrial fibrillation: executive summary: a report of the American College of Cardiology/American Heart Association Task Force on practice guidelines and the Heart Rhythm Soci-

ety. *Circulation*. 2014;130:2071–2104.

11. Petersen P, Boysen G, Godtfredsen J, Andersen ED, Andersen B. Placebo- controlled, randomised trial of warfarin and aspirin for prevention of thromboembolic complications in chronic atrial fibrillation. The Copenhagen AFASAK study. *Lancet*. 1989;1:175–179.
12. Stroke Prevention in Atrial Fibrillation Study. Final results. *Circulation*. 1991;84:527–539.
13. Secondary prevention in non-rheumatic atrial fibrillation after transient ischaemic attack or minor stroke. EAFT (European Atrial Fibrillation Trial) Study Group. *Lancet*. 1993;342:1255–1262.
14. Diener HC, Lowenthal A. Antiplatelet therapy to prevent stroke: risk of brain hemorrhage and efficacy in atrial fibrillation. *J Neurol Sci*. 1997;153:112.
15. Benavente O, Hart R, Koudstaal P, Laupacis A, McBride R. Antiplatelet therapy for preventing stroke in patients with atrial fibrillation and no previous history of stroke or transient ischemic attacks. In: Warlow C, Van Gijn J, Sandercock P, eds. *Stroke Module of the Cochrane Database of Systematic Reviews*. Oxford, UK: The Cochrane Collaboration; 1999.
16. Posada IS, Barriales V. Alternate-day dosing of aspirin in atrial fibrillation. LASAF Pilot Study Group. *Am Heart J*. 1999;138:137–143.
17. Japan Atrial Fibrillation Stroke Trial Group. Low-dose aspirin for prevention of stroke in low-risk patients with atrial fibrillation: Japan Atrial Fibrillation Stroke Trial. *Stroke*. 2006;37:447–451.
18. Hart RG, Pearce LA, Aguilar MI. Meta-analysis: antithrombotic therapy to prevent stroke in patients who have nonvalvular atrial fibrillation. *Ann Intern Med*. 2007; 146(12):857–867.
19. Freedman BS, Gersh BJ, Lip GY. Misperceptions of aspirin efficacy and safety may perpetuate anticoagulant underutilization in atrial fibrillation. *Eur Heart J*. 2015;36: 653–656.
20. Connolly SJ, Pogue J, Hart RG, et al. Effect of clopidogrel added to aspirin in patients with atrial fibrillation. *N Engl J Med*. 2009;360:2066–2078.
21. Connolly S, Pogue J, Hart R, et al. Clopidogrel plus aspirin versus oral anticoagulation for atrial fibrillation in the Atrial Fibrillation Clopidogrel Trial with Irbesartan for prevention of Vascular Events (ACTIVE W): a randomised controlled trial. *Lancet*. 2006;367: 1903–1912.
22. Connolly SJ, Eikelboom JW, Ng J, et al. Net clinical benefit of adding clopidogrel to aspirin therapy in patients with atrial fibrillation for whom vitamin K antagonists are unsuitable. *Ann Intern Med*. 2011;155(9):579.
23. Connolly SJ, Eikelboom J, Joyner C, et al. Apixaban in patients with atrial fibrillation. *N Engl J Med*. 2011;364: 806–817.
24. Flaker GC, Eikelboom JW, Shestakovska O, et al. *Stroke*. 2012;43:3291–3297.
25. Agarwal S, Hachamovitch M, Menon V. Current trial-associated outcomes with warfarin in prevention of stroke in patients with nonvalvular atrial fibrillation a meta-analysis. *Arch Intern Med*. 2012;172(8): 623–631.
26. The Boston Area Anticoagulation Trial for Atrial Fibrillation Investigators, Singer DE, Hughes RA, et al. The effect of low-dose warfarin on the risk of stroke in patients with nonrheumatic atrial fibrillation. *N Engl J Med*. 1990;323:1505–1511.
27. Connolly SJ, Laupacis A, Gent M, Roberts RS, Cairns JA, Joyner C. Canadian Atrial Fibrillation Anticoagulation (CAFA) Study. *J Am Coll Cardiol*. 1991;18:349–355.
28. Ezekowitz MD, Bridgers SL, James KE, et al. Warfarin in the prevention of stroke associated with nonrheumatic atrial fibrillation. Veterans Affairs Stroke Prevention in Nonrheumatic Atrial Fibrillation Investigators. *N Engl J Med*. 1992;327:1406–1412.
29. Johnsen SP, Svendsen ML, Hansen ML, Brandes A, Mehnert F, Husted SE. Preadmission oral anticoagulant treatment and clinical outcome among patients hospitalized with acute stroke and atrial fibrillation: a nationwide study. *Stroke*. 2014;45(1):168–175.
30. Fang MC, Go AS, Chang Y, et al. A new risk scheme to predict warfarin-associated hemorrhage: the ATRIA (Anticoagulation and Risk Factors in Atrial Fibrillation) Study. *J Am Coll Cardiol*. 2011;58:395–401.
31. Ruiz-Gimenez N, Suarez C, Gonzalez R, et al. Predictive variables for major bleeding events in patients presenting with documented acute venous thromboembolism: findings from the RIETE Registry. *Thromb Haemost*. 2008;100:26–31.
32. Pisters R, Lane DA, Nieuwlaat R, et al. A novel user-friendly score (HAS-BLED) to assess 1-year risk of major bleeding in patients with atrial fibrillation: the Euro Heart Survey. *Chest*. 2010;138:1093–1100.
33. Mant J, Hobbs FD, Fletcher K, et al. Warfarin versus aspirin for stroke prevention in an elderly community population with atrial fibrillation (the Birmingham Atrial Fibrillation Treatment of the Aged Study, BAFTA): a randomised controlled trial. *Lancet*. 2007;370:493–503.
34. Jackson K, Gersh BJ, Stockbridge N, et al. Antithrombotic drug development for atrial fibrillation: proceedings, Washington, DC, July 25-27, 2005. *Am Heart J*. 2008;155:829–840.
35. Connolly SJ, Ezekowitz MD, Yusuf S, et al. Dabigatran versus warfarin in patients with atrial fibrillation. *N Engl J Med*. 2009;361:1139–1151.
36. Patel MR, Mahaffey KW, Garg J, et al. Rivaroxaban versus warfarin in nonvalvular atrial fibrillation. *N Engl J Med*. 2011;365:883–891.
37. Hori M, Matsumoto M, Tanahashi N, et al. Rivaroxaban vs. warfarin in Japanese patients with atrial fibrillation – the J-ROCKET AF study. *Circ J*. 2012;76(9):2104–2111. Epub 2012 Jun 5.
38. Granger CB, Alexander JH, McMurray JJ, et al. Apixaban versus warfarin in patients with atrial fibrillation. *N Engl J Med*. 2011;365:981–992.
39. Giugliano RP, Ruff CT, Braunwald E, et al. Edoxaban versus warfarin in patients with atrial fibrillation. *N Engl J Med*. 2013;369:2093–2104.
40. Ruff CT, Giugliano RP, Braunwald E, et al. Comparison of the efficacy and safety of new oral anticoagulants with warfarin in patients with atrial fibrillation: a meta-analysis of randomized trials. *Lancet*. 2014;383:955–962.
41. Wolf PA, Dawber TR, Thomas Jr HE, Kannel WB. Epidemiologic assessment of chronic atrial fibrillation and risk of stroke: the Framingham study. *Neurology*. 1978;28:973–977.
42. Shrestha NK, Moreno FL, Narciso FV, Torres L, Calleja HB. Two-dimensional echocardiographic diagnosis of left-atrial thrombus in rheumatic heart disease. A clinicopathologic study. *Circulation*. 1983;67(2):341–347.
43. Rowe JC, Bland EF, Sprague HB, White PD. The course

of mitral stenosis without surgery: ten- and twenty-year perspectives. *Ann Intern Med*. 1960;52:741.
44. Coulshed N, Epstein EJ, McKendrick CS, Galloway RW, Walker E. Systemic embolism in mitral valve disease. *Br Heart J*. 1970;32(1):26.
45. Van de Werf F, Brueckmann M, Connolly SJ, et al. A comparison of dabigatran etexilate with warfarin in patients with mechanical heart valves: the Randomized, phase II study to Evaluate the sAfety and pharmacokinetics of oraL dabIGatran etexilate in patients after heart valve replaceMeNt (RE-ALIGN). *Am Heart J*. 2012;163:931–937.
46. Avezum A, Lopes RD, Schulte PJ, et al. Apixaban in comparison with warfarin in patients with atrial fibrillation and valvular heart disease: findings from the apixaban for reduction in stroke and other thromboembolic events in atrial fibrillation (ARISTOTLE) trial. *Circulation*. 2015;132(8):624.
47. Breithardt G, Baumgartner H, Berkowitz SD, et al. Clinical characteristics and outcomes with rivaroxaban versus warfarin in patients with non-valvular atrial fibrillation but underlying native mitral and aortic valve disease participating in the ROCKET AF trial. *Eur Heart J*. 2014;35: 3377–3385.
48. Ezekowitz MD, Nagarakanti R, Noack H, et al. Comparison of dabigatran and warfarin in patients with atrial fibrillation and valvular heart disease: the RE-LY trial (randomized evaluation of long-term anticoagulant therapy). *Circulation*. 2016;134:589–598.
49. De Caterina R, Renda G, Carnicelli AP, et al. Valvular heart disease patients on edoxaban or warfarin in the ENGAGE AF-TIMI 48 trial. *J Am Coll Cardiol*. 2017;69:1372–1382.
50. Carnicelli AP, De Caterina R, Halperin JL, et al. Edoxaban for the prevention of thromboembolism in patients with atrial fibrillation and bioprosthetic valves. *Circulation*. 2017;135:1273–1275.
51. Pollack Jr CV, Reilly PA, van Ryn J, et al. Idarucizumab for dabigatran reversal – full cohort analysis. *N Engl J Med*. 2017;377(5):431–441. https://doi.org/10.1056/NEJMoa1707278. Epub 2017 Jul 11.
52. *An Open-label, 2 × 2 Factorial, Randomized Controlled, Clinical Trial to Evaluate the Safety of Apixaban vs. Vitamin K Antagonist and Aspirin vs. Aspirin Placebo in Patients with Atrial Fibrillation and Acute Coronary Syndrome or Percutaneous Coronary Intervention (AUGUSTUS)*. Retrieved from: https://clinicaltrials.gov/ct2/show/NCT02415400 [Identification No. NCT02415400].
53. *Trial to Evaluate Anticoagulation Therapy in Hemodialysis Patients with Atrial Fibrillation (RENAL-AF)*. Retrieved from: https://clinicaltrials.gov/ct2/show/NCT02942407 [Identification No. NCT02942407].
54. *Apixaban for the Reduction of Thrombo-embolism in Patients with Device-detected Sub-clinical Atrial Fibrillation (ARTESiA)*. Retrieved from: https://clinicaltrials.gov/ct2/show/NCT01938248 [Identification No. NCT01938248].

第四章

房颤的风险分层

FARHAN SHAHID，MBBS，BSC • MIKHAIL DZESHKA，MD • EDUARD SHANTSILA，MD，PHD • GREGORY Y.H. LIP，MD，FRCP，FACC，FESC

仲娇月　译

引言

与非房颤相关的卒中比，房颤相关的卒中有着更高的发病率与致死风险[1-2]。因此，预防这类人群的卒中事件是房颤管理的关键。近年来，人们为需要预防卒中事件的患者提供了 VKAs（如华法林）。近年来口服抗凝剂（oral anticoagulation，OAC）的应用范围已经发生了巨大的变化。目前出现了 4 种可替代华法林的药物，即 NOACs[3]。NOACs 与管理良好的华法林相比有着相似的疗效和较低的颅内出血（intracerebral hemorrhage，ICH）风险。NOACs 这些便利性促进了临床指南的更新，进而强调了房颤患者早期诊断的重要性。具体体现在以下两方面：①现在推荐 NOACs 作为初次口服 OAC 患者的首选治疗方案，②尽管有些患者有着良好的依从性或强烈的意愿，但是 TTR 较低的患者也可以考虑改用 NOACs[4]。

然而房颤相关卒中的风险是多种多样的，还需要考虑许多危险因素。这些危险因素对房颤卒中风险的贡献是异质的。这些危险因素已用于制订风险分层方案，旨在帮助评估房颤患者的卒中风险[5]。此类风险评估策略基于一些为了评估栓塞风险而进行的、非华法林队列研究和各种队列研究的共识或临床试验。由此产生的模式在复杂性和危险因素的数量方面存在很大的差异[6]。

$CHADS_2$

$CHADS_2$ 评分［充血性心力衰竭、高血压、年龄＞75 岁、糖尿病（每项 1 分）；既往卒中史（2 分）］是一项使用了 5 个常见卒中危险因素的简单评分系统。它源自基于 SPAF 历史试验的两个独立风险模式的组合［房颤研究者（AFI）和 SPAF-1 试验］，且随后在那些已进行过住院登记的非瓣膜性 AF 患者中进行了验证[7]。

在协同分析中，AFI 旨在评估未接受 OAC 治疗的 AF 患者的血栓栓塞风险并汇总了多个试验的数据，包括房颤、阿司匹林、丹麦哥本哈根抗凝研究（AFASAK），房颤卒中预防研究（SPAF），波士顿地区房颤抗凝试验（BAATAF），加拿大房颤抗凝研究，退伍军人事务部非风湿性房颤卒中预防研究（SPINAF）中的未接受 OAC 治疗的人群[8]。个体研究中确定的卒中危险因素各不相同，因此将其纳入一个混合队列中进行测试。在这项分析中，卒中的独立危险因素是每 10 年年龄的增加、高血压病史、糖尿病和既往卒中或 TIA 史[8]。

第二项 SPAF 分析在应用阿司匹林的患者中确定了一些卒中相关的危险因素。该分析确定了一些使患者处于高风险状态的特征，包括女性年龄在 75 岁以上，以及不论何种性别但收缩压升高（＞160 mmHg），既往发生过血栓栓塞事件和左心室功能受损[9]。Gage 等后来将这两种方案合并，并在修改一些特征后（既往脑缺血，高血压史，年龄＞75 岁，近期充血性心力衰竭，糖尿病）创建了 $CHADS_2$ 评分。他们还在一项由 1733 名年龄在 65 ～ 95 岁且未在医院接受华法林治疗的非风湿性房颤医疗保险受益人组成的房颤国家登记处验证了这些特征的确对应较高的房颤卒中风险[7]。

2012 年美国胸科医师学会推荐 $CHADS_2$ 评分作为用来识别应进行抗凝治疗的高卒中风险患者的工具[10]。在最初的验证研究中，低风险患者的分类标准是 $CHADS_2$ 评分为 0 分，中风险患者为 $CHADS_2$ 评分为 1 ～ 2，高风险患者为 $CHADS_2$ 评分＞2[11]。这种评分标准将超过 60% 的患者划分为中风险人群，而这可能会导致不适当的卒中预防策略，即在 OAC 和华法林之间做出错误的选择。中风险患者的抗凝治疗策略中推荐将阿司匹林或 OAC 作为等效药物。但事实并非如此。因为与 OAC 相比，阿司匹林在预防 AF 相关卒中方面的净临床疗效较差[12]。此外，即使既往卒中史是新发卒中的最大危险因素之一，那些有过卒中病史的患者也还是被评为 2 分，并且被划分成为“中风险”患者。鉴于这些缺点，最近对 $CHADS_2$ 评分进行重新划分，将 1 分定义为“中风险”，≥ 2 分定义为“高风险”[13]。

像大多数临床风险评分系统一样，各种验证研究发现 $CHADS_2$ 评分的 C 统计量接近 0.6，即为中等预测价值。自从引入 $CHADS_2$ 评分以来，出现了此前尚未被广泛验证的新数据。女性、年龄在 65 ～ 74 岁和血管疾病现已被认为是 AF 人群发生卒中的良好预测指标[14]。实际上，$CHADS_2$ 评分识别“低风险”患者的作用并不可靠，甚至 $CHADS_2$ 评分为 0 的患者的卒中率可高达 3.2%/ 年[15]。

CHA_2DS_2-VASc

鉴于后来的证据，其他因素可增加房颤的卒中风险，欧洲心脏病学会指南将“CHA_2DS_2-VASc 评分”作为评估卒中风险的首选方案。迄今为止，这是最常见的风险分层方案。与 $CHADS_2$ 评分相比，CHA_2DS_2-VASc 评分的优势是能够更好地识别 AF 相关的卒中低风险患者（例如，CHA_2DS_2-VASc 男性评分为 0，女性为 1），且不会增加使用的复杂性[16-17]。

CHA_2DS_2-VASc 评分的得分范围为 0 ～ 9 并强调“主要危险因素”的重要性，包括年龄≥ 75 岁得 2 分（作为更新方案的一部分），以及既往发生过卒中或 TIA（也为 2 分）。血管疾病也被纳入评分系统，包括心肌梗死，主动脉斑块和周围血管疾病。与男性相比，女性是房颤相关卒中的更高级别的危险因素[14]。应用 CHA_2DS_2-VASc 评分可将之前确定的危险因素（收缩期心力衰竭，高血压，糖尿病，65 ～ 74 岁）评为 1 分。肾功能不全未被纳入 CHA_2DS_2-VASc 评分系统，且肾功能不全也未显示可增加房颤相关卒中的独立预后信息[18]。

1996 年 CHA_2DS_2-VASc 评分被首次提出，并被命名为伯明翰模式算法[19]。该风险分层工具已经本土化和区域性地分布开来，并鼓励全科医生用其来识别卒中风险高的房颤患者。英国的国立卫生与医疗保健研究院在其 2006 年房颤患者卒中风险评估指南中采用了这种方法[20-21]。

2010 年进行的涉及 1084 名患者的欧洲房颤心脏调查中显示，CHA_2DS_2-VASc 评分系统与 $CHADS_2$ 和其他风险分层方案相比，具有改善风险分层的效果[19]。CHA_2DS_2-VASc 对高风险患者表现出可接受的可预测性，且能很好地识别低风险患者（卒中风险＜ 1%/ 年的 CHA_2DS_2-VASc 评分 0 分的男性或 1 分的女性），从而避免将患者错置于中风险范围内[22-23]。实际上，一项大型的丹麦队列研究（73 538 名患者）发现，CHA_2DS_2-VASc 评分在预测卒中和血栓栓塞方面明显优于 $CHADS_2$ 评分，特别是在之前被归类为分数较高而风险较低的人群中[24]。大体上，其他研究也发现了类似的观察结果[16，25]。

R_2CHADS_2 评分

20 年前，卒中动物模型研究已经证明了肾功能不全会导致不良预后[26]。人类“真实世界”前瞻性研究最近表明，与中度肾功能不全的患者相比，急性卒中且合并估算的肾小球滤过率（estimated glomerular filtration rate，eGFR）显著降低的患者，有着更高的死亡率[27]。eGFR 低于 60 ml/（min · 1.73 m^2）与 2 年内卒中及死亡的不良预后明显相关[28]。另外，肾功能损害与房颤患者较高死亡风险独立相关。

R_2CHADS_2 评分是根据 ROCKET AF 试验的亚组分析，在 $CHADS_2$ 评分基础上增加肾功能损害（2 分）来定义的[29]。在这个高度选择的抗凝试验队列中，人们发现中度肾功能不全的人群发生房颤相关卒中的风险更高。然而，ROCKET AF 试验排除了 eGFR ＜ 30 ml/min 的患者，因此无法从该亚组分析中得出严重肾功能不全相关影响的结论。瑞典 AF 队列研究的进一步验证并未显示出，在 $CHADS_2$ 或 CHA_2DS_2-VASc 评分系统中纳入慢性肾病的 1 ～ 2 分会有附加价值的结论[30]。

QStroke 评分

QStroke 评分是具有 17 个变量的复杂加权公

式，并且可分别针对男性和女性进行计算。它可以用来计算房颤和非房颤患者的卒中风险。该评分系统包括从 QRISK2，Framingham 和 CHA_2DS_2-VASc 评分系统中获得的当前变量[31]。该方法的运算法则由英格兰和威尔士的 451 个全科诊所患者的人口统计数据（共计 350 万患者）计算得出。

190 万名年龄在 25 ～ 84 岁的患者被用于该评分系统的验证，他们在研究期间共发生 38 404 次卒中。在房颤患者中，QStroke 评分优于 CHA_2DS_2-VASc 和 $CHADS_2$ 评分（尽管优势微小），并且这三个评分的 C 统计量接近 0.6[31]。值得注意的是，有卒中史或 TIA 史的患者被排除在该评分系统之外，尽管这是随后卒中的最强预测指标之一[19，35]。

ATRIA 卒中评分

在引入 $CHADS_2$ 和 CHA_2DS_2-VASc 评分系统之前，人们建立了房颤的抗凝和危险因素（ATRIA）队列[32]。首先得出 ATRIA 评分，随后使用来自 ATRIA 队列的数据进行验证，仅对有持续医疗保健计划的患者进行随访[32-33]。该评分包括的分数范围是 0 ～ 12 分或 7 ～ 15 分，这取决于患者是否有卒中史，即在一级或二级预防队列中应用不同的评分分数。ATRIA 评分系统的复杂性使其无法简单快速地应用于临床事件的决策中。自最初的论文发表以来，各种大型研究证明 CHA_2DS_2-VASc 预测卒中风险方面优于 ATRIA 评分[34-35]。

最近瑞典的一项大型队列研究纳入了 152 153 名从未接受过华法林治疗的 AF 患者，对比 ATRIA、$CHADS_2$ 和 CHA_2DS_2-VASc 风险评分的预测值的表明：ATRIA 评分的 C 统计量在统计学上显著高于 CHA_2DS_2-VASc 评分。但是，当对分类评分进行优化时（例如，取代最初发布的分界点：低风险 0 ～ 5 分、中风险 6 分以及高风险 7 ～ 15 分，对评分进行调整以适应当地人群缺血性卒中的发生率，即低风险＜ 1%/ 年，中度风险 1% ～ 2%/ 年，高风险≥ 2%/ 年），ATRIA 评分就不再有任何优势[17]。此外，该队列研究局限于随访期间未使用抗凝治疗的患者，这导致"以未来为条件"；该队列研究还排除了需在随访期间使用 OAC（高风险）的受试者，导致较低事件发生率的结果偏倚[36]。

生物标志物是否会改善与房颤相关的卒中风险评估?

人们已将来自血液、尿液及影像（心脏或大脑）的生物标志物推荐为改善 AF 患者卒中分层的方法[37-38]。生物标志物终将提高临床风险评分的预测能力，至少在统计学上是这样。

在卒中风险评分里纳入一些增加房颤相关卒中风险的生物标志物，可以提高其预测能力。其中包括炎症反应标志物（C 反应蛋白和细胞因子）、凝血功能标志物（D- 二聚体）、心血管压力标志物（利尿钠肽、生长分化因子 15）、心肌纤维化损伤标志物（肌钙蛋白）、心肌纤维化标志物（半乳糖凝集素 3、可溶性 ST2）、内皮功能障碍标志物（血管性血友病因子）和肾功能障碍标志物（肌酐、胱抑素 C）[39]。

长期以来，生物标志物一直用于心血管疾病（如心力衰竭）的诊断和治疗。然而，当代高敏感性实验检测方法可以降低循环中的生物标志物检测的阈值。与心肌细胞损害、心肌壁压力和心脏功能障碍相关的生物标志物现在广泛应用于稳定性疾病的管理。

在应用 NOAC 进行的三期卒中预防试验的大型房颤队列研究中的最高证据表明，所有可被检测到的生物标志物中，与房颤最相关的是肌钙蛋白和利尿钠肽。在 RE-LY 试验中，就卒中发生率而言，肌钙蛋白 I 浓度低于 10 ng/L（无法检测）组的卒中发生率（0.84%/ 年）显著低于肌钙蛋白 I 水平可检测到且以 10 ng/L 的速度递增的患者。肌钙蛋白 I 高于 40 ng/L 的患者卒中和系统性栓塞发生率最高，为 2.09%/ 年（HR 1.99，95% CI 1.17 ～ 3.39）[40]。人们在阿哌沙班减少房颤卒中和其他血栓栓塞事件（ARISTOTLE）的试验队列中观察到相似的现象：一旦能检测出肌钙蛋白 I 和肌钙蛋白 T，即便其处于较低浓度水平，但只要在正常值范围内出现增加，也预示着卒中、大出血和心血管事件死亡以及全因死亡的发生[41-42]。

人们还发现脑利尿钠肽（brain natriuretic peptide，BNP）及其氨基末端前体（NT-proBNP）可提高 AF 相关卒中的风险预测水平。在 RE-LY 队列中以 NT-proBNP 低于 387 ng/L 为对照组（0.92%/ 年；HR 2.40，95% CI 1.41 ～ 4.07），发现 NT-proBNP

水平高于1402 ng/L的患者发生卒中和系统性栓塞的风险较高（2.3%/年）[40]。在ARISTOTLE试验队列中，心源性死亡的年死亡率从低四分位数0.86%到高四分位数4.14%不等（HR 2.50，95% CI 1.81～3.45）[43]。

把肌钙蛋白和利尿钠肽纳入$CHADS_2$和CHA_2DS_2-VASc评分系统，可以改善两种评分系统对卒中风险的预后判断能力。但是对于心血管死亡风险而言，净重新分类的改善尤为明显[40-43]。后者可能证明，不论是冠心病、心力衰竭还是衰老等疾病引起的肌钙蛋白在正常值范围内的升高，还是利尿钠肽的升高，都反映了心肌的病理变化。即临床卒中风险评分中已经存在的危险因素，而不是增加血栓栓塞的真正独立的预测信息。检测生物标志物之所以能在房颤研究中具有吸引力，是因为其能够在亚临床或早期临床阶段检测心肌压力或损伤。这是通过ABC卒中风险评分的推导和验证而证实的[37]。然而，在常规临床实践中广泛使用生物标志物之前，应考虑以下几点。

生物标志物可提供更准确的风险评估。但在工作繁忙的门诊或病房应用这一风险评估方法时，就体现不出其“快速”决策的简单性和实用性了。此外，还会增加费用并延长时间。而且从逻辑上讲，用特定的CHA_2DS_2-VASc评分或生物标志物预测的事件发生率，也会因人群和研究设置而异。

在高度选择的抗凝试验队列中，人们对生物标志物的风险分层进行了更新的验证，而且生物标志物对卒中风险的真正附加价值要在未经抗栓治疗的AF队列中进行验证[37]。此外，许多生物标志物可能具有重要的实验室间或实验室内检测的可变性，其中一些可能会有昼夜变化或受药物治疗的影响。最后，一些生物标志物还可以预测卒中、出血和死亡，与AF患者打交道的非专科临床医生将不得不兼顾所有指标，询问患者并做出相应的治疗决策。

因此，对于忙碌的临床医生而言，当收治一名刚确诊为房颤且未进行抗凝治疗的患者时，难道就要为该患者检测10～20个生物标志物（花费巨大、耗时很长），然后在数周后请患者复查并告知患者那些可能与其有关系的房颤相关的卒中风险？即使是单个卒中危险因素也很重要，且CHA_2DS_2-VASc评分也能可靠地识别出事件发生率小于1%/年（被认为是OAC，特别是NOAC的起始卒中阈值）的低风险房颤患者，但日常临床工作中仍应采用切实可行的方法对低风险患者（即CHA_2DS_2-VASc得分为0的男性、得分为1的女性）进行简单快速的初筛，因为这些患者不需要任何抗血栓治疗。

当然，医生管理心血管病患者的水平正在不断提高，移动应用设备在当前的管理进展中起着重要作用。它们简化了事件的记录和计算，有助于风险评估和临床决策。汇总更多患者的数据以在将来获得更精确的终点评估可能更具吸引力。对风险分层进行更精确的评估是否会改变疾病的管理尚待观察。

ABC卒中评分

ABC评分包含了年龄、生物标志物（NT-proBNP和超敏肌钙蛋白）和临床病史。该评分系统在14 701名非瓣膜性AF患者中进行了内部验证，并在为期3.4年的中位随访中对1400例AF患者进行了外部验证。与“金标准”CHA_2DS_2-VASc评分相比，ABC评分表现良好，在外验队列中C统计量为0.66，$P < 0.001$[37]。尽管有人说ABC评分更易记住，但它并非一个很简单的1～2分的评分系统。该评分还涉及生物标志物检测的可用性，因为并非所有医院都能对这些生物标志物进行检测，而且检测结果可能还受到昼夜变化的影响。

ABC卒中评分研究的优势包括有较大的派生和验证队列规模以及良好的校准，因为两个队列中对事件的预测是相似的。该研究的主要局限性在于，RE-LY研究中的所有患者和ARISTOTLE研究的半数患者（分数已被验证）都在服用抗凝剂。因此，当尝试将此评分应用于未使用抗凝剂的人群时，它是否准确？此外，生物标志物不是一项静态指标，而是随时间变化的，所以可能需要进行频繁的血液检测以监测生物标志物。

表4.1总结了主要风险分层模型中，计算卒中风险时所涉及的主要危险因素。图4.1为与OAC有关的AF患者的风险分层和管理指南。把SAMe-TT_2R_2评分［女性，年龄＜60岁，病史（两种以上合并症），治疗（相互作用的药物，如用于控制心脏节律的胺碘酮），烟草使用（加倍），种族（加

表 4.1　预防房颤相关卒中风险评估方案的比较

危险因素	$CHADS_2$	CHA_2DS_2-VASc	R_2CHADS_2	QStroke	ATRIA	ABC
年龄（岁）	≥ 75	65 ～ 74；≥ 75	≥ 75	25 ～ 84	≥ 65	44 ～ 90
女性	✗	✓	✗	✓	✓	✗
既往卒中 /TE 病史	✓	✓	✓	✗	✓	✓
高血压	✓	✓	✓	✓	✓	✗
心力衰竭	✓	✓	✓	✓	✓	✗
糖尿病	✓	✓	✓	✓	✓	✗
血管疾病	✗	✓	✗	✓	✗	✗
eGFR < 60 ml/（min · 1.73 m^2）	✗	✗	✓	✗	✗	✗
中度 / 重度 CKD	✗	✗	✗	✗	✓	✗
房颤	✗	✗	✗	✓	✗	✗
蛋白尿	✗	✗	✗	✗	✓	✗
肌钙蛋白 I（ng/L）	✗	✗	✗	✗	✗	✓
NT-ProBNP（ng/L）	✗	✗	✗	✗	✗	✓

✓表示包含参数；✗表示排除该参数。
QStroke 评分包括其他危险因素，包括种族、剥夺评分、吸烟状况、总胆固醇：HDL 比、体重指数、冠心病家族史、类风湿关节炎、瓣膜性心脏病。
CKD，慢性肾病；eGFR，估算的肾小球滤过率；TE，血栓栓塞。

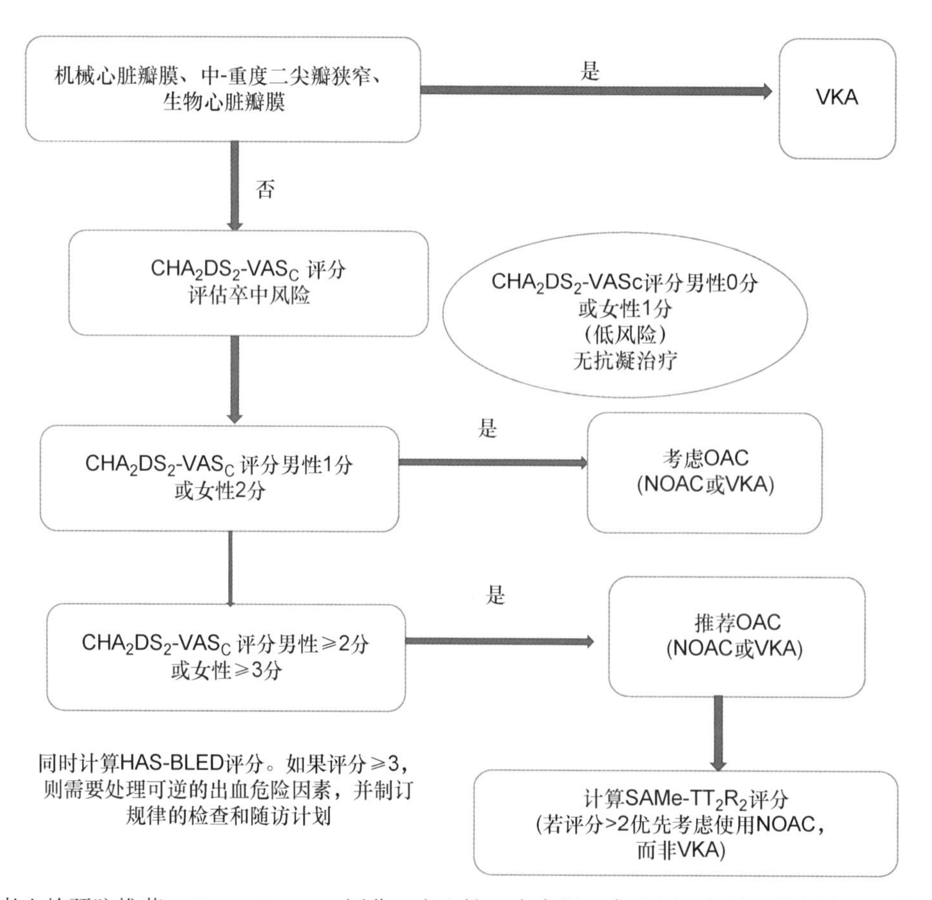

图 4.1　房颤患者血栓预防推荐。CHA_2DS_2-VASc 评分，充血性心力衰竭、高血压、年龄、糖尿病、既往卒中 /TIA 病史、血管疾病；NOAC，非 VKA 口服抗凝剂；SAMe-TT_2R_2，性别、年龄、病史、相互作用药物的治疗、吸烟、种族；VKA，维生素 K 拮抗剂

倍)]纳入这个表格。尽管人们不习惯对房颤患者发生卒中的可能性进行分层风险评估，但仍派生并验证了 SAMe-TT_2R_2 评分系统，以识别同时适合华法林和 NOAC 的患者，以及更重要的，识别不适合使用华法林，从而受益于 NOAC 治疗作为一线治疗的患者[44]。

尽管许多危险因素都与房颤相关卒中风险相关，但在繁忙的医院环境中，若要将其纳入卒中风险模型，就必须在实际使用和预测卒中风险的净收益之间取得平衡。迄今为止，用于评估房颤患者卒中风险的最常见风险分层方案就是 CHA_2DS_2-VASc 评分。它是最适合当前预防房颤患者发生卒中和系统性栓塞的方法，即排除真正低风险的患者，并为其余患者提供 OAC 治疗。

房颤患者的出血风险评估

出血风险评估是正在考虑 OAC 治疗的 AF 患者的另一个重要评估项目。与卒中风险一样，房颤患者的出血风险评估在目的和用途上也经常被误解[45]。出血相关的危险因素通常是可变的。出血风险评分的恰当（和负责的）用途是确定出血危险因素并纠正那些可逆原因。在提供电子健康记录的情况下，可为有潜在出血风险的患者分配自动“警报标记”，以进行定期复查、治疗和随访[45]。新指南侧重于强调可逆的出血危险因素、不可逆的出血危险因素和与出血增加相关的生物标志物。值得注意的是，与出血相关的生物标志物同时也与卒中、心血管事件和死亡率增加相关[4, 22]。

服用华法林患者的年出血率为 1.3% ～ 7.2%[46]。应用 OAC 的 AF 患者可以受益于评估出血风险，并能最大限度地降低出血风险。许多 AF 相关卒中的危险因素也与 OAC 相关的出血风险重叠，但后者中的某些危险因素是可逆的。因此，必须在预防卒中和减少出血事件之间找到策略上的平衡。人们已经提出了一些评分方法来帮助评估出血风险。

HAS-BLED

各种指南都建议使用 HAS-BLED 评分 [收缩压＞ 160 mmHg、肝/肾功能异常（肌酐 200 μmol/L）、卒中、出血史或易患因素、不稳定的 INR（处于正常值的时间范围小于 60%）、高龄（＞ 65 岁）以及合并使用药物/酒精] 评估正在考虑接受 OAC 治疗的患者的出血风险[4, 49]。HAS-BLED 评分是一个简单的评分系统，在房颤和非房颤人群以及未接受抗血栓治疗、阿司匹林或 OAC 的患者中得到了最广泛的验证，因此适用于患者管理路径中的各阶段的患者。

HAS-BLED 评分是 2010 年在欧洲心脏调查的人群中发展出来并得到验证的[49]。HAS-BLED 评分在该队列中显示出的良好预测能力，C 统计量为 0.72，能很好地预测抗血小板治疗（C 统计量 0.91）或无抗凝治疗（C 统计量 0.85）发生出血的风险。进一步的验证研究表明，HAS-BLED 评分可有效预测初次使用华法林的患者以及接受华法林加阿司匹林或非华法林抗凝剂的患者的出血情况[50]。HAS-BLED 还可用于预测非房颤人群的出血事件，包括静脉血栓栓塞[51]、搭桥治疗[52]，以及接受经皮冠状动脉介入治疗的急性冠状动脉综合征患者[53]。值得注意的是，HAS-BLED 被证明可预测 OAC 治疗中最可怕的并发症 ICH[54]。

HAS-BLED 评分中包含许多潜在的可逆性出血危险因素。因此 HAS-BLED 评分较高不能成为拒绝 OAC 治疗的借口，而是有助于确定可纠正的危险因素[22, 55-56]。最近的研究表明，由于没有考虑到抗凝的质量控制（如 TTR）——属于 HAS-BLED 评分中的一项参数（L 或“不稳定的 INR”标准），所以其他“新的”出血风险评分法在 VKA 治疗患者中表现明显不佳[54, 57]。这一点很重要，因为 VKA 仍然是全球使用最广泛的 OAC。

HAS-BLED 评分将患者分为 0 ～ 2 分的中-低风险组和≥ 3 分的高风险组。以前的荟萃分析中，HAS-BLED 评分优于 $HEMORR_2HAGES$ 和 ATRIA 出血评分，具有更好的净再分类改善效果，尤其是在低风险和高风险组中最为明显[58]。此外还有一些相似的发现，即在预测出血风险方面 HAS-BLED 评分比 $HEMORR_2HAGES$ 和 ATRIA 评分更加敏感。这种优势主要得益于日常临床实践应用的方便性[59]。

HAS-BLED 评分优于其他出血风险方案的部分原因是纳入了 TTR——一种仅与 VKA 应用者相关的标准。其他出血风险评分（$HEMORR_2HAGES$，ATRIA，ORBIT—年龄≥ 75 岁，血红蛋白减少/

红细胞压积减少/贫血史、出血史、肾功能不全和抗血小板治疗）并没有将TTR和大出血紧密联系到一起[60]，这可能会导致接受VKA治疗的患者得到不理想的出血风险评估。

HEMORR$_2$HAGES

另一个出血风险评分是HEMORR$_2$HAGES（肝病或肾病、滥用酒精、恶性肿瘤、年龄＞75岁、血小板计数减少、再出血风险、未能有效控制的高血压、贫血、遗传因素-CYP2C9单核苷酸多态性、过度跌倒风险、既往卒中/TIA）。

HEMORR$_2$HAGES评分是首创且被验证过的房颤患者的出血风险评分。由于该评分进行准确出血风险评估所需的信息较为复杂，且有更简便的出血评分的出现，所以该评分的使用频率大大降低。遗传学检测很少使用，也并未广泛应用于所有医疗系统；并且在评估之前必须检查贫血和血小板计数，但这些血液检验并非总能实现。此外，该出血风险评分未考虑重要因素，例如伴随药物的应用和抗血小板治疗。在国家房颤注册中心进行的验证表明，该评分与以往的风险评分系统相比，有着更好的预测效果（C统计量为0.67）[47]。

ATRIA出血评分（贫血——男性血红蛋白＜13 g/dl或女性血红蛋白＜12 g/dl，严重肾病——肾小球滤过率＜30 ml/min或依赖透析，年龄＞75岁，既往出血史，高血压史）已被推荐为另一种选择[47-48]。

2010年ATRIA出血风险评分被首次提出。它涵盖了HAS-BLED评分系统中已经存在的许多危险因素[61]。这种复杂的加权方案具体为：贫血3分，严重肾病3分，年龄＞75岁2分，既往出血或高血压1分。因此，5～10分为出血高风险。验证队列已证实，该评分系统在预测出血事件方面优于HEMORR$_2$HAGES评分，C统计量为0.74；在高风险人群中的可预测性最高，为5.8%。

与其他评分系统相比，ATRIA评分的组成和危险因素的限定条件较少。例如，该评分使用高血压史而不是未控制的高血压。评分中也省略了同时服用阿司匹林和服用华法林期间INR不稳定（两者均与出血风险密切相关）。进一步的研究还发现，在127个重大出血的事件中，有21.3%的事件包含在HAS-BLED评分系统的“低风险”类别中，而ATRIA中此比例为96.6%。已显示在ATRIA评分中添加“不稳定的INR”可显著提高其对出血风险的预测能力[54]。

ORBIT

ORBIT评分做出如下规定：高龄1分，血红蛋白下降/红细胞压积下降/贫血2分，出血史2分，肾功能不全1分，抗血小板药治疗1分[62]。ORBIT数据来自行业赞助的观察性注册中心，并使用（抗凝）ROCKET AF试验队列进行验证。ROCKET AF试验仅招募高风险AF患者（即CHA$_2$DS$_2$-VASc≥2），严重肾功能不全的患者被排除在外。此外，ROCKET AF试验中应用华法林的患者的TTR较差（平均55%），而ORBIT-AF研究仅使用依从华法林的患者作为派生队列的一部分。在先前的分析中，大出血事件中有87.4%发生在ORBIT的“低风险”类别中，并且纳入“不稳定的INR”这一标准可以提高该评分在VKA治疗患者中的预测价值[54]。对来自AMADEUS试验中2293名行OAC治疗的房颤患者进行事后临时分析（对使用SR34006与华法林或醋硝香豆素的房颤患者进行评估对比）发现，在预测临床相关出血事件方面，HAS-BLED评分优于ATRIA和ORBIT方案。同时在ATRIA和ORBIT评分中增加TTR，能改善使用C统计量的预测能力（分别为$P = 0.001$和$P = 0.002$）[57]。

ABC出血评分

与ABC卒中评分一样，出血评分太过复杂是该模式在日常使用中受限的主要原因。ABC出血评分在参与ARISTOTLE试验的一大批患者中得到了验证。参与ARISTOTLE试验的14 537名参与者的生物标志物信息可获得，其中有662名受试者发生了大出血[63]。

在推导ABC出血评分时，ARISTOTLE参与者的大出血事件的最强预测因子是生长分化因子15（GDF-15）、血红蛋白、肌钙蛋白T（cTnT-hs）、年龄和出血史。随后将这五个变量添加在ABC出血风险预测模型中，并在HAS-BLED评分和较新的ORBIT评分中对其预测大出血的能力与进行了比较。

ABC出血评分的C统计量为0.68，HAS-BLED的C统计量为0.61，ORBIT的C统计量为0.65[63]。尽管在临床和科学上具有吸引力，但此类标志物既不高效也不易获得，尤其是当医生需要对出血风险和出血患者做出快速的临床治疗决策时。

总之，出血风险评估是临床决策过程的重要组成部分。因此在大多数情况下，OAC预防卒中的益处大于发生大出血的风险，甚至不能因出血风险评分升高而拒绝OAC治疗。表4.2总结了主要出血风险评估工具的主要特点。迄今为止，HAS-BLED评分是最简单、验证最好且以临床实践为中心的管理出血风险的工具。

最好采用简单而有条理的方法，以使繁忙的临床医生在决策过程中可以通过保持概念简单实用而得到帮助。由于房颤是非常常见的疾病，除非患者处于低风险状态，否则在默认情况下，应该为所有房颤患者提供卒中预防。不论是卒中还是出血风险分层都不是“一次性”的评估，而是动态过程。它反映出老年房颤人群较高的住院率、合并症发生率和多药治疗率。因此不应只进行一次评估，而应定期（例如在启动OAC治疗之前）进行风险评估。

中枢神经系统成像完善卒中和出血风险评估

随着磁共振成像（MRI）等神经影像技术可用性的提升，各种脑部疾病的取证方法也越来越多。这些病变通常与缺血性事件（如缺血性卒中或TIA）或出血性事件（如出血性卒中、ICH）的临床表现不相关。

在一系列脑部病变中，脑微梗死或无症状脑梗死（silent brain infarctions，SBIs）算是一种常见发现。在无卒中的AF患者中，MRI诊断该病变的患病率大约为40%[64]。值得注意的是，鹿特丹扫描研究队列中证实，无AF的老年人中SBI的患病率要低2倍[65]。病变可位于皮质下或皮质内，而人们认为后者可使房颤患者的认知能力下降[66]。SBI的发生机制包括小血管疾病（如动脉粥样硬化和脑淀粉样血管病）、脑灌注不足和微栓塞。它们可能起协同作用，但微栓塞被认为是AF中主要的促成因素[67]。

在没有卒中病史的患者中，房颤与较高的SBI发生率相关［比值比（odds ratio，OR）2.62，95%

表4.2　在需服用OAC的房颤患者出血风险评分中，各项危险因素的比较。HAS-BLED评分中高龄定义为年龄大于65岁，而在ATRIA评分中是≥75岁，在$HEMORR_2HAGES$中是>75岁（可逆因素以斜体突出显示）

危险因素	HAS-BLED	$HEMORR_2HAGES$	ATRIA	ORBIT	ABC
高血压	✓	✓	✓	✗	✗
肝/肾功能异常	✓	✓	✓	✓	✗
卒中	✓	✓	✗	✗	✗
出血/再出血风险	✓	✓	✓	✓	✓
不稳定INR	✓	✗	✗	✗	✗
高龄	✓	✓	✓	✓	✓
合并用药/酒精	✓	✓	✗	✓	✗
恶性肿瘤	✗	✓	✗	✗	✗
血小板减少/功能异常	✗	✓	✗	✗	✗
贫血	✗	✓	✓	✓	✓
高跌倒风险	✗	✓	✗	✗	✗
遗传因素	✗	✓	✗	✗	
cTnT-hs	✗	✗	✗	✗	✓
GDF-15	✗	✗	✗	✗	✓

CI 1.81 ～ 3.80]，而与房颤类型是阵发性还是非阵发性无关[64]。与未发现心律失常的患者相比，如果患者存在卒中或TIA病史，其风险甚至更高（OR 4.8，95% CI 1.5 ～ 14.9）[68]。

除认知能力下降外，SBI还可增加卒中风险，而不受其他既定卒中危险因素（如年龄、性别、高血压、糖尿病、AF、内膜中层厚度、吸烟和TIA病史）的影响[65]。荟萃分析表明这种关联在各个亚组中是一致的，例如普通人群中的无卒中个体（HR 2.06，95% CI 1.64 ～ 2.59）和有卒中病史的患者（HR 2.00，95% CI 1.08 ～ 3.71）[69]。不幸的是，AF患者仅占研究人群的少数。因此，应当谨慎对待这些研究的推论。在韩国的一项队列研究中，基线MRI显示无症状性卒中的AF患者在5.5年的随访中有症状性卒中的发生率高出2倍（5.6%/年 *vs*.2.7%/年；HR 1.79，95% CI 1.09 ～ 2.93）[70]。

然而在证据有限的背景下，目前尚不推荐广泛筛查SBI，也不推荐在服用OAC患者中筛查SBI来预防卒中事件[67]。尽管许多研究证实了SBI的预后作用，但这些数据来自应用了不同研究设计的不同人群，因此并不总是一致的。MRI技术方面的偏倚也应考虑在内[67]。此外，尽管声称影像学标志物具有独立的预后价值，但它们具有许多共同的危险因素，例如年龄、高血压和肾功能不全[70-71]，因此其在卒中风险评估中的附加作用可能是多余的。即使单个卒中危险因素也会带来超过1%/年的卒中风险，且必须以OAC作为唯一有效的预防手段，所以通过神经影像学对SBI做出的检测并不会影响这些AF患者的抗凝决策。因为根据CHA_2DS_2-VASc评分的临床评估，这些患者不太可能属于中、低风险，所以无法将其排除在需OAC治疗的人群之外[72]。另外，截至目前尚无足够的证据能够证明在低风险患者中发现SBI时应启动OAC治疗。同样的情况也适用于另一种类型的缺血性病变，即白质高信号或白质疏松症，它们主要归因于小血管疾病，对房颤患者的患病率和预后指导意义较少[67]。

脑微出血（cerebral microbleeds，CMBs）是神经影像学中的另一个常见发现，表现为毛细血管源性出血或小动脉渗漏引起的含铁血黄素积聚小灶。从解剖学上讲，CMBs可以出现在皮质并归因于淀粉样血管病，而皮质下CMB被认为是高血压血管病的结果[73]。与SBIs相似，CMBs的患病率随年龄增长而升高[74]。在鹿特丹扫描研究中，CMBs在45 ～ 50岁的患者中占6.5%，在80岁以上的患者中占35.7%。15.3%的研究参与者中可检测到至少一个CMB[75]。

CMBs在房颤患者中更为普遍[74, 76]，但房颤与CMB的关联可能仅反映了其共同的血管危险因素，例如年龄和高血压[67]。也许由于缺血和出血事件的危险因素有所重叠，人们才能发现CMBs可预测缺血性病变（如MRI中SBI和白质高信号以及卒中复发）[76-77]，并得出CMBs的存在和病灶数量与CHA_2DS_2-VASc评分的关系[78]。然而，作为出血风险标志的CMBs引起了更多的关注[79]。实际上更多的CMBs出现在应用OAC的患者中[74]，并能预测ICH（RR 7.7，95% CI 4.1 ～ 14.7）[80]。值得注意的是，就ICH的发展而言，单独的CMB可能是良性的，而多个CMBs与未来更高的ICH发生率相关（RR 8.0，95% CI 3.2 ～ 20.0）[80]。

AF患者是否需通过MRI来评估CMB并调整卒中预防治疗方案？目前的数据具有局限性，因此不主张这样做[79]。有人建议根据CMBs的数量和位置来定制OAC方案。例如，在“高风险”情况下，建议进行神经科专家会诊、重复MRI检查和口服NOAC。“高风险”被定义为大叶皮质CMB或5个及以上的皮质下CMBs；当重复MRI检查中发现CMB发生进展时应停用OAC[73]。

尽管检测到CMBs时发生ICH的风险更高，但应用OAC预防卒中始终可以带来积极的临床净获益，不过对低卒中风险的患者并非如此，获益随着卒中和出血风险的增加而增加[81]。包括ICH在内的出血事件后的抗凝重启，通常在临床上是合理的[4]。在最近的包括5306例ICH病例的荟萃分析中，重启OAC治疗与显著降低血栓栓塞并发症的风险有关（RR 0.34，95% CI 0.25 ～ 0.45），且ICH复发风险没有升高[82]。

因此，到目前为止，常规将神经影像学纳入AF治疗路径，以及影像学检测到的无症状SBI和CMB用于AF患者卒中和出血风险评估，目前尚缺乏足够的证据。与目前的做法相比，这将需要额外的费用，并且不太可能改善卒中风险的预防。

所有房颤患者都需要进行卒中风险评估吗?

以前的大规模注册分析发现，在 4 年内因卒中而入院的“高风险”患者中，OAC 的利用率大大不足。29% 继发于 AF 的急性卒中患者中，只有 40% 的患者以华法林进行初始 OAC 治疗。此外，发现服用华法林的患者中有 75% 在入院时的 INR 低于治疗水平（＜ 2.0）。只有 18% 的患者接受了适当的抗血栓治疗，INR 在可接受的范围内[83]。

进一步的系统评价强调房颤患者，尤其是那些被视为房颤相关卒中高风险的人群，并未充分且适当地使用 OAC[84]。尚不完全清楚医生为何给明显可受益于该预防的患者进行 OAC 处置会如此犹豫。在研究中发现，患者面对 OAC 和出血风险时，也显露出这种不情愿[85]。其中一个假设是过高估计了 AF 患者的出血风险，这成为阻碍抗凝治疗的原因。该假设尤其适用于老年人群，在老年人群中，阿司匹林被误认为是预防卒中的安全替代方法[12]。自从引入 NOAC 以来，“临界点”（即使用 OAC 预防卒中的获益与出血并发症的危害之间的平衡）开始抗凝的卒中风险为 0.9%，高于该净风险的临床获益，这说明应该赞成 OAC 而不是反对[86]。华法林的临界点阈值为 1.7%[86]，在高 TTRs 状态下该阈值可能更低[87]。最近的进一步研究表明，与华法林相比，NOAC 具有更好的持久性[88]。

老年人

卒中风险和 OAC 的绝对获益都随着年龄的增长而增加。出血风险也随着年龄的增长而增加，但这种增长不是轻微的，而且老年患者服用阿司匹林的比例比服用 OAC 的高[89]。

事实上，由于担心 ICH，老年人的 OAC 治疗经常被阿司匹林的抗血小板治疗替代[90]。那些支持将抗血小板治疗作为房颤抗血栓治疗方案的临床医生参考了 Hart 等[91]的荟萃分析，即与安慰剂相比，应用阿司匹林可使卒中风险降低 22%。值得注意的是，当这一分析缩小到只有阿司匹林的试验时，观察到 19% 的卒中风险降低，但不显著。此外，心房颤动卒中预防 -1（SPAF-1）试验中使用阿司匹林 325 mg 的单组卒中预防措施将卒中风险降低了 22%，且阿司匹林的疗效不均一[91]。

在 BAFTA（伯明翰老年房颤治疗）研究中，阿司匹林未能降低 75 岁以上老年人的卒中风险。华法林组的主要卒中、动脉栓塞或其他 ICH 的综合终点事件显著降低（1.8% *vs*. 3.8%；RR 0.48，95% CI 0.28 ～ 0.80），而在阿司匹林组和华法林组中 ICH 的发生率（1.6% *vs*. 1.4%）相似[92]。OAC 明显优于抗血小板治疗，RR 降低了 38%（18% ～ 52%）[91]。因此，当我们决定在患者中恰当使用 OAC 时，不应将出血风险作为禁忌证，并且不能认为使用阿司匹林是合理的。因为没有证据表明，阿司匹林在保证适度的出血风险的同时还可以预防卒中。

跌倒是抗凝患者发生包括 ICH 在内的大出血的另一个危险因素，导致人们误以为患者将从停止 OAC 中受益[93]。与 AF 相似，跌倒的发生率随着人口老龄化而增加。每年有 30% ～ 40% 的 65 岁及以上的成年人会经历至少一次跌倒。认知、步态、力量、平衡、感觉障碍、急性疾病、药物和酒精等均可导致摔倒[94-95]。然而，即使没有明显的跌倒危险因素，仍有 10% 的 75 岁以上的社区居民可能会跌倒[94]。

毫无疑问，跌倒大大增加了发病率和致残率，并会影响患者的生活质量。在 OAC 房颤患者的大型真实队列研究（卢瓦尔河谷心房颤动项目）中，跌倒史与卒中 / 血栓栓塞（HR 5.19；95% CI 2.1 ～ 12.6）、大出血（HR 3.32，95% CI 1.23 ～ 8.91）和全因死亡率（HR 3.69，95% CI 1.52 ～ 8.95）独立相关[96]。

在记录中存在高跌倒风险的 OAC 房颤医疗保险受益人中进行的分析显示，与其他患者相比，他们 ICH 的风险更高（2.8%/ 年 *vs*.1.1%/ 年；HR 1.9，95% CI 1.3 ～ 2.9）[93]。鉴于高跌倒风险的患者也有多种卒中危险因素，应用 OAC 的净临床获益更大[93, 96]。据估计，只有在一年中发生 295 次跌倒时，与跌倒相关的 ICH 的风险才会超过 OAC 预防卒中事件方面的获益[97]。不幸的是，高跌倒风险的服用华法林的患者的出院人数明显少于其他患者[93, 96]。

因此，高跌倒风险不应成为拒绝 OAC 的理由，因为在大多数情况下，卒中预防的获益远远超过严重出血风险小幅度增加带来的弊端[97]。许多跌倒事件是可以预防的。因此，在 STEADI（防止老年人意外事故、死亡和受伤）工具包中纳入了跌倒风险的评估和管理（例如定时起身移动测试、30 秒椅子站立测试和 4 阶段平衡测试），就可以首先帮助初级保健提供者来管理老年患者[94]。

阵发性房颤和卒中风险

当前的指南强调，卒中危险因素的存在才是预防血栓形成的原因，而非房颤的类型。观察性的数据表明，在存在卒中危险因素的情况下，无论房颤亚型如何，卒中的风险都会增加[98-99]。尽管如此，许多研究都强调了在房颤类型（例如阵发性、持续性和永久性房颤）、首次发作房颤后房颤史持续时间、房颤发作次数和持续时间的联合作用下，房颤负荷对于患者卒中风险的影响。

实际上，迄今为止已经进行过的那些研究显示出了不一致的结果。在房颤卒中预防的Ⅰ期、Ⅱ期和Ⅲ期试验的汇总队列中，阵发性 AF 和持续性 AF 患者的卒中年发病率相似（3.2% *vs.* 3.3%）[100]。在 ACTIVE W 试验（心房颤动氯吡格雷联合厄贝沙坦预防血管事件的试验）[101]、斯德哥尔摩房颤队列研究[102]、RE-LY（长期抗凝治疗的随机评估）试验[103]和 GISSI-AF（意大利心肌梗死-心房颤动生存率研究组）试验[104]中并未观察到阵发性房颤和非阵发性房颤的卒中或系统性栓塞发生率存在差异。

然而，越来越多的证据表明，非阵发性房颤，特别是永久性房颤，与阵发性房颤相比，有更高的卒中和系统性栓塞风险。例如，欧洲心房颤动试验对 594 例患者进行了数年的随访。该研究发现房颤持续时间＞1 年是再次卒中的独立危险因素[105]。对氯吡格雷联合厄贝沙坦预防血管事件的房颤试验（ACTIVE-A）和对比阿哌沙班和阿司匹林预防不适用维生素 K 拮抗剂或维生素 K 拮抗剂治疗失败的房颤患者发生者卒中的试验（AVERROES）的分析表明，房颤类型是卒中风险的强独立预测因子，仅次于既往 TIA 或卒中[106]。在这项研究中，永久性房颤的年卒中风险为 4.2%，而阵发性房颤的年卒风险为 2.1%，持续性的房颤为 3.0%。相当于永久性 AF 与阵发性房颤的风险比为 1.83，持续性 AF 与阵发性房颤的风险比为 1.44。

每日口服一次利伐沙班直接因子Ⅹa 抑制剂与维生素 K 拮抗剂预防房颤卒中和栓塞实验的比较试验（ROCKET-AF 试验）的亚组分析还发现，持续性 AF 的抗凝患者（11 548 例）发生卒中的风险比阵发性房颤（2514 例）更高[107]。持续性房颤患者的卒中发生率和全因死亡率更高（校正后的卒中发生率分别为 2.18%/ 年和 1.73%/ 年，$P = 0.048$）。

根据房颤类型进行的 ARISTOTLE 试验的预先分析显示，持续性或永久性房颤患者的卒中或系统性栓塞发生率明显高于阵发性房颤（1.52% *vs.* 0.98%；HR 0.70，95% CI 0.51 ～ 0.93）[108]。在 ENGAGE AF-TIMI 48 试验（房颤新型因子Ⅹa 抑制剂有效抗凝治疗-心肌梗死溶栓 48），阵发性房颤的卒中或系统性栓塞的主要结局发生率（1.49%/ 年）低于持续性房颤（1.83%/ 年；HR 0.79，95% CI 0.66 ～ 0.90）和永久性房颤（1.95%/ 年；HR 0.78，95% CI 0.67 ～ 0.93）且死亡率显著降低[109]。

其他研究没有揭示不同类型房颤之间的卒中风险差异，但发现非阵发性房颤患者的预后较差。欧洲心房颤动心脏调查就是这种情况，各房颤类型之间的卒中发生率没有差异，但永久性房颤的总死亡率和心血管死亡率更高[110]。FibStroke 研究发现，永久性房颤患者的死亡率高于卒中后幸存的阵发性房颤患者（分别为 17.8% 和 11.6%）[111]。Hohnloser 等[112]对 AVERROES 试验（阿哌沙班与阿司匹林在不适合 VKAs 治疗或 VKAs 治疗失败的房颤患者中进行卒中预防的试验）进行了事后分析并发现，与阵发性房颤或持续性房颤相比，永久性房颤患者的心力衰竭相关住院率显著升高，这也意味着其死亡率更高[112]。观察性 MOVE（Morbiditätsdaten von Vorhofflimmer-Patienten Evaluieren）队列研究也得出了类似的结果[113]。

在卒中危险因素较少的患者中，房颤类型的混杂可能更明显。在 SPORTIF（房颤时使用口服凝血酶抑制剂预防卒中）Ⅲ和Ⅴ队列分析中观察到，阵发性房颤患者的总体卒中或系统性栓塞事件少于持续性房颤的患者，但在高危亚组中房颤类型无显著统计学差异[114]。

建议谨慎使用该结论，因为这些研究之间存在显著的异质性，OAC 的使用存在差异。此外，阵发性房颤患者往往更年轻，合并症更少，并且统计调整不能完全解释所有生物学变量[101, 103, 107, 115]。

无论永久性房颤是否与不良预后相关，都必须记住，用 CHA_2DS_2-VASc 评分评估的卒中风险与未来发生不良事件的概率相关，而非房颤本身，因为所有阵发性房颤患者在临床特征上可能具有固有的异质性[116]。因此，阵发性房颤不应视为排除 OAC 的单一标准，这在真实世界的临床实践中并不少见[104，113，115]。此外，在大多数情况下，房颤的病程会从阵发性变为持续性，最终成为永久性心律失常[110，113]。这是因为房颤的电学和结构学相关基础越来越提前[117]。此外，房颤分为阵发性、持续性和永久性的分类方法在一定程度上是机械的，并不总能准确地反映房颤持续的时间[118]。对无症状患者的房颤进行临床分类时可能存在偏差，尤其是阵发性和持续性以及无症状性房颤。例如，阵发性房颤发作被定义为 1 周内自行复律，在此期间允许进行心脏复律，持续 7 天以上的发作称为持续性发作，需要进行药物复律或电复律[4]。

持续时间及心律失常负荷在阵发性房颤中有很高的变异性；确实如此，一年发作一次的患者被标记为阵发性房颤，一年发作 364 天的患者也是如此，而发作持续 2 周的持续性心房颤动患者，心脏复律后可长期维持窦性心律。关于“房颤负荷”与卒中风险有关的问题仍存在争议，尤其是在第五章“亚临床房颤”中讨论的更复杂的心律失常监测技术。

尽管与其他类型的房颤相比，阵发性房颤的总体风险较低，但仍有许多人为了从 OAC 获得积极的临床净收益，而将卒中或系统性栓塞的发生率定在远高于公认的 1%/ 年的阈值之上。有一些荟萃分析评估了阵发性房颤与永久性房颤患者的卒中发生率[119-121]。最近，一项纳入了 18 项研究，包含共计 239 528 患者-年的随访，结果显示：非阵发性房颤患者卒中或系统性栓塞的发生率为 2.3%（95% CI 2.0% ～ 2.7%），而阵发性房颤患者卒中或系统性栓塞的发生率为 1.6%（95% CI 1.3% ～ 2.0%），这相当于风险降低了 28%（20% ～ 35%）[121]。值得注意的是，随着与房颤类型无关的使用 OAC 的患者比例的增加，血栓栓塞事件的年发生率降低了 2 倍：非阵发性房颤的血栓栓塞事件发生率从 3.7% 降低到 1.7%，阵发性房颤从 2.5% 降低到 1.2%[121]。

图 4.2 提供了一套流程，可帮助检测并管理可能患房颤的患者。净获益分析始终表明，不能从 OAC 中受益的患者是 CHA_2DS_2-VASc 得分为男性为 0 或女性为 1 的“低风险”患者。即使患者 HAS-BLED 评分为 3 分，卒中保护的临床净获益仍大于出血风险。因此，除非患者处于低风险且使用 OAC 没有优势，否则应默认为患者进行卒中预防。因此，第一步应该是确定不需要抗血栓治疗的低风险患者（CHA_2DS_2-VASc 男性评分为 0，女性评分为 1）。接下来的步骤是为具有卒中危险因素的患者提供卒中预防（即 OAC），而不论其绝对得分值如何。

尽管所有卒中和出血风险评分都有其益处和局限性，但在繁忙的三级医疗机构中，复杂性应与日常临床实践的简单性和实用性相平衡。一种实用的方法是使用出血风险评分，把临床医生和患者的注意力集中在鉴别和减少可逆的出血危险因素上（例如，控制不佳的高血压、不稳定的 INR、同时应用阿司匹林和非甾体抗炎药、过量饮酒），并跟踪有出血风险的患者（在计算机化的电子心脏记录和警报系统时代很重要），以进行审查和定期随访。

改善风险评分的未来方向

有许多血栓栓塞和出血的临床危险因素尚未被包含在当前的风险分层方案中，但有可能改善其表现。例如，发现同时存在动脉（HR 1.39，95% CI 1.08 ～ 1.79）和静脉（HR 1.26，95% CI 1.02 ～ 1.54）视网膜血管闭塞的病史与非瓣膜性房颤患者的卒中 / 血栓栓塞 /TIA 风险增加相关[122]。由于脑循环和视网膜循环是相通的，因此建议在评估卒中风险时可考虑将视网膜血管闭塞视为既往血栓栓塞事件[122]。

肥胖是发生新发房颤的明确危险因素，并且是普通人群中有效的卒中危险因素，对房颤患者的卒中发展也具有独立的预测作用[123]。丹麦饮食、癌症和健康前瞻性研究表明，即使调整了 CHA_2DS_2-VASc 评分，超重和肥胖患者“缺血性卒中、血栓栓塞或死亡”的复合终点风险分别增加 31% 和 36%[124]。在抗凝患者中，BMI ＞ 24 kg/m^2 的患者的 TTR ＞ 70% 可以降低肥胖房颤患者的卒中和全因死亡的风险[125]。

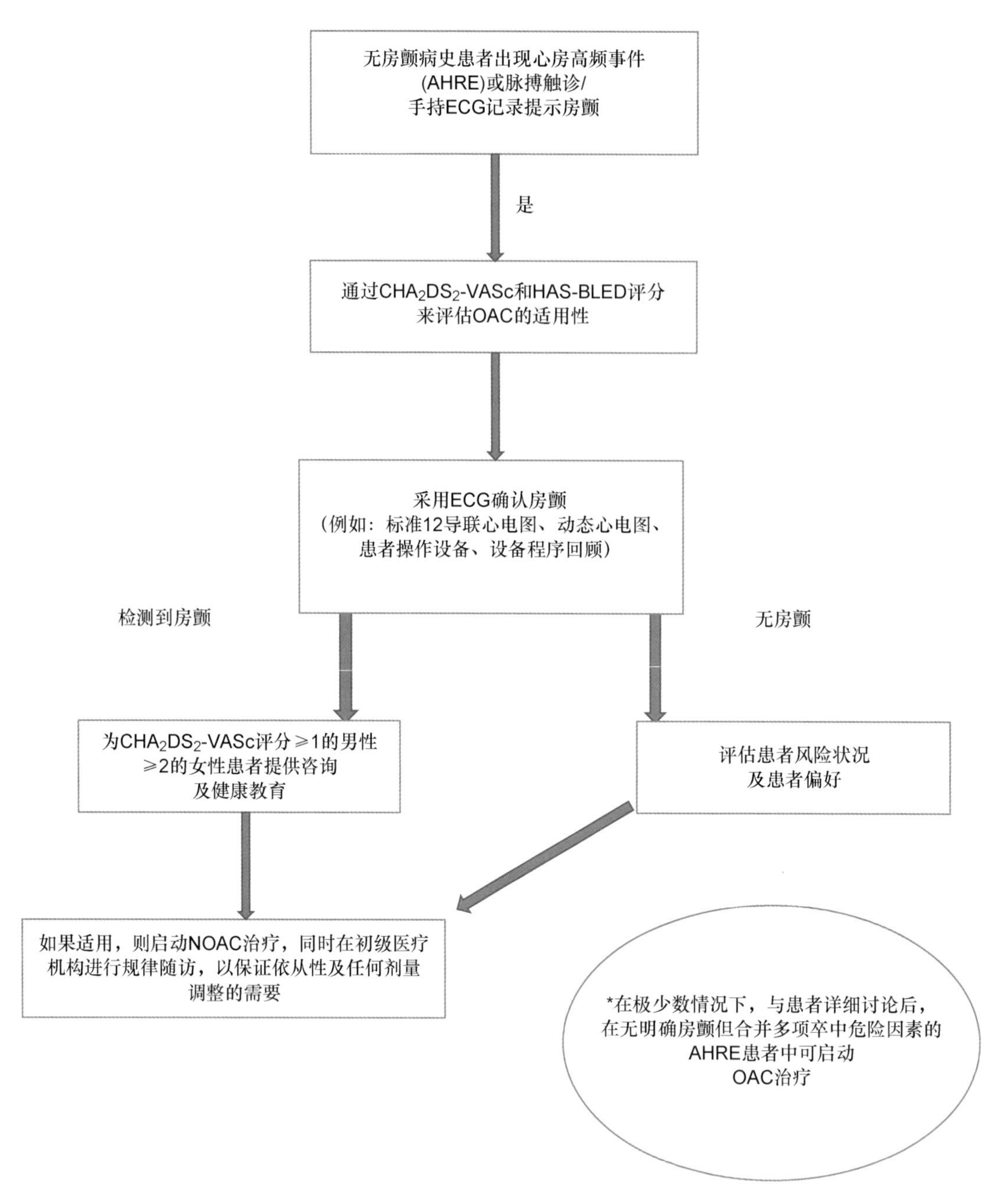

图 4.2 房颤检测和管理办法

种族

种族差异对于卒中预测很重要。具体而言，与西方国家相比，亚洲人是房颤总体负担较高的庞大人群[126-127]。尽管卒中危险因素在以上两个人群中都很常见，但 OAC 未被充分利用，并且其应用决策不符合通过现代分层方案评估的个体风险[128]。

来自亚洲的研究表明，与在西方人群中看到的典型现象相比，房颤相关卒中有着更高的相对危险度[129]。在中国台湾进行的一项基于人群的研究，对近 13 000 名非抗凝房颤受试者进行了研究，结果显示仅具有单一卒中危险因素（即 CHA$_2$DS$_2$-VASc 评分为 1）的男性患者的年卒中风险为 1.96% ～ 3.50%。对于有一项额外卒中相关危险因素（即 CHA$_2$DS$_2$-VASc 评分为 1）的女性患者，年卒中发生率为 1.91% ～ 3.34%[129]。如果没有最佳的血栓预防措施，预计到 2050 年将有 290 万亚洲人会发生房颤相关卒中[129]。此外，多项研究发现，该族裔人群更容易发生 ICH[131-132]。一项大型荟萃分析显示，亚洲受试者的 ICH 年发病率是西方国家的 2 倍（51.8/100 000 *vs*. 24.2/100 000）[133]。

现在人们还不完全能解释为什么华法林在亚洲

患者中的出血事件发生率更高。已提出较差的 TTR 是导致这些发现的一个可能因素。有充足的证据表明，在维持 TTR > 70% 的情况下才能使华法林的抗凝治疗获得最大益处[134]。房颤患者 NOAC 的主要临床试验数据显示，亚洲人群的平均 TTR 低于 70%，这可能部分反映了亚洲有争议的做法，即为降低出血风险而设定较低的 INR 范围。即使在既往患有 ICH 的亚洲患者中，使用华法林仍可能对 CHA_2DS_2-VASc ≥ 6 的患者有益[135]。

人们认识到不能直接根据通过高加索人和西方人群的证据而得出的卒中风险分层，来评估亚洲患者的“改良”CHA_2DS_2-VASc 评分。后者指的是分配给 50 ～ 74 岁患者的 1 分，因为该人群卒中的风险似乎从 50 岁开始增加[136]。

在白种人中 NOACs 已被广泛研究，NOACs 的出现可能带来更大的潜在性净临床获益。使用 RE-LY、ROCKET-AF、ARISTOTLE 和 ENGAGE AF-TIMI 48 试验的数据进行的一项荟萃分析，比较了亚洲（> 8000 例患者）和非亚洲患者在使用 NOACs 与华法林时的药物疗效和安全性[137]。结果表明，与华法林相比，NOACs 在亚洲人群中的应用可能比非亚洲人更加安全有效。尽管在亚洲和非亚洲患者中，NOACs 均能显著降低卒中 / 系统性栓塞的风险，但与非亚洲患者相比，亚洲患者的下降更为显著（亚洲患者 OR = 0.65，而非亚洲患者 OR = 0.65；交互作用 P = 0.045）。与非亚洲患者相比，NOACs 在亚洲人群中能更大地减少出血风险（亚洲患者 OR = 0.57，而非亚洲患者为 0.89；交互作用 P = 0.004）。在两个使用 NOACs 的队列中，ICH 均显著减少（亚洲患者 OR = 0.33，而非亚洲患者 OR = 0.52；交互作用 P = 0.059）。

结论

实质上，降低房颤相关卒中患者风险的目的是找到降低卒中风险与出血风险之间的平衡点。净获益分析一致表明，唯一不受益于 OAC 的患者是低风险患者，即 CHA_2DS_2-VASc 评分系统中得分为 0 分的男性和得分为 1 分的女性。

我们已经研究了其他风险评分，但是未能在繁忙的三级医疗机构中提供评估患者卒中和出血风险的优势。当前的指南建议使用 CHA_2DS_2-VASc 和 HAS-BLED 评分来评估患者开始应用 OAC 时的卒中和出血风险。这两种风险评估模式均已在“真实世界”研究中得到验证。因此它们为有效且高效评估需要 OAC 的房颤患者的卒中和出血风险提供了可靠的证据。目前，使用复杂的综合风险评分来对卒中和出血风险提供更强大的可预测性的尝试未能提供优势，同时导致了更少的实际风险评估。随着 NOAC 的使用，OAC 的使用可能会继续增加。而且应该实施这种简单而有效的卒中风险评分，以确保为合适的患者提供房颤相关卒中的防护。

参考文献

1. Martinez C, Katholing A, Freedman SB. Adverse prognosis of incidentally detected ambulatory atrial fibrillation. A cohort study. *Thromb Haemost*. 2014;112:276–286.
2. Rivera-Caravaca JM, Roldan V, Esteve-Pastor MA, et al. Cessation of oral anticoagulation is an important risk factor for stroke and mortality in atrial fibrillation patients. *Thromb Haemost*. 2017;117(7):1448–1454.
3. Eikelboom JW, Weitz JI. 'Realworld' use of non-vitamin K antagonist oral anticoagulants (NOACs): lessons from the Dresden NOAC Registry. *Thromb Haemost*. 2015;113:1159–1161.
4. Kirchhof P, Benussi S, Kotecha D, et al. 2016 ESC guidelines for the management of atrial fibrillation developed in collaboration with EACTS. *Europace*. 2016;18:1609–1678.
5. Nielsen PB, Chao TF. The risks of risk scores for stroke risk assessment in atrial fibrillation. *Thromb Haemost*. 2015;113:1170–1173.
6. Banerjee A, Fauchier L, Bernard-Brunet A, Clementy N, Lip GY. Composite risk scores and composite endpoints in the risk prediction of outcomes in anticoagulated patients with atrial fibrillation. The Loire Valley Atrial Fibrillation Project. *Thromb Haemost*. 2014;111:549–556.
7. Gage BF, Waterman AD, Shannon W, Boechler M, Rich MW, Radford MJ. Validation of clinical classification schemes for predicting stroke: results from the National Registry of Atrial Fibrillation. *JAMA*. 2001;285:2864–2870.
8. Risk factors for stroke and efficacy of antithrombotic therapy in atrial fibrillation. Analysis of pooled data from five randomized controlled trials. *Arch Intern Med*. 1994;154:1449–1457.
9. Stroke Prevention in Atrial Fibrillation Investigators. Risk factors for thromboembolism during aspirin therapy in patients with atrial fibrillation: the stroke prevention in atrial fibrillation study. *J Stroke Cerebrovasc Dis*. 1995;5:147–157.
10. You JJ, Singer DE, Howard PA, et al. Antithrombotic therapy for atrial fibrillation: antithrombotic therapy and prevention of thrombosis, 9th ed: American College of Chest Physicians evidence-based clinical practice guidelines. *Chest*. 2012;141:e531S–e575S.
11. Fuster V, Ryden LE, Cannom DS, et al. ACC/AHA/ESC 2006 guidelines for the management of patients with atrial fibrillation: a report of the American College of Car-

diology/American Heart Association Task Force on Practice Guidelines and the European Society of Cardiology Committee for Practice Guidelines (Writing Committee to Revise the 2001 guidelines for the management of patients with atrial fibrillation): developed in collaboration with the European Heart Rhythm Association and the Heart Rhythm Society. *Circulation*. 2006;114:e257–e354.
12. Lip GY, Skjoth F, Nielsen PB, Larsen TB. Non-valvular atrial fibrillation patients with none or one additional risk factor of the CHA2DS2-VASc score. A comprehensive net clinical benefit analysis for warfarin, aspirin, or no therapy. *Thromb Haemost*. 2015;114:826–834.
13. Camm AJ, Lip GY, De Caterina R, et al. 2012 focused update of the ESC Guidelines for the management of atrial fibrillation: an update of the 2010 ESC Guidelines for the management of atrial fibrillation. Developed with the special contribution of the European Heart Rhythm Association. *Eur Heart J*. 2012;33:2719–2747.
14. Cove CL, Albert CM, Andreotti F, Badimon L, Van Gelder IC, Hylek EM. Female sex as an independent risk factor for stroke in atrial fibrillation: possible mechanisms. *Thromb Haemost*. 2014;111:385–391.
15. Olesen JB, Torp-Pedersen C, Hansen ML, Lip GY. The value of the CHA2DS2-VASc score for refining stroke risk stratification in patients with atrial fibrillation with a CHADS2 score 0-1: a nationwide cohort study. *Thromb Haemost*. 2012;107:1172–1179.
16. Olesen JB, Torp-Pedersen C. Stroke risk in atrial fibrillation: do we anticoagulate CHADS2 or CHA2DS2-VASc >/=1, or higher? *Thromb Haemost*. 2015;113:1165–1169.
17. Aspberg S, Chang Y, Atterman A, Bottai M, Go AS, Singer DE. Comparison of the ATRIA, CHADS2, and CHA2DS2-VASc stroke risk scores in predicting ischaemic stroke in a large Swedish cohort of patients with atrial fibrillation. *Eur Heart J*. 2016;37(42):3203–3210.
18. Roldan V, Marin F, Manzano-Fernandez S, et al. Does chronic kidney disease improve the predictive value of the CHADS2 and CHA2DS2-VASc stroke stratification risk scores for atrial fibrillation? *Thromb Haemost*. 2013;109:956–960.
19. Lip GY, Nieuwlaat R, Pisters R, Lane DA, Crijns HJ. Refining clinical risk stratification for predicting stroke and thromboembolism in atrial fibrillation using a novel risk factor-based approach: the Euro Heart Survey on atrial fibrillation. *Chest*. 2010;137:263–272.
20. Fuster V, Ryden LE, Cannom DS, et al. ACC/AHA/ESC 2006 guidelines for the management of patients with atrial fibrillation–executive summary: a report of the American College of Cardiology/American Heart Association Task Force on Practice Guidelines and the European Society of Cardiology Committee for Practice Guidelines (Writing Committee to revise the 2001 guidelines for the management of patients with atrial fibrillation). *J Am Coll Cardiol*. 2006;48:854–906.
21. Kalra L, Lip GYH. Antithrombotic treatment in atrial fibrillation. *Heart*. 2007;93:39–44.
22. Lane DA, Lip GY. Use of the CHA(2)DS(2)-VASc and HAS-BLED scores to aid decision making for thromboprophylaxis in nonvalvular atrial fibrillation. *Circulation*. 2012;126:860–865.
23. Van Staa TP, Setakis E, Di Tanna GL, Lane DA, Lip GY. A comparison of risk stratification schemes for stroke in 79,884 atrial fibrillation patients in general practice. *J Thromb Haemost*. 2011;9:39–48.
24. Olesen JB, Lip GY, Hansen ML, et al. Validation of risk stratification schemes for predicting stroke and thromboembolism in patients with atrial fibrillation: nationwide cohort study. *BMJ*. 2011;342:d124.
25. Poli D, Lip GY, Antonucci E, Grifoni E, Lane D. Stroke risk stratification in a "real-world" elderly anticoagulated atrial fibrillation population. *J Cardiovasc Electrophysiol*. 2011;22:25–30.
26. Davis G, Johns EJ. Somatosensory regulation of renal function in the stroke-prone spontaneously hypertensive rat. *J Physiol*. 1994;481(Pt 3):753–759.
27. Mostofsky E, Wellenius GA, Noheria A, et al. Renal function predicts survival in patients with acute ischemic stroke. *Cerebrovasc Dis (Basel, Switzerland)*. 2009;28:88–94.
28. Guo Y, Wang H, Zhao X, et al. Sequential changes in renal function and the risk of stroke and death in patients with atrial fibrillation. *Int J Cardiol*. 2013;168:4678–4684.
29. Piccini JP, Stevens SR, Chang Y, et al. Renal dysfunction as a predictor of stroke and systemic embolism in patients with nonvalvular atrial fibrillation: validation of the R(2)CHADS(2) index in the ROCKET AF (rivaroxaban once-daily, oral, direct factor Xa inhibition compared with vitamin K antagonism for prevention of stroke and embolism trial in atrial fibrillation) and ATRIA (anticoagulation and risk factors in atrial fibrillation) study cohorts. *Circulation*. 2013;127:224–232.
30. Friberg L, Benson L, Lip GYH. Balancing stroke and bleeding risks in patients with atrial fibrillation and renal failure: the Swedish atrial fibrillation cohort study. *Eur Heart J*. 2015;36:297–306.
31. Hippisley-Cox J, Coupland C, Brindle P. Derivation and validation of QStroke score for predicting risk of ischaemic stroke in primary care and comparison with other risk scores: a prospective open cohort study. *BMJ (Clin Res Ed)*. 2013;346:f2573.
32. Singer DE, Chang Y, Borowsky LH, et al. A new risk scheme to predict ischemic stroke and other thromboembolism in atrial fibrillation: the ATRIA study stroke risk score. *J Am Heart Assoc*. 2013;2.
33. Go AS, Hylek EM, Borowsky LH, Phillips KA, Selby JV, Singer DE. Warfarin use among ambulatory patients with nonvalvular atrial fibrillation: the anticoagulation and risk factors in atrial fibrillation (ATRIA) study. *Ann Intern Med*. 1999;131:927–934.
34. Chao TF, Wang KL, Liu CJ, et al. Age threshold for increased stroke risk among patients with atrial fibrillation: a nationwide cohort study from Taiwan. *J Am Coll Cardiol*. 2015;66:1339–1347.
35. Lip GY, Nielsen PB, Skjoth F, Lane DA, Rasmussen LH, Larsen TB. The value of the European Society of Cardiology guidelines for refining stroke risk stratification in patients with atrial fibrillation categorized as low risk using the anticoagulation and risk factors in atrial fibrillation stroke score: a nationwide cohort study. *Chest*. 2014;146:1337–1346.
36. Nielsen PB, Larsen TB, Skjoth F, Overvad TF, Lip GY. Stroke and thromboembolic event rates in atrial fibrillation according to different guideline treatment thresholds: a nationwide cohort study. *Sci Rep*. 2016;6:27410.
37. Hijazi Z, Lindback J, Alexander JH, et al. The ABC (age, biomarkers, clinical history) stroke risk score: a biomarker-based risk score for predicting stroke in atrial

fibrillation. *Eur Heart J*. 2016;37:1582–1590.
38. Garcia-Fernandez A, Roldan V, Rivera-Caravaca JM, et al. Does von Willebrand factor improve the predictive ability of current risk stratification scores in patients with atrial fibrillation? *Sci Rep*. 2017;7:41565.
39. Hijazi Z, Oldgren J, Siegbahn A, Wallentin L. Application of biomarkers for risk stratification in patients with atrial fibrillation. *Clin Chem*. 2017;63:152–164.
40. Hijazi Z, Oldgren J, Andersson U, et al. Cardiac biomarkers are associated with an increased risk of stroke and death in patients with atrial fibrillation: a randomized evaluation of long-term anticoagulation therapy (RE-LY) substudy. *Circulation*. 2012;125:1605–1616.
41. Roldan V, Marin F, Diaz J, et al. High sensitivity cardiac troponin T and interleukin-6 predict adverse cardiovascular events and mortality in anticoagulated patients with atrial fibrillation. *J Thromb Haemost*. 2012;10:1500–1507.
42. Hijazi Z, Siegbahn A, Andersson U, et al. Comparison of cardiac troponins I and T measured with high-sensitivity methods for evaluation of prognosis in atrial fibrillation: an ARISTOTLE substudy. *Clin Chem*. 2015;61:368–378.
43. Hijazi Z, Wallentin L, Siegbahn A, et al. N-terminal pro-B-type natriuretic peptide for risk assessment in patients with atrial fibrillation: insights from the ARISTOTLE Trial (apixaban for the prevention of stroke in subjects with atrial fibrillation). *J Am Coll Cardiol*. 2013;61:2274–2284.
44. Apostolakis S, Sullivan RM, Olshansky B, Lip GYH. Factors affecting quality of anticoagulation control among patients with atrial fibrillation on warfarin: the SAMe-TT(2)R(2) score. *Chest*. 2013;144:1555–1563.
45. Lip GY, Lane DA. Assessing bleeding risk in atrial fibrillation with the HAS-BLED and ORBIT scores: clinical application requires focus on the reversible bleeding risk factors. *Eur Heart J*. 2015;36:3265–3267.
46. Lip GY, Andreotti F, Fauchier L, et al. Bleeding risk assessment and management in atrial fibrillation patients. Executive summary of a position document from the European Heart Rhythm Association [EHRA], endorsed by the European Society of Cardiology [ESC] Working Group on Thrombosis. *Thromb Haemost*. 2011;106:997–1011.
47. Gage BF, Yan Y, Milligan PE, et al. Clinical classification schemes for predicting hemorrhage: results from the National Registry of Atrial Fibrillation (NRAF). *Am Heart J*. 2006;151:713–719.
48. Fang MC, Go AS, Chang Y, et al. A new risk scheme to predict warfarin-associated hemorrhage: the ATRIA (anticoagulation and risk factors in atrial fibrillation) study. *J Am Coll Cardiol*. 2011;58:395–401.
49. Pisters R, Lane DA, Nieuwlaat R, de Vos CB, Crijns HJGM, Lip GYH. A novel user-friendly score (HAS-BLED) to assess 1-year risk of major bleeding in patients with atrial fibrillation: the Euro Heart Survey. *Chest*. 2010;138:1093–1100.
50. Lip GYH, Frison L, Halperin JL, Lane DA. Comparative validation of a novel risk score for predicting bleeding risk in anticoagulated patients with atrial fibrillation: the HAS-BLED (hypertension, abnormal renal/liver function, stroke, bleeding history or predisposition, labile INR, elderly, drugs/alcohol concomitantly) score. *J Am Coll Cardiol*. 2011;57:173–180.
51. Kooiman J, van Hagen N, Iglesias Del Sol A, et al. The HAS-BLED score identifies patients with acute venous thromboembolism at high risk of major bleeding complications during the first six months of anticoagulant treatment. *PLoS One*. 2015;10:e0122520.
52. Omran H, Bauersachs R, Rubenacker S, Goss F, Hammerstingl C. The HAS-BLED score predicts bleedings during bridging of chronic oral anticoagulation. Results from the national multicentre BNK Online bRiDging REgistRy (BORDER). *Thromb Haemost*. 2012;108:65–73.
53. Smith JG, Wieloch M, Koul S, et al. Triple antithrombotic therapy following an acute coronary syndrome: prevalence, outcomes and prognostic utility of the HAS-BLED score. *EuroIntervention*. 2012;8:672–678.
54. Proietti M, Senoo K, Lane DA, Lip GYH. Major bleeding in patients with non-valvular atrial fibrillation: impact of time in therapeutic range on contemporary bleeding risk scores. *Sci Rep*. 2016;6:24376.
55. Pisters R, Lane DA, Nieuwlaat R, de Vos CB, Crijns HJ, Lip GY. A novel user-friendly score (HAS-BLED) to assess 1-year risk of major bleeding in patients with atrial fibrillation: the Euro Heart Survey. *Chest*. 2010;138:1093–1100.
56. Roldan V, Marin F, Manzano-Fernandez S, et al. The HAS-BLED score has better prediction accuracy for major bleeding than CHADS2 or CHA2DS2-VASc scores in anticoagulated patients with atrial fibrillation. *J Am Coll Cardiol*. 2013;62:2199–2204.
57. Senoo K, Proietti M, Lane DA, Lip GY. Evaluation of the HAS-BLED, ATRIA, and ORBIT bleeding risk scores in patients with atrial fibrillation taking warfarin. *Am J Med*. 2016;129:600–607.
58. Zhu W, He W, Guo L, Wang X, Hong K. The HAS-BLED score for predicting major bleeding risk in anticoagulated patients with atrial fibrillation: a systematic review and meta-analysis. *Clin Cardiol*. 2015;38:555–561.
59. Caldeira D, Costa J, Fernandes RM, Pinto FJ, Ferreira JJ. Performance of the HAS-BLED high bleeding-risk category, compared to ATRIA and HEMORR2HAGES in patients with atrial fibrillation: a systematic review and meta-analysis. *J Interv Card Electrophysiol*. 2014;40:277–284.
60. Gallego P, Roldan V, Marin F, et al. Cessation of oral anticoagulation in relation to mortality and the risk of thrombotic events in patients with atrial fibrillation. *Thromb Haemost*. 2013;110:1189–1198.
61. Fang MC, Go AS, Chang Y, et al. A new risk scheme to predict warfarin-associated hemorrhage: the ATRIA (anticoagulation and risk factors in atrial fibrillation) study. *J Am Coll Cardiol*. 2011;58:395–401.
62. O'Brien EC, Simon DN, Thomas LE, et al. The ORBIT bleeding score: a simple bedside score to assess bleeding risk in atrial fibrillation. *Eur Heart J*. 2015;36:3258–3264.
63. Hijazi Z, Oldgren J, Lindback J, et al. The novel biomarker-based ABC (age, biomarkers, clinical history)-bleeding risk score for patients with atrial fibrillation: a derivation and validation study. *Lancet*. 2016;387:2302–2311.
64. Kalantarian S, Ay H, Gollub RL, et al. Association between atrial fibrillation and silent cerebral infarctions: a systematic review and meta-analysis. *Ann Intern Med*. 2014;161:650–658.
65. Vermeer SE, Hollander M, van Dijk EJ, et al. Silent brain infarcts and white matter lesions increase stroke risk in the general population: the Rotterdam Scan Study. *Stroke*. 2003;34:1126–1129.
66. Udompanich S, Lip GY, Apostolakis S, Lane DA. Atrial fibrillation as a risk factor for cognitive impairment: a semi-systematic review. *QJM*. 2013;106:795–802.
67. Haeusler KG, Wilson D, Fiebach JB, Kirchhof P, Werring DJ.

Brain MRI to personalise atrial fibrillation therapy: current evidence and perspectives. *Heart*. 2014;100:1408–1413.
68. Wang Z, van Veluw SJ, Wong A, et al. Risk factors and cognitive relevance of cortical cerebral microinfarcts in patients with ischemic stroke or transient ischemic attack. *Stroke*. 2016;47:2450–2455.
69. Gupta A, Giambrone AE, Gialdini G, et al. Silent brain infarction and risk of future stroke: a systematic review and meta-analysis. *Stroke*. 2016;47:719–725.
70. Cha MJ, Park HE, Lee MH, Cho Y, Choi EK, Oh S. Prevalence of and risk factors for silent ischemic stroke in patients with atrial fibrillation as determined by brain magnetic resonance imaging. *Am J Cardiol*. 2014;113:655–661.
71. Fanning JP, Wong AA, Fraser JF. The epidemiology of silent brain infarction: a systematic review of population-based cohorts. *BMC Med*. 2014;12:119.
72. Freedman B, Potpara TS, Lip GY. Stroke prevention in atrial fibrillation. *Lancet (London, England)*. 2016;388:806–817.
73. Fisher M. MRI screening for chronic anticoagulation in atrial fibrillation. *Front Neurol*. 2013;4:137.
74. Horstmann S, Mohlenbruch M, Wegele C, et al. Prevalence of atrial fibrillation and association of previous antithrombotic treatment in patients with cerebral microbleeds. *Eur J Neurol*. 2015;22:1355–1362.
75. Poels MM, Vernooij MW, Ikram MA, et al. Prevalence and risk factors of cerebral microbleeds: an update of the Rotterdam scan study. *Stroke*. 2010;41:S103–S106.
76. Saito T, Kawamura Y, Tanabe Y, et al. Cerebral microbleeds and asymptomatic cerebral infarctions in patients with atrial fibrillation. *J Stroke Cerebrovasc Dis*. 2014;23:1616–1622.
77. Lim JS, Hong KS, Kim GM, et al. Cerebral microbleeds and early recurrent stroke after transient ischemic attack: results from the Korean Transient Ischemic Attack Expression Registry. *JAMA Neurol*. 2015;72:301–308.
78. Song TJ, Kim J, Lee HS, et al. The frequency of cerebral microbleeds increases with CHADS(2) scores in stroke patients with non-valvular atrial fibrillation. *Eur J Neurol*. 2013;20:502–508.
79. Paciaroni M, Agnelli G. Should oral anticoagulants be restarted after warfarin-associated cerebral haemorrhage in patients with atrial fibrillation? *Thromb Haemost*. 2014;111:14–18.
80. Wang DN, Hou XW, Yang BW, Lin Y, Shi JP, Wang N. Quantity of cerebral microbleeds, antiplatelet therapy, and intracerebral hemorrhage outcomes: a systematic review and meta-analysis. *J Stroke Cerebrovasc Dis*. 2015;24:2728–2737.
81. Olesen JB, Lip GY, Lindhardsen J, et al. Risks of thromboembolism and bleeding with thromboprophylaxis in patients with atrial fibrillation: a net clinical benefit analysis using a 'real world' nationwide cohort study. *Thromb Haemost*. 2011;106:739–749.
82. Murthy SB, Gupta A, Merkler AE, et al. Restarting anticoagulant therapy after intracranial hemorrhage. *Stroke*. 2017;48(6):1594–1600.
83. Gladstone DJ, Bui E, Fang J, et al. Potentially preventable strokes in high-risk patients with atrial fibrillation who are not adequately anticoagulated. *Stroke*. 2009;40:235–240.
84. Ogilvie IM, Newton N, Welner SA, Cowell W, Lip GY. Underuse of oral anticoagulants in atrial fibrillation: a systematic review. *Am J Med*. 2010;123:638–645.e4.
85. Lahaye S, Regpala S, Lacombe S, et al. Evaluation of patients' attitudes towards stroke prevention and bleeding risk in atrial fibrillation. *Thromb Haemost*. 2014;111:465–473.
86. Eckman MH, Singer DE, Rosand J, Greenberg SM. Moving the tipping point: the decision to anticoagulate patients with atrial fibrillation. *Circ Cardiovasc Qual Outcomes*. 2011;4:14–21.
87. Proietti M, Lip GY. Major outcomes in atrial fibrillation patients with one risk factor: impact of time in therapeutic range observations from the SPORTIF trials. *Am J Med*. 2016;129(10):1110–1116.
88. Martinez C, Katholing A, Wallenhorst C, Freedman SB. Therapy persistence in newly diagnosed non-valvular atrial fibrillation treated with warfarin or NOAC. A cohort study. *Thromb Haemost*. 2015;115:31–39.
89. van Walraven C, Hart RG, Connolly S, et al. Effect of age on stroke prevention therapy in patients with atrial fibrillation: the atrial fibrillation investigators. *Stroke*. 2009;40:1410–1416.
90. Lip GY. The role of aspirin for stroke prevention in atrial fibrillation. *Nat Rev Cardiol*. 2011;8:602–606.
91. Hart RG, Pearce LA, Aguilar MI. Meta-analysis: antithrombotic therapy to prevent stroke in patients who have nonvalvular atrial fibrillation. *Ann Intern Med*. 2007;146:857–867.
92. Mant J, Hobbs FD, Fletcher K, et al. Warfarin versus aspirin for stroke prevention in an elderly community population with atrial fibrillation (the Birmingham Atrial Fibrillation Treatment of the Aged Study, BAFTA): a randomised controlled trial. *Lancet (London, England)*. 2007;370:493–503.
93. Gage BF, Birman-Deych E, Kerzner R, Radford MJ, Nilasena DS, Rich MW. Incidence of intracranial hemorrhage in patients with atrial fibrillation who are prone to fall. *Am J Med*. 2005;118:612–617.
94. Phelan EA, Mahoney JE, Voit JC, Stevens JA. Assessment and management of fall risk in primary care settings. *Med Clin*. 2015;99:281–293.
95. Deandrea S, Bravi F, Turati F, Lucenteforte E, La Vecchia C, Negri E. Risk factors for falls in older people in nursing homes and hospitals. A systematic review and meta-analysis. *Arch Gerontol Geriatr*. 2013;56:407–415.
96. Banerjee A, Clementy N, Haguenoer K, Fauchier L, Lip GY. Prior history of falls and risk of outcomes in atrial fibrillation: the Loire Valley Atrial Fibrillation Project. *Am J Med*. 2014;127:972–978.
97. Man-Son-Hing M, Nichol G, Lau A, Laupacis A. Choosing antithrombotic therapy for elderly patients with atrial fibrillation who are at risk for falls. *Arch Intern Med*. 1999;159:677–685.
98. Stöllberger C, Chnupa P, Abzieher C, et al. Mortality and rate of stroke or embolism in atrial fibrillation during long-term follow-up in the embolism in left atrial thrombi (ELAT) study. *Clin Cardiol*. 2004;27:40–46.
99. Cabin HS, Clubb KS, Hall C, Perlmutter RA, Feinstein AR. Risk for systemic embolization of atrial fibrillation without mitral stenosis. *Am J Cardiol*. 1990;65:1112–1116.
100. Hart RG, Pearce LA, Rothbart RM, McAnulty JH, Asinger RW, Halperin JL. Stroke with intermittent atrial fibrillation: incidence and predictors during aspirin therapy. Stroke Prevention in Atrial Fibrillation Investigators. *J*

Am Coll Cardiol. 2000;35:183–187.
101. Hohnloser SH, Pajitnev D, Pogue J, et al. Incidence of stroke in paroxysmal versus sustained atrial fibrillation in patients taking oral anticoagulation or combined antiplatelet therapy: an ACTIVE W Substudy. *J Am Coll Cardiol*. 2007;50:2156–2161.
102. Friberg L, Hammar N, Rosenqvist M. Stroke in paroxysmal atrial fibrillation: report from the Stockholm cohort of atrial fibrillation. *Eur Heart J*. 2010;31:967–975.
103. Flaker G, Ezekowitz M, Yusuf S, et al. Efficacy and safety of dabigatran compared to warfarin in patients with paroxysmal, persistent, and permanent atrial fibrillation: results from the RE-LY (randomized evaluation of long-term anticoagulation therapy) study. *J Am Coll Cardiol*. 2012;59:854–855.
104. Disertori M, Franzosi MG, Barlera S, et al. Thromboembolic event rate in paroxysmal and persistent atrial fibrillation: data from the GISSI-AF trial. *BMC Cardiovasc Disord*. 2013;13:28.
105. van Latum JC, Koudstaal PJ, Venables GS, et al. Predictors of major vascular events in patients with a transient ischemic attack or minor ischemic stroke and with nonrheumatic atrial fibrillation. *Stroke*. 1995;26:801–806.
106. Vanassche T, Lauw MN, Eikelboom JW, et al. Risk of ischaemic stroke according to pattern of atrial fibrillation: analysis of 6563 aspirin-treated patients in ACTIVE-A and AVERROES. *Eur Heart J*. 2015;36:281–287a.
107. Steinberg BA, Hellkamp AS, Lokhnygina Y, et al. Higher risk of death and stroke in patients with persistent vs. paroxysmal atrial fibrillation: results from the ROCKET-AF trial. *Eur Heart J*. 2015;36:288–296.
108. Al-Khatib SM, Thomas L, Wallentin L, et al. Outcomes of apixaban vs. warfarin by type and duration of atrial fibrillation: results from the ARISTOTLE trial. *Eur Heart J*. 2013;34:2464–2471.
109. Link MS, Giugliano RP, Ruff CT, et al. Stroke and mortality risk in patients with various patterns of atrial fibrillation. *Circ Arrhythm Electrophysiol*. 2017;10.
110. Nieuwlaat R, Prins MH, Le Heuzey JY, et al. Prognosis, disease progression, and treatment of atrial fibrillation patients during 1 year: follow-up of the Euro Heart Survey on atrial fibrillation. *Eur Heart J*. 2008;29:1181–1189.
111. Palomaki A, Kiviniemi T, Mustonen P, et al. Mortality after stroke in patients with paroxysmal and chronic atrial fibrillation – the FibStroke study. *Int J Cardiol*. 2017;227:869–874.
112. Hohnloser SH, Shestakovska O, Eikelboom J, et al. The effects of apixaban on hospitalizations in patients with different types of atrial fibrillation: insights from the AVERROES trial. *Eur Heart J*. 2013;34:2752–2759.
113. Bosch RF, Kirch W, Theuer JD, et al. Atrial fibrillation management, outcomes and predictors of stable disease in daily practice: prospective non-interventional study. *Int J Cardiol*. 2013;167:750–756.
114. Lip GY, Frison L, Grind M, SPORTIF Investigators. Stroke event rates in anticoagulated patients with paroxysmal atrial fibrillation. *J Intern Med*. 2008;264:50–61.
115. Takabayashi K, Hamatani Y, Yamashita Y, et al. Incidence of stroke or systemic embolism in paroxysmal versus sustained atrial fibrillation: the Fushimi Atrial Fibrillation Registry. *Stroke*. 2015;46:3354–3361.
116. Dzeshka MS, Lip GY. Antithrombotic and anticoagulant therapy for atrial fibrillation. *Heart Fail Clin*. 2016;12:257–271.
117. Dzeshka MS, Lip GY, Snezhitskiy V, Shantsila E. Cardiac fibrosis in patients with atrial fibrillation: mechanisms and clinical implications. *J Am Coll Cardiol*. 2015;66:943–959.
118. Charitos EI, Purerfellner H, Glotzer TV, Ziegler PD. Clinical classifications of atrial fibrillation poorly reflect its temporal persistence: insights from 1,195 patients continuously monitored with implantable devices. *J Am Coll Cardiol*. 2014;63:2840–2848.
119. Lauw MN, Vanassche T, Masiero S, Eikelboom JW, Connolly SJ. Abstract 20413: pattern of atrial fibrillation and the risk of ischemic stroke – a systematic review and meta-analysis. *Circulation*. 2014;130:A20413.
120. Ganesan AN, Chew DP, Hartshorne T, et al. The impact of atrial fibrillation type on the risk of thromboembolism, mortality, and bleeding: a systematic review and meta-analysis. *Eur Heart J*. 2016;37:1591–1602.
121. Lilli A, Di Cori A, Zaca V. Thromboembolic risk and effect of oral anticoagulation according to atrial fibrillation patterns: a systematic review and meta-analysis. *Clin Cardiol*. 2017:641–647.
122. Christiansen CB, Lip GY, Lamberts M, Gislason G, Torp-Pedersen C, Olesen JB. Retinal vein and artery occlusions: a risk factor for stroke in atrial fibrillation. *J Thromb Haemost*. 2013;11:1485–1492.
123. Strazzullo P, D'Elia L, Cairella G, Garbagnati F, Cappuccio FP, Scalfi L. Excess body weight and incidence of stroke: meta-analysis of prospective studies with 2 million participants. *Stroke*. 2010;41:e418–e426.
124. Overvad TF, Rasmussen LH, Skjoth F, Overvad K, Lip GY, Larsen TB. Body mass index and adverse events in patients with incident atrial fibrillation. *Am J Med*. 2013;126:640.e9-17.
125. Proietti M, Lane DA, Lip GY. Relation of nonvalvular atrial fibrillation to body mass index (from the SPORTIF trials). *Am J Cardiol*. 2016;118:72–78.
126. Guo Y-T, Zhang Y, Shi X-M, et al. Assessing bleeding risk in 4824 Asian patients with atrial fibrillation: the Beijing PLA Hospital Atrial Fibrillation Project. *Sci Rep*. 2016;6:31755.
127. Guo Y, Wang H, Tian Y, Wang Y, Lip GY. Multiple risk factors and ischaemic stroke in the elderly Asian population with and without atrial fibrillation. An analysis of 425,600 Chinese individuals without prior stroke. *Thromb Haemost*. 2016;115:184–192.
128. Hamatani Y, Yamashita Y, Esato M, et al. Predictors for stroke and death in non-anticoagulated Asian patients with atrial fibrillation: the Fushimi AF registry. *PLoS One*. 2015;10:e0142394.
129. Chao T-F, Liu C-J, Wang K-L, et al. Should atrial fibrillation patients with 1 additional risk factor of the CHA2DS2-VASc score (beyond sex) receive oral anticoagulation? *J Am Coll Cardiol*. 2015;65:635–642.
130. Chiang CE, Wang KL, Lip GY. Stroke prevention in atrial fibrillation: an Asian perspective. *Thromb Haemost*. 2014;111:789–797.
131. Zhang LF, Yang J, Hong Z, et al. Proportion of different subtypes of stroke in China. *Stroke*. 2003;34: 2091–2096.
132. Chau PH, Woo J, Goggins WB, et al. Trends in stroke incidence in Hong Kong differ by stroke subtype. *Cerebrovasc Dis (Basel, Switzerland)*. 2011;31:138–146.
133. van Asch CJ, Luitse MJ, Rinkel GJ, van der Tweel I, Algra A, Klijn CJ. Incidence, case fatality, and functional outcome of intracerebral haemorrhage over time,

according to age, sex, and ethnic origin: a systematic review and meta-analysis. *Lancet Neurol.* 2010;9: 167–176.
134. Pastori D, Pignatelli P, Saliola M, et al. Inadequate anticoagulation by vitamin K antagonists is associated with major adverse cardiovascular events in patients with atrial fibrillation. *Int J Cardiol.* 2015;201: 513–516.
135. Chao TF, Liu CJ, Liao JN, et al. Use of oral anticoagulants for stroke prevention in patients with atrial fibrillation who have a history of intracranial hemorrhage. *Circulation.* 2016;133:1540–1547.
136. Chao TF, Lip GY, Liu CJ, et al. Validation of a modified CHA2DS2-VASc score for stroke risk stratification in Asian patients with atrial fibrillation: a nationwide cohort study. *Stroke.* 2016;47:2462–2469.
137. Wang KL, Lip GY, Lin SJ, Chiang CE. Non-vitamin K antagonist oral anticoagulants for stroke prevention in Asian patients with nonvalvular atrial fibrillation: meta-analysis. *Stroke.* 2015;46:2555–2561.

亚临床房颤：定义、患病率和治疗策略

ABHINAV SHARMA，MD，FRCPC • RENATO D. LOPES，MD，MHS，PHD
仲娇月 译

引言

房颤是全世界最常见的心律失常之一。房颤的存在显著增加卒中风险。超过16%的卒中可归因于记录在案的房颤病史[1]。此外，与非房颤相关的卒中相比，房颤相关的卒中会增加死亡风险[2]。

包括起搏器和植入型心律转复除颤器（implantable cardioverter-defibrillators，ICDs）在内的当代心血管植入式设备可持续监测心房节律。而且在无房颤病史的患者中，设备检测到心律失常的概率很高[3-4]。持续时间短（几分钟到几小时）且无临床症状的房颤被称为亚临床房颤（subclinical atrial fbrillation，SCAF）[5]。一些定义亚临床房颤后果的研究已经使用了可植入心血管设备来检测房颤。

其他类型的房颤（包括永久性、持续性和阵发性房颤）可以通过各种形式的体表心电图（electrocardiogram，ECG）进行诊断，而SCAF似乎与它们不同。亚临床房颤与卒中风险增加相关。然而，其风险的增加似乎低于临床房颤的风险[4，6]。大多数证明OAC治疗对持续性或永久性房颤患者有效的研究都需要通过两次或多次心电图记录房颤。

SCAF常见于卒中发生后。全世界每年发生约1690万起卒中事件[1]。总体而言，每4起卒中事件中就有1起是不明原因的隐源性或栓塞性卒中。这些卒中事件中的一部分就可能是由SCAF所致的。12%～16%的患者在缺血性卒中后30天内检测出SCAF；超过30%的患者在卒中后2年内检测出SCAF[4-7]。已有临床房颤记录的患者中，OAC可以预防60%～80%的卒中事件[8-11]。然而，增加卒中风险所需的SCAF负荷以及增加SCAF患病率和卒中风险的特征尚不明确。此外，OAC降低SCAF患者卒中风险的相对安全性和有效性尚不确定。鉴于这种治疗平衡，SCAF的筛查作用仍存在争议。

在本章中，我们将回顾SCAF的定义、该病的病理生理学、总体患病率、卒中风险、OAC治疗方案、筛查相关的健康经济学以及未来方向。

亚临床心房颤动的定义

描述无症状和未确诊的房性心律失常的术语上存在显著差异：设备或起搏器检测到的房性心动过速或房颤；心房高频事件；静默型房颤；亚临床房性心律失常；未确诊的房颤和SCAF。总体而言，根据临床情况，每种类型都有特定含义。心房高频事件和设备或起搏器检测到的房性心动过速或房颤是基于心内电描记图（electrograms，EGMs）与体表心电图的对比得出的。但是，这些基于设备的心律失常取决于植入式装置的辨别能力。装置的辨别能力因装置、制造商和运算法则的不同而存在差异。通常，心房检测运算方法是由低于特定周期长度的心房率计数、心室去极化的速率和变异性以及潜在伪象的排除来定义的。这些设备检测出的心律失常的总体准确性很高[5]。

非心房装置通常仅在心室反应超出预先设定的室性心律失常检测率后才能检测出房颤。当心室反应率低于阈值时，这种设备就不能捕获房颤的发作。

房颤可通过非侵入性方法检测——传统方法是脉搏触诊或体表心电图。越来越多的新型设备（例如智能手机光电容积描记法、示波法或单导联心电图记录仪）可以记录单个或多个事件。这些事件可由患者激活或呈持续性，并可用于检测房颤。与植入设备不同，这些方法通常会检出永久性或持续性房颤。

总之，临床房颤可以在有症状或无症状的情况下发生，持续时间长（数小时至数天），而传统上通过心电描记术记录。相比之下，SCAF无症状，持续时间短（数秒到数分钟），通常只能通过长期连续监测来检测。

亚临床房颤的患病率

SCAF 的患病率主要在接受基于心房植入式心脏装置的患者中确定[4, 12-15]。植入式装置诊断的每日房性快速性心律失常负荷与卒中风险关系研究（TRENDS）招募了有起搏器或 ICD 的临床适应证且至少有一个卒中危险因素的患者[12]。在基线没有 AT/AF 病史的患者中（$n = 163$），有 45 名患者（28%）在平均 1.1±0.7 年内的随访期内，通过设备检测到的新发 AT/AF。

植入起搏器患者的无症状房颤和卒中评估及心房起搏减少房颤试验（ASSERT 试验）纳入了因窦房结或房室结病变而行双腔起搏器治疗或不论因何种原因进行了 ICD 治疗的患者[4]。总体而言，10.1% 的患者在 3 个月内通过植入设备检测到至少一次的 AT 事件；另外约有 24.5% 的患者在约 2.5 年的随访中被确诊为 AT。长期持续监视不仅在监测的起始时就增加了 AF 的检出率，而且还提高了随后检测到的房颤的可能性。此外，对于 AT/AF 的检测，长期连续监测似乎远远优于间歇性节律监测（intermittent rhythm monitoring，IRM）。

一项使用计算密集型模拟进行的研究评估了 647 例有植入式心脏监护仪患者的 IRM[15]。该研究评价了不同频率和持续时间的间歇性监测对识别房颤复发的敏感性。总体而言，延长持续时间的 IRM 优于缩短的 IRM（$P < 0.0001$）。然而，即使采用积极的间歇性监测策略，也没有在大部分患者中检测出房颤复发。即使在相似的房颤负荷下，高密度房颤患者也需要更高的频率或更长时间的间歇监测才能达到与低密度房颤相同的敏感性（$P < 0.0001$）。总体而言，似乎高密度低负荷的房颤患者从房颤复发的持续检测中获益最大。

尽管我们知道这些人群中房颤的患病率，但我们对卒中高危人群亚临床房颤发病率的了解有限。有几项正在进行的研究旨在扩展这些发现。Graz 房颤风险研究（GRAF）[16] 正在招募 18 岁或 18 岁以上的没有 AF 心电图证据的高危卒中患者。这些患者被随机分配到具有 Medtronic Reveal XT 植入式环路记录仪或非植入式心脏监护仪的研究组。无论他们被随机分配到哪个研究组，两组的患者均每月接受一次心电图检查，然后每季度一次，共为期一年的心电图随访。

有心血管危险因素的患者中使用可植入式心脏监测器进行亚临床心房颤动的患病率研究（ASSERT-Ⅱ）[17] 将招募一个单臂队列研究，接受植入式心脏监护仪，在研究随访期间进行持续监测以确定 SCAF 的发生率。患者的入组标准是：年龄在 65 岁或以上、CHA_2DS_2-VASc 评分 ≥ 2 分、阻塞性睡眠呼吸暂停（通过多导睡眠图、动态血氧饱和度、阳性柏林问卷或需要使用 CPAP/BiPAP 记录）或 BMI > 30。此外，患者必须有房颤风险增加的超声心动图或生化证据，包括在招募前的任何期间临床超声心动图上的左房扩大（定义为左房容积 ≥ 58 ml 左房直径 ≥ 4.4 cm）或血清 NT-ProBNP ≥ 290 pg/ml。这些研究将有助于进一步确定高卒中风险人群中 SCAF 的发病率。

高危患者房颤发生率研究（REVEAL-AF）纳入 18 岁及以上卒中高危患者，让他们接受 Medtronic REVEAL 植入式心脏监护仪（ICM），并将进行 18 个月的随访（表 5.1）。该研究纳入了 $CHADS_2$ 评分 ≥ 3（或 = 2，并伴有额外的房颤危险因素）的患者，排除了在 ICM 植入前外部监测筛查 ≥ 24 h 的房颤患者。REVEAL-AF 的主要终点是 18 个月时的房颤检出率。总共 385 例患者（平均年龄 71.5 岁）接受了植入式心脏监护仪。18 个月时的房颤检出率为 29.3%，而 30 天、6 个月、12 个月、24 个月和 30 个月的房颤检出率分别为 6.2%，20.4%，27.1%，33.6% 和 40.0%。如果监测时长仅限于 30 天，大多数患者将无法检测出房颤。这些结果表明，有卒中危险因素患者的房颤负荷尚不明确[18]。

亚临床房颤和卒中风险

与常规监测相比，在接受连续监测[19] 或触发监测[20] 的隐源性卒中患者中，经常能检测到 SCAF 的发作。在隐源性卒中及潜在房颤试验（CRYSTAL-AF）中，将 441 例隐源性卒中患者随机分为植入式心脏监护仪随访组和常规随访（对照）组。患者年龄在 40 岁或以上，没有房颤的基线证据。在植入式心脏监护仪组中有 8.9% 的患者（19 例）发生了主要终点（在 6 个月内首次检测

表 5.1　正在进行的用于监测亚临床房颤的植入式心脏监护仪的关键研究

研究	入组患者	对照组	随访时间	主要终点事件
GRAF[16]	≥ 18 岁的 CHA_2DS_2-VASc ≥ 4 分的患者	每月及每季度进行心电图随访	12 个月	第一次诊断 AF 的时间
ASSERT-Ⅱ[17]	有心血管危险因素且年龄≥ 65 岁，CHA_2DS_2-VASc ＞ 2 分，睡眠呼吸暂停或 BMI ＞ 30，心脏超声提示左房扩大或升高，血清 NT-ProBNP 水平≥ 290 pg/ml	无	12 个月	第一次 AF ≥ 5 min
REVEAL-AF[18]	≥ 18 岁，CHA_2DS_2-VASc ≥ 3 分或≥ 2 分且至少满足以下一点的患者：肾小球滤过率为 30 ～ 60 ml/min，睡眠呼吸暂停，冠脉疾病，或慢性阻塞性肺疾病	无	18 个月	第一次 AF ≥ 6 min

到持续＞ 30 s 的房颤发作），而对照组中有 1.4% 的患者（3 例）中发生了主要终点事件（HR 6.4；95% CI 1.9 ～ 21.7；P ＜ 0.001[20]，图 5.1）。

但是，由于研究设计缺乏一致性，用一个卒中风险的量化值来充分代表跨研究的发现被证明是具有挑战性的。因研究不同，所以 SCAF 的检测时间窗、具体定义和研究人群存在差异。相应地，卒中风险的评估是不一致的，风险比从 0.87（95% CI 0.58 ～ 1.31）到 9.40（95% CI 1.80 ～ 47.00）（表 5.2）。

在已发表的研究中，植入式设备检测到的 SCAF 的定义和持续时间各不相同，从 24 个月内连续 3 次房性早搏到每 24 h 内超过 3.8 h（表 5.2）。一般而言，阵发性和永久性房颤被认为具有相当的卒中风险。但最近的证据表明，阵发性和永久性房颤的绝对风险低于持续性或永久性房颤[21]。

ACTIVE-A/AVERROES 数据库分析了 6563 名接受阿司匹林治疗的房颤患者的卒中和系统性栓塞发生率[21]。总体而言，阵发性、持续性和永久性房颤每年的缺血性卒中发生率分别为 2.1%、3.0% 和 4.2%，永久性房颤和阵发性房颤的校正 HR 为 1.83（P ＜ 0.001），持续性与阵发性的校正 HR 为 1.44（P = 0.02）[21]。相比之下，SCAF 的卒中风险可能更低。在 ASSERT 研究中，亚临床快速性心律失常的存在与每年 1.54% 的卒中发生率相关[4]。

大多数评估 SCAF 风险和卒中风险的研究都使用预先设定的切点，而不是根据经验得出的阈

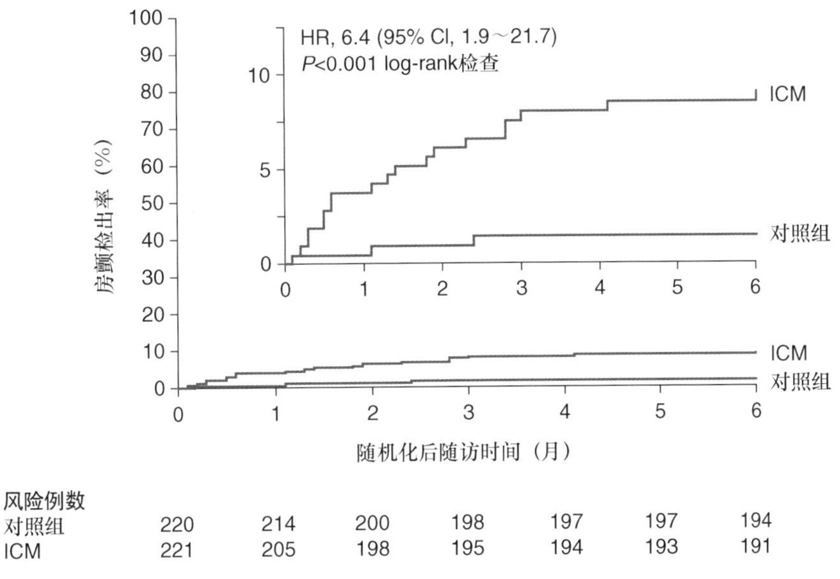

图 5.1　隐源性卒中发生后采用 ICM 检测房颤［Adapted from Healey JS，Connolly SJ，Gold MR，et al. Subclinical atrial fibrillation and the risk of stroke. N Engl J Med. 2012；366（2）：120-129. https：//doi.org/10.1056/NEJMoa1105575.］

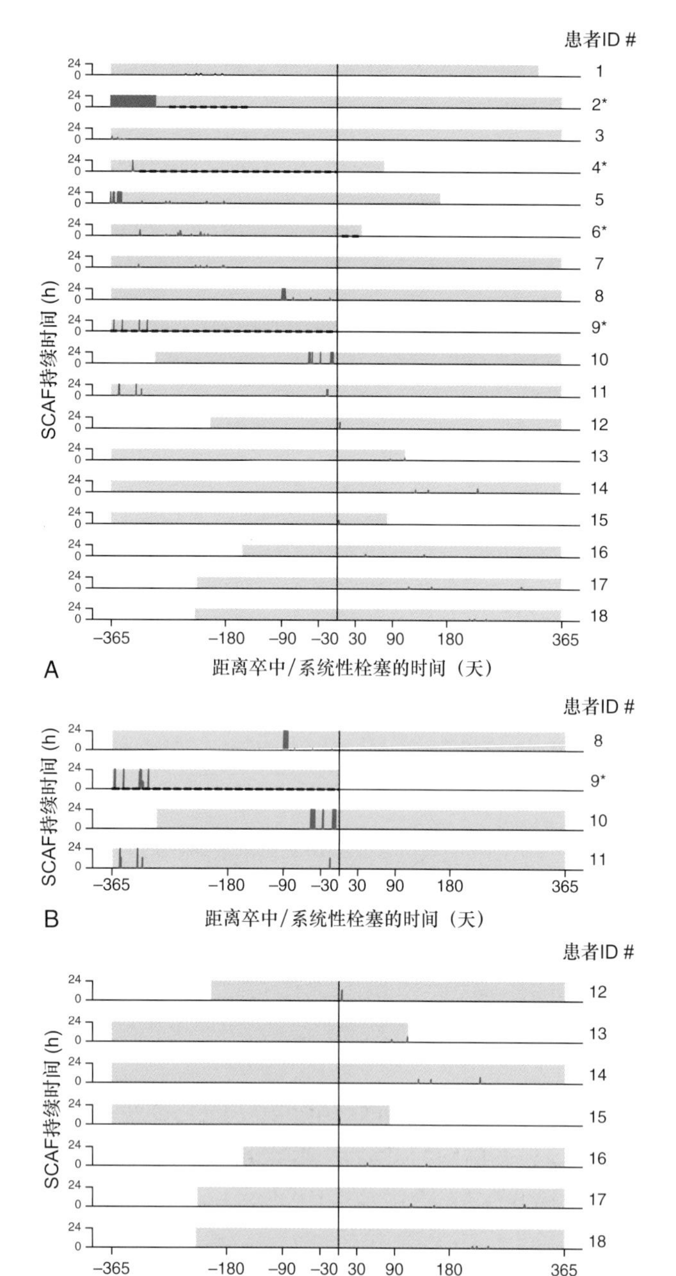

图 5.2 卒中或系统性栓塞发病 1 年内发生的亚临床心房颤动的总结。(**A**) 每行依次代表 18 名患者在事件发生前后 1 年内发生亚临床房颤的数据。每天的心房事件总小时数用每条红色垂直线的高度表示。灰色阴影区域对应于使用心脏设备的连续监测周期。星号和黑色虚线表示口服抗凝疗法的使用和疗程。(**B**) 卒中或系统性栓塞发生前 30 天内发生的 SCAF 事件总结。每行依次代表 4 名患者事件发生前 30 天内最后一次发生 SCAF 的数据。(**C**) 仅在卒中或系统性栓塞后发生的 SCAF 事件总结。每行代表 7 名患者事件发生后 1 年内发生 SCAF 的数据［Adapted from Brambatti M，Connolly SJ，Gold MR，et al. Temporal relationship between subclinical atrial fibrillation and embolic events. Circulation. 2014；129（21）：2094-2099.］

值（表 5.2）。尽管定义 SCAF 的阈值可能有用，但房颤持续时间的阈值和相应的卒中风险因合并症的存在而不同[14]。一项研究评估了 568 例植入起搏器且有房颤病史的患者的数据。通过 $CHADS_2$ 评分量化了血栓栓塞风险，并考虑了 3 个 AF 组：AF ＜ 5 min/d（无 AF）；1 天之内 AF 发作＞ 5 min 但＜ 24 h（AF-5 min）；AF 发作＞ 24 h（AF-24 h）。模拟了三种监测方法，包括 24 小时动态心电图、1 周动态心电图和 30 天动态心电图。总体而言，有 171 名患者（30%）的 $CHADS_2$ 评分＝ 0；269 名患者（47%）的 $CHADS_2$ 评分＝ 1；111 名患者（20%）的 $CHADS_2$ 得分＝ 2；17 名患者（3%）的 $CHADS_2$ 评分≥ 3。在随访期间，14 名患者（2.5%）发生缺血性血栓栓塞事件。通过将 AF 的存在 / 持续时间与 $CHADS_2$ 评分相结合，确定了两个事件风险显著不同的亚群（0.8% *vs.* 5%，$P = 0.035$）；前者对应 $CHADS_2$ 评分≤ 2 时无 AF，或 $CHADS_2$ 评分≤ 1 时 AF-5 min，或 $CHADS_2$ 评分＝ 0 时的 AF-24 h。这些结果表明，根据是否存在心血管合并症，SCAF 卒中风险的定义将存在显著差异。

除了合并症和亚临床性 AF 卒中风险的交集外，新出现的数据还表明在某些人群中，存在 AT/AF 持续时间和卒中风险的下限[22]。一项针对在美国 225 个地点（平均随访 22.9 个月）接受起搏器（$N = 3141$）或 ICD（$N = 2238$）治疗的 5379 名患者的研究审核了 37 531 份 EGMs；50% 的患者至少发作了一次 AT/AF。AT/AF 的短阵发作定义为：在一次 EGM 记录中，同时出现 AT/AF 的发作和偏移。在 9% 的起搏器患者和 16% 的 ICD 患者中记录到了 AT/AF 的短阵发作。发生临床事件的患者与没有发生过临床事件的患者相比，短阵 AT/AF 发作可能性更小（起搏器患者为 5.1% *vs.* 7.9%，ICD 患者为 11.5% *vs.* 10.4%；*P* 分别为 0.21 和 0.66）[22]。

SCAF 与继发性卒中之间的时间关系尚不确定。一项研究表明，在少数病例中，房颤与卒中之间存在时间相关性[23]。2002—2012 年，在退伍军人管理局卫生保健系统中对 9850 例佩戴了心脏植入式电子设备的患者进行远程监测，其中有 187 名患者在 120 天的持续性心律监测中发生急性缺血性卒中。在发生房颤后的 5 天内，卒中 OR 最高（17.4；95% CI 5.39 ～ 73.1），随着房颤发生后时

表 5.2 评估亚临床 AF 的持续时间和负荷的研究

研究	患者数量	研究设计	检测方法	评判	检测标准（bpm）	SCAF 负荷	检测时间窗	主要终点	SCAF 事件率（%）	无 SCAF 事件率（%）	HR（95% CI）[a]
Glotzer 等[6]	312	随机分配初次植入双腔起搏器治疗窦房结功能障碍的患者	双腔起搏器	否	＞220	≥5 min	27 个月	卒中和死亡	NR	NR	2.79（1.51～5.15）
Capucci 等[26]	225	心动过缓且明确植入双腔起搏指征和既往出现有症状的快速性房性心律失常史的患者	双腔起搏器	否	每次医生检查	＞1 天	22 个月	缺血性卒中，TIA 或周围动脉栓塞	NR	NR	3.10（1.10～10.5）
Glotzer 等[3]	2486	有进行长程植入式监护仪来检测心律失常的明确指征，且 $CHADS_2$ 评分＞1b 的患者	CIED	否	＞175	≥5.5 h	30 天	缺血性卒中，TIA 或系统性栓塞	2.4	1.1	2.20（0.96～5.05）
Shan-mugam 等[27]	560	有心衰且接受了 CRTD 治疗的患者。其中 CRTD 具有长期家庭监测心律失常的功能，且在随访期间能获得大部分家庭监测数据	心脏再同步疗法±除颤器	否	＞180	＞3.8 h	24 h	卒中，TIA 和周围动脉栓塞	NR	NR	2.20（0.96～5.05）
Haeley 等[28]	2580	植入了有房颤记录功能的双腔起搏器的患者	双腔起搏器或除颤器	是	＞190	≥6 min	3 个月	缺血性卒中或系统性栓塞	1.69	0.69	5.56（1.28～4.85）
Boriani 等[29]	10 016	植入永久性设备，并能通过可获得的数据来检测房性心律失常，且排除永久性房颤的患者	CIED	否	＞175	5 min	24 h	缺血性卒中	0.49	0.32	1.76（1.02～3.02）
Swiryn 等[22]	5397	植入为期 45 天的有心房导联的心脏起搏器或除颤器的患者	起搏器或除颤器	是	＞3 个连续的房性早搏	在/不在同一份心电图中捕捉到事件的发生和终止	24 个月	卒中或 TIA	NR	NR	0.87（0.58～1.31）/ 1.51（1.03～2.21）

CIED，心脏植入式电子设备；HR，风险比；NR，未报道；SCAF，亚临床房颤；TIA，短暂性脑缺血发作。

[a] Cox 比例风险模型根据已知的血栓栓塞危险因素进行了调整。

间的延长超过30天，OR降至1.0。

然而，其他一些研究表明房颤发生与继发性卒中之间不存在时间相关性[24-25]。ASSERT的一项子研究发现，在51名随访期间发生卒中或系统性栓塞的患者中，有26例（51%）患有SCAF。18例患者（35%）在卒中或系统性栓塞之前就检测到了亚临床AF。然而，只有4名患者（8%）在卒中或系统性栓塞发生前30天内检测到亚临床AF，而且这4名患者中只有1名在卒中时出现亚临床AF（图5.2）。在卒中或系统性栓塞事件发生前30多天发现的14例SCAF患者中，最近一次事件发作的中位数间隔为339天（第25～75百分位数，211～619天）[25]。这些矛盾的发现可能与研究设计或人群的差异有关。

亚临床房颤的卒中的发病机制

SCAF卒中的发病机制是多因素的，但主要的影响因素仍不清楚。许多流行病学和基础科学研究表明房颤和卒中之间存在真正的关联[2,30]。总体而言，人们认为潜在的房颤可能引起卒中、卒中导致房颤，且房颤与其他导致卒中的因素有关[31]。如Kamel等所述，房颤与卒中的关系似乎满足Bradford Hill的许多关联标准，即①关联强度，②一致性，③特异性，④时间性，⑤生物梯度，⑥合理性，⑦连贯性，⑧与实验结果一致，⑨类比性。许多研究和多个队列都证明了房颤与卒中的相关性、关联的强度、一致性、特异性[2, 23, 30, 32]。

此外，因果关系是生物学上的合理活动会导致血液淤滞，并增加血栓栓塞风险。但是仍有一些相互矛盾的结果。

许多研究发现房颤负荷与卒中之间存在相关性[3, 21]，但并非所有研究都一致[33]。在RE-LY试验中，平均随访2年后，阵发性、持续性和永久性房颤患者的卒中或系统性栓塞的总体风险相似（分别为每年1.32%，1.55%和1.49%）[33]。ASSERT研究表明，在有心血管危险因素的老年患者中，一次短暂发作的SCAF与两倍的卒中风险有关[4]；然而，临床确诊房颤的健康的年轻患者不会面临卒中风险的显著增加[34]。

中国台湾的一项研究招募了509名未接受过任何抗栓治疗的男性房颤患者（CHA_2DS_2-VASc评分＝0）和320名女性房颤患者（CHA_2DS_2-VASc评分＝1）。这些患者选自国家健康保险研究数据库。为了获得对照，从CHA_2DS_2-VASc方案中选择了10名年龄和性别都匹配的无房颤且无合并症的受试者。在57.4个月的随访中，有1.4%的患者发生了缺血性卒中。总体而言，在男性患者中，有、无房颤组的事件发生率无差异（1.6% *vs*. 1.6%；P＝0.920）；然而，在女性患者中，房颤是缺血性卒中的重要危险因素，有房颤患者和无房颤患者的事件发生率分别为4.4%和0.7%（P＜0.001）[34]。

这些数据强调了房颤负荷的作用和卒中风险的矛盾信息。根据定义，由于房颤患者中SCAF的负荷要低得多，因此尚不清楚增加的心房瘀血和血栓形成增加这一经典的生物学假设是否是卒中风险增加的主要机制。

SCAF可能是卒中的一个标志，而不是卒中的原因[24-25]。在ASSERT研究中，约50%的患者患有SCAF。在这些患者中，有35%的患者在卒中系统性栓塞之前就检测到了SCAF，有8%的患者在卒中前30天内检测到了SCAF，只有1名患者在卒中时出现了SCAF。最后，有8例（16%）同时发生SCAF和一次栓塞事件的患者，仅在卒中或栓塞发生后才能检测到SCAF，中位间隔为101天（第25～75百分位数，14～196天）[25]。这些结果进一步提供有关SCAF和卒中风险的因果关系间矛盾的信息。

AF与卒中之间的关系也不符合Bradford Hill的特异性标准，即如果AF诱发心房血液淤滞和随后的血栓栓塞，则应与栓塞性卒中明确相关[31]。AF与栓塞性卒中之间似乎存在特别强烈的联系，然而10%的腔隙性脑梗患者同时患房颤[35]。房颤患者的大动脉粥样硬化发生率是无房颤患者的2倍。AF与非心源性栓塞之间的联系表明，房颤的卒中风险不可能完全由房颤直接导致卒中来解释。

亚临床房颤患者的卒中风险分层

人们仍在不断探索能识别具有较高卒中风险患者的最佳策略。对于临床房颤而言，$CHADS_2$评分（充血性心力衰竭；高血压；年龄≥75岁；糖尿病；既往卒中，短暂性脑缺血发作或血栓栓塞；范围为0～6，评分越高表明卒中的风险越高）和

CHA_2DS_2-VASc 评分（充血性心力衰竭；高血压；年龄≥ 75 岁；糖尿病；既往卒中，短暂性脑缺血发作或血栓栓塞；血管疾病；年龄 65 ～ 74 岁；女性；范围：0 ～ 9，评分越高表明卒中的风险越高）是识别卒中风险的最常用预测工具[36]。该风险评分是否能扩展到 SCAF 患者人群中尚待评估。在一般人群中，能准确预测卒中的因素包括左心房大小和结构、利尿钠肽和肌钙蛋白水平的升高以及阻塞性睡眠呼吸暂停[37-38]。值得注意的是 NT-ProBNP 和超敏肌钙蛋白在基于生物标志物水平的风险评分中起着重要作用，其表现优于 CHA_2DS_2-VASc 评分[39-41]。此外临床因素和生物标志物等非传统因素，在预测 AF 和卒中之间的相关性方面可能也起着重要作用，例如以前未被充分认识的临床因素，包括慢性阻塞性肺疾病[42]和肾病[43]。

这些危险因素已应用于一些正在进行的研究，以丰富研究人群，进而用来评估在不同人群中 SCAF 的负荷（表 5.2）。这些危险因素和相关评分系统在 SCAF 患者中是否起作用还需要进一步研究。

亚临床房颤的治疗

OAC 已被证明可以降低临床 AF 患者的卒中风险，因此这种治疗可以降低 SCAF 患者的卒中风险；然而与临床 AF 相比，亚临床 AF 相关的卒中绝对风险较低，从而潜在降低了抗凝的治疗效果和临床净获益。在所有评估华法林疗效的试验中，大多数患者是持续性或永久性 AF。NOAC 试验包括入组时没有发现房颤而应用可植入器械后检测到房颤的患者，但使用这些器械的患者代表性不足，总体风险获益比未知[8-11]。总体而言，在 SCAF 人群中未发现 OAC 获益的可靠证据。在当前的临床实践中，一些 SCAF 患者接受抗凝治疗，而其他人则不接受抗凝治疗[44]，这表明了临床的均衡性。

目前有 3 项正在进行的研究，通过植入式设备连续监测房颤发作时间，评估间歇性使用 OAC 治疗的可行性：①联合应用 BIOTRONIK 家庭监测与预先定义的抗凝剂以减少卒中风险试验（IMPACT）[45]；②连续监测试验性抗凝治疗研究的节律评估持续监测抗凝节律试点研究（REACT. COM）[46]；③为非持续性抗凝定制的抗凝研究（TACTIC-AF）[47]。

IMPACT 评估了以下假设：房颤发作时的卒中风险可能最高，而在发作期间使用抗凝剂可以减轻该风险。该研究相应地对抗凝治疗进行了一些调整，包括在非近期发作房颤时，停止 OAC 治疗。该策略可能维持 OAC 治疗减少卒中的益处，并最大限度地减少出血风险。但是，由于缺乏对复杂方案的依从性，IMPACT 研究的影响力有限[45]。总体而言，2718 名使用双腔双心室除颤器的患者被随机分为远程心律监测和常规办公室随访两组，分别启动和终止抗凝治疗。主要终点事件为卒中、系统性栓塞和大出血的复合终点。因为没有发现各组间主要终点存在差异，所以该研究在中位随访 2 年后停止。总体而言，有 945 名患者（34.8%）出现了 AT，其中 264 名患者符合研究的抗凝标准。两组之间的主要事件发生率无差异（2.4%/ 年 *vs*. 2.3%/ 年，HR 1.06；95% CI 0.75 ～ 1.51；P = 0.732），大出血发生率分别为 1.6%/ 年 *vs*. 1.2%/ 年（HR 1.39；95% CI 0.89 ～ 2.17；P = 0.145）。尽管 AT 负荷与血栓栓塞相关，但 AT 与卒中之间没有时间相关性[45]。

TACTIC-AF 的设计类似于评估间断性应用 NOAC 的可行性。根据植入式监测数据或常规护理，入组的患者间断应用 OAC。

鉴于设备检测到的 SCAF 患者中，OAC 预防卒中的风险 / 获益比尚不确定，因此治疗模式和指南建议也存在很大差异。2016 年欧洲心脏病学会指南指出，不确定 SCAF 是否需要与临床上明显的房颤进行相同的抗凝治疗。指南建议 SCAF 患者应在开始抗凝治疗之前接受进一步的心电图监测以记录房颤[48]。相反，2014 年加拿大心血管学会指南建议对以下 SCAF 患者进行 OAC 治疗：年龄≥ 65 岁，$CHADS_2$ 得分≥ 1 且发作持续时间超过 24 h，或者是虽发作时间短但处于高风险状态的患者，比如近期有隐源性卒中史的患者[49]。这种治疗方法是否对 SCAF 患者有益的问题尚待大型随机试验来验证。

有两项正在进行的试验旨在解决无房颤但存在卒中高风险且已经安装了植入式设备的患者的 NOAC 治疗的风险和获益：①在设备检测到的 SCAF 患者中，应用阿哌沙班减少血栓栓塞事件的试验（ARTESiA）[50]和②在有心房高频事件患者中，应用 NOAC（NOAH）[51]。

ARTESiA 研究纳入了 4000 名至少被设备检测出一次亚临床 AF（至少 6 min，但不超过 24 h）的患者，并将他们随机分配到阿哌沙班和小剂量阿司匹林组。主要疗效终点是卒中或系统性栓塞，主要安全终点是大出血。被选中的患者除了必须患有 SCAF 外，还必须有以下几个卒中风险：①既往卒中，短暂性脑缺血发作或系统性栓塞或年龄大于或等于 75 岁；② 65 ～ 74 岁，以及另外两个危险因素；或③ 55 ～ 64 岁，以及其他三个危险因素。卒中的危险因素是女性、高血压、心力衰竭、糖尿病和血管疾病（冠状动脉疾病、外周动脉疾病或主动脉斑块）。

NOAH 研究招募了与 ARTESiA 研究类似的患者群（$N = 3400$），并将其随机分配到艾多沙班与低剂量阿司匹林或安慰剂组中。主要疗效终点是卒中，系统性栓塞或心血管死亡，而主要安全终点是大出血或全因死亡。

在这些试验的证据能够帮助指导如何治疗之前，这些患者的抗凝治疗策略一直是空白的。无论 SCAF 的持续时间如何，CHA_2DS_2-VASc 得分＜ 2 的患者都不太可能受益于 OAC。与有参加抗凝临床试验史的房颤患者相比，CHA_2DS_2-VASc 评分≥ 2 且房颤发作时间较长（＞ 24 h）的患者有着与其相似的卒中风险。这些 SCAF 患者可能需要抗凝治疗。如果 CHA_2DS_2-VASc 评分至少为 2 的患者的发作时间少于 6 min，则卒中风险可能非常低，并且不开启抗凝治疗将是合理的治疗选择。相反，对于 CHA_2DS_2-VASc 评分至少为 2 且房颤持续时间在 6 min ～ 24 h，在开启 OAC 的风险收益比方面几乎无法达成共识。而正在进行的随机试验将确定 NOAC 是否可以降低房颤发作仅持续数分钟的患者发生卒中和系统性栓塞的风险。

结论

随着人口的老龄化以及高血压和肥胖症等合并症的增加，房颤负荷将增加。SCAF 的检测仍然是一个活跃的研究领域，卒中风险增加的最佳时间仍有待确定。最佳检测策略也在积极评估中，从手持设备到手表，到植入式监测仪的新型技术现都已问世，这些都将有助于 SCAF 的检测。最终，ARTESiA 和 NOAH 等试验将有助于指导 SCAF 患者的治疗策略。未来的研究方向将涉及评估患有心力衰竭和糖尿病的高危亚组患者的 SCAF 的检测。

参考文献

1. Mozaffarian D, Benjamin EJ, Go AS, et al. Heart disease and stroke Statistics-2016 update: a report from the American heart association. *Circulation*. 2016;133(4):e38–e360. https://doi.org/10.1161/CIR.0000000000000350.
2. Wolf PA, Abbott RD, Kannel WB. Atrial fibrillation as an independent risk factor for stroke: the Framingham Study. *Stroke*. 1991;22(8):983–988. https://doi.org/10.1161/01.STR.22.8.983.
3. Glotzer TV, Daoud EG, Wyse DG, et al. The relationship between daily atrial tachyarrhythmia burden from implantable device diagnostics and stroke risk: the TRENDS study. *Circulation Arrhythmia Electrophysiol*. 2009;2(5):474–480. https://doi.org/10.1161/CIRCEP.109.849638.
4. Healey JS, Connolly SJ, Gold MR, et al. Subclinical atrial fibrillation and the risk of stroke. *N Engl J Med*. 2012;366(2):120–129. https://doi.org/10.1056/NEJMoa1105575.
5. Hess PL, Healey JS, Granger CB, et al. The role of cardiovascular implantable electronic devices in the detection and treatment of subclinical atrial fibrillation. *JAMA Cardiol*. 2017;2(3):324. https://doi.org/10.1001/jamacardio.2016.5167.
6. Glotzer TV, Hellkamp AS, Zimmerman J, et al. Atrial high rate episodes detected by pacemaker diagnostics predict death and stroke: report of the Atrial Diagnostics Ancillary Study of the MOde Selection Trial (MOST). *Circulation*. 2003;107(12):1614–1619. https://doi.org/10.1161/01.CIR.0000057981.70380.45.
7. Flint AC, Banki NM, Ren X, Rao VA, Go AS. Detection of paroxysmal atrial fibrillation by 30-day event monitoring in cryptogenic ischemic stroke: the stroke and monitoring for PAF in real time (SMART) registry. *Stroke*. 2012;43(10):2788–2790. https://doi.org/10.1161/STROKEAHA.112.665844.
8. Connolly SJ, Ezekowitz MD, Yusuf S, et al. Dabigatran versus warfarin in patients with atrial fibrillation. *N Engl J Med*. 2009;361(12):1139–1151. https://doi.org/10.1056/NEJMoa0905561.
9. Patel MR, Mahaffey KW, Garg J, et al. Rivaroxaban versus warfarin in nonvalvular atrial fibrillation. *N Engl J Med*. 2011;365(10):883–891. https://doi.org/10.1056/NEJMoa1009638.
10. Granger CB, Alexander JH, McMurray JJV, et al. Apixaban versus warfarin in patients with atrial fibrillation. *N Engl J Med*. 2011;365(11):981–992. https://doi.org/10.1056/NEJMoa1107039.
11. Giugliano RP, Ruff CT, Braunwald E, et al. Edoxaban versus warfarin in patients with atrial fibrillation. *N Engl J Med*. 2013;369(22):2093–2104. https://doi.org/10.1056/NEJMoa1310907.
12. Ziegler PD, Glotzer TV, Daoud EG, et al. Incidence of newly detected atrial arrhythmias via implantable devices in patients with a history of thromboembolic events. *Stroke*. 2010;41(2):256–260. https://doi.org/10.1161/STROKEAHA.109.571455.
13. Hindricks G, Pokushalov E, Urban L, et al. Performance of a new leadless implantable cardiac monitor

in detecting and quantifying atrial fibrillation results of the XPECT trial. *Circulation Arrhythmia Electrophysiol*. 2010;3(2):141–147. https://doi.org/10.1161/CIRCEP.109.877852.

14. Botto GL, Padeletti L, Santini M, et al. Presence and duration of atrial fibrillation detected by continuous monitoring: crucial implications for the risk of thromboembolic events. *J Cardiovasc Electrophysiol*. 2008;20(3):241–248. https://doi.org/10.1001/archinte.167.3.246.
15. Charitos EI, Stierle U, Ziegler PD, et al. A comprehensive evaluation of rhythm monitoring strategies for the detection of atrial fibrillation recurrence: insights from 647 continuously monitored patients and implications for monitoring after therapeutic interventions. *Circulation*. 2012;126(7):806–814. https://doi.org/10.1161/CIRCULATIONAHA.112.098079.
16. NCT01461434. https://clinicaltrials.gov/ct2/show/NCT01461434.
17. NCT01694394. https://clinicaltrials.gov/ct2/show/NCT01694394.
18. http://www.abstractsonline.com/pp8/#!/4227/presentation/12996.
19. Sanna T, Diener H-C, Passman RS, et al. Cryptogenic stroke and underlying atrial fibrillation. *N Engl J Med*. 2014;370(26):2478–2486. https://doi.org/10.1056/NEJMoa1313600.
20. Gladstone DJ, Spring M, Dorian P, et al. Atrial fibrillation in patients with cryptogenic stroke. *N Engl J Med*. 2014;370(26):2467–2477. https://doi.org/10.1056/NEJMoa1311376.
21. Vanassche T, Lauw MN, Eikelboom JW, et al. Risk of ischaemic stroke according to pattern of atrial fibrillation: analysis of 6563 aspirin-treated patients in ACTIVE-A and AVERROES. *Eur Heart J*. 2015;36(5):281–287. https://doi.org/10.1093/eurheartj/ehu307.
22. Swiryn S, Orlov MV, Benditt DG, et al. Clinical implications of brief device-detected atrial tachyarrhythmias in a cardiac rhythm management device population: results from the registry of atrial tachycardia and atrial fibrillation episodes. *Circulation*. 2016;134(16):1130–1140. https://doi.org/10.1161/CIRCULATIONAHA.115.020252.
23. Turakhia MP, Ziegler PD, Schmitt SK, et al. Atrial fibrillation burden and short-term risk of stroke: case-crossover analysis of continuously recorded heart rhythm from cardiac electronic implanted devices. *Circulation Arrhythmia Electrophysiol*. 2015;8(5):1040–1047. https://doi.org/10.1161/CIRCEP.114.003057.
24. Daoud EG, Glotzer TV, Wyse DG, et al. Temporal relationship of atrial tachyarrhythmias, cerebrovascular events, and systemic emboli based on stored device data: a subgroup analysis of TRENDS. *Heart Rhythm*. 2011;8(9):1416–1423. https://doi.org/10.1016/j.hrthm.2011.04.022.
25. Brambatti M, Connolly SJ, Gold MR, et al. Temporal relationship between subclinical atrial fibrillation and embolic events. *Circulation*. 2014;129(21):2094–2099. https://doi.org/10.1161/CIRCULATIONAHA.113.007825.
26. Capucci A, Santini M, PADELETTI L, et al. Monitored atrial fibrillation duration predicts arterial embolic events in patients suffering from bradycardia and atrial fibrillation implanted with antitachycardia pacemakers. *J Am Coll Cardiol*. 2005;46(10):1913–1920. https://doi.org/10.1016/j.jacc.2005.07.044.
27. Shanmugam N, Boerdlein A, Proff J, et al. Detection of atrial high-rate events by continuous Home Monitoring: clinical significance in the heart failure-cardiac resynchronization therapy population. *Europace*. 2012;14(2):230–237. https://doi.org/10.1093/europace/eur293.
28. Healey JS, Merchant R, Simpson C, et al. Canadian cardiovascular society/canadian anesthesiologists' society/canadian heart rhythm society joint position statement on the perioperative management of patients with implanted pacemakers, defibrillators, and neurostimulating devices. *Can J Cardiol*. 2012;28(2):141–151. https://doi.org/10.1016/j.cjca.2011.08.121.
29. BORIANI G, Glotzer TV, Santini M, et al. Device-detected atrial fibrillation and risk for stroke: an analysis of >10,000 patients from the SOS AF project (Stroke prevention Strategies based on atrial fibrillation information from implanted devices). *Eur Heart J*. 2014;35(8):508–516. https://doi.org/10.1093/eurheartj/eht491.
30. Wolf PA, Dawber TR, Thomas HE, Kannel WB. Epidemiologic assessment of chronic atrial fibrillation and risk of stroke: the Framingham study. *Neurology*. 1978;28(10):973–977.
31. Kamel H, Okin PM, Elkind MSV, Iadecola C. Atrial fibrillation and mechanisms of stroke: time for a new model. *Stroke*. 2016;47(3):895–900. https://doi.org/10.1161/STROKEAHA.115.012004.
32. Hughes M, Lip GYH. Guideline development group, national clinical guideline for management of atrial fibrillation in primary and secondary care, national institute for health and clinical excellence. Stroke and thromboembolism in atrial fibrillation: a systematic review of stroke risk factors, risk stratification schema and cost effectiveness data. *Thromb Haemost*. 2008;99(2):295–304. https://doi.org/10.1160/TH07-08-0508.
33. Flaker G, Ezekowitz M, Yusuf S, et al. Efficacy and safety of dabigatran compared to warfarin in patients with paroxysmal, persistent, and permanent atrial fibrillation: results from the RE-LY (Randomized Evaluation of Long-Term Anticoagulation Therapy) study. *J Am Coll Cardiol*. 2012;59(9):854–855. https://doi.org/10.1016/j.jacc.2011.10.896.
34. Chao TF, Liu CJ, Chen SJ, et al. Atrial fibrillation and the risk of ischemic stroke: does it still matter in patients with a CHA2DS2-VASc score of 0 or 1? *Stroke*. 2012;43(10):2551–2555. https://doi.org/10.1161/STROKEAHA.112.667865.
35. Lodder J, Bamford JM, Sandercock PA, Jones LN, Warlow CP. Are hypertension or cardiac embolism likely causes of lacunar infarction? *Stroke*. 1990;21(3):375–381. https://doi.org/10.1161/01.STR.21.3.375.
36. Committee CTJMPFCW, Committee LSWMMFVCW, Member JSAMFFWC, et al. 2014 AHA/ACC/HRS guideline for the management of patients with atrial fibrillation: executive summary. *J Antimicrob Chemother*. 2014;64(21):2246–2280. https://doi.org/10.1016/j.jacc.2014.03.021.
37. Lip GYH, Nieuwlaat R, Pisters R, Lane DA, Crijns HJGM. Refining clinical risk stratification for predicting stroke and thromboembolism in atrial fibrillation using a novel risk factor-based approach: the Euro heart survey on atrial fibrillation. *Chest*. 2010;137(2):263–272. https://doi.org/10.1378/chest.09-1584.
38. Yaggi HK, Concato J, Kernan WN, Lichtman JH, Brass LM, Mohsenin V. Obstructive sleep apnea as a risk factor for stroke and death. *N Engl J Med*. 2005;353(19):2034–2041. https://doi.org/10.1056/NEJMoa043104.
39. Hijazi Z, Oldgren J, Andersson U, et al. Cardiac biomarkers are associated with an increased risk of stroke and death in patients with atrial fibrillation: a Randomized

Evaluation of Long-term Anticoagulation Therapy (RE-LY) substudy. *Circulation*. 2012;125(13):1605–1616. https://doi.org/10.1161/CIRCULATIONAHA.111.038729.
40. Hijazi Z, Wallentin L, Siegbahn A, et al. High-sensitivity troponin T and risk stratification in patients with atrial fibrillation during treatment with apixaban or warfarin. *J Am Coll Cardiol*. 2014;63(1):52–61. https://doi.org/10.1016/j.jacc.2013.07.093.
41. Hijazi Z, Wallentin L, Siegbahn A, et al. N-terminal pro-B-type natriuretic peptide for risk assessment in patients with atrial fibrillation: insights from the ARISTOTLE Trial (Apixaban for the Prevention of Stroke in Subjects with Atrial Fibrillation). *J Am Coll Cardiol*. 2013;61(22):2274–2284. https://doi.org/10.1016/j.jacc.2012.11.082.
42. de Vos CB, Pisters R, Nieuwlaat R, et al. Progression from paroxysmal to persistent atrial fibrillation clinical correlates and prognosis. *J Am Coll Cardiol*. 2010;55(8):725–731. https://doi.org/10.1016/j.jacc.2009.11.040.
43. Piccini JP, Stevens SR, Chang Y, et al. Renal dysfunction as a predictor of stroke and systemic embolism in patients with nonvalvular atrial fibrillation clinical perspective. *Circulation*. 2013;127(2):224–232. https://doi.org/10.1161/CIRCULATIONAHA.112.107128.
44. Healey JS, Martin JL, Duncan A, et al. Pacemaker-detected atrial fibrillation in patients with pacemakers: prevalence, predictors, and current use of oral anticoagulation. *Can J Cardiol*. 2013;29(2):224–228. https://doi.org/10.1016/j.cjca.2012.08.019.
45. Martin DT, Bersohn MM, Waldo AL, et al. Randomized trial of atrial arrhythmia monitoring to guide anticoagulation in patients with implanted defibrillator and cardiac resynchronization devices. *Eur Heart J*. 2015;36(26):1660–1668. https://doi.org/10.1093/eurheartj/ehv115.
46. Passman R, Leong-Sit P, Andrei A-C, et al. Targeted anticoagulation for atrial fibrillation guided by continuous rhythm assessment with an insertable cardiac monitor: the rhythm evaluation for anticoagulation with continuous monitoring (REACT.COM) pilot study. *J Cardiovasc Electrophysiol*. 2016;27(3):264–270. https://doi.org/10.1111/jce.12864.
47. https://clinicaltrials.gov/ct2/show/NCT01650298.
48. Kirchhof P, Benussi S, Kotecha D, et al. 2016 ESC Guidelines for the management of atrial fibrillation developed in collaboration with EACTS. *Eur Heart J*. 2016;37(38):2893–2962. https://doi.org/10.1093/eurheartj/ehw210.
49. Macle L, Cairns J, Leblanc K, et al. 2016 Focused update of the Canadian cardiovascular society guidelines for the management of atrial fibrillation. *Can J Cardiol*. 2016;32(10):1170–1185. https://doi.org/10.1016/j.cjca.2016.07.591.
50. Lopes RD, Alings M, Connolly SJ, et al. Rationale and design of the apixaban for the reduction of thrombo-embolism in patients with device-detected sub-clinical atrial fibrillation (ARTESiA) trial. *Am Heart J*. 2017;189:137–145. https://doi.org/10.1016/j.ahj.2017.04.008.
51. Kirchhof P. *Non-vitamin K Antagonist Oral Anticoagulants in Patients with Atrial High Rate Episodes (NOAH)*. NCT02618577. ClinicalTrials. gov (4 July 2016); 2016.

第六章

新型抗凝治疗门诊

ANNE E. ROSE，PHARMD
仲娇月　译

引言

美国有数以百万计的患者应用华法林进行抗凝治疗，并且成立了大约3000家抗凝治疗门诊来协助该药物治疗的管理[1]。与常规护理相比，抗凝治疗门诊可以更好地控制抗凝、减少血栓形成及出血事件，还能减少住院和急诊就诊[2]。尽管专业抗凝治疗的好处众所周知，但由于患者或医务人员的选择偏好不同，或因为保险覆盖不足、缺乏保险和地区性限制等原因，仍有许多患者没有去抗凝治疗门诊的机会。

华法林管理面临的挑战众所周知，包括狭窄的治疗窗口、多变的剂量、多种药物相互作用、饮食限制和出血并发症的风险。因此需要专科门诊来协助管理华法林的应用。这样可以增加TTR，也可以减少与抗凝剂相关的不良事件，进而提高华法林的疗效[3-5]。

专科抗凝治疗门诊和初级保健工作人员制订的抗凝治疗都应在严密监控下进行，因为它可能会增加出血并发症的发生，尤其在未进行有效监控的情况下[5]。与华法林相关的药物不良事件（adverse drug events，ADEs）仍然是急诊入院的最常见原因。在一项老年人群中进行的ADEs的回顾分析证明，与研究中其他种类的药物相比，血液系统用药占住院治疗药品的比例最大。与该研究中的所有其他药物相比，如住院相关的其他常见药物包括胰岛素（13.9%）、抗血小板药（13.3%）和口服降糖药（10.7%）等，华法林是住院患者应用最多的药物（33%）。与血液系统用药相关的急诊就诊和住院的最常见的原因是ICH、消化道出血和咯血[6]。

几十年来，华法林是唯一可用的口服抗凝剂。如今，DOAC的使用持续增加。自2013年以来，DOAC占抗凝新药处方的62%[7]。使用量的增加，归因于国家认可的指南和指导性文件中推荐使用DOAC替代华法林治疗静脉血栓栓塞（venous thromboembolism，VTE）和房颤，以及逆转剂的可获得性、医生对此类新药的整体认识和药物使用舒适度[8-12]。

随着DOACs的发展，抗凝治疗之前所面临的一些挑战已得到解决。因为与华法林相比，DOACs可提供标准化的剂量、最低限度的监测以及较少的药物相互作用，且出血并发症的风险降低。但是DOACs并非没有自己的问题。由于这些药物的半衰期较短，漏掉一剂可能会使患者的抗凝疗效不足。因此，选择DOAC时，患者的依从性是一个很重要的因素。此外，在某些特定情况下，DOAC的使用依然受到限制，例如肥胖、低体重、血液透析、癌症和高凝性疾病状态，而且在某些疾病的治疗中华法林仍是首选的抗凝剂（例如机械心脏瓣膜）[13-17]。

在新型抗凝药物种类和医疗环境不断变化的时代，人们一直努力在患者的医疗之家中提供全面护理，抗凝治疗门诊面临的挑战是需要不断适应抗凝管理领域的相关需求。本章旨在阐述专业抗凝治疗门诊在此过渡期间的发展，并探索需要进一步扩展的领域。

抗凝治疗门诊的作用

VKAs，即华法林，与不良事件相关的主要原因是治疗范围狭窄。狭窄的治疗范围通常等同于频繁的剂量调整和实验室监测，以找到最适合患者的维持剂量。抗凝程度可能受许多因素影响，包括依从性、饮食中维生素K的摄入量、酒精摄入、药物相互作用、活动水平和疾病。在制订华法林剂量方案时应考虑这些特殊因素[3-5]。这种程度的管理水平可能会造成医务工作者的负担。因为初级保健提供者需要在指定时间内安排预约患者，或初级保健提供者的护士除协助满足患者的护理需求外，每天还要分诊多个门诊电话。为了解决这个问题，需要成立专门的抗凝治疗门诊以协助复杂的 VKAs 管理[2，18-19]。

抗凝治疗门诊通常会雇用药剂师、护士或两者兼而有之，以通过委托协议或合作执业协议来进行华法林的管理。诊所人员配置的变化取决于医疗机构中可用的人力资源和财力资源。尽管有一些报道称药剂师管理的抗凝治疗门诊和护士管理的抗凝治疗门诊之间存在护理质量的差异，但与传统的内科医师管理相比，这两种护理模式都已有很大改善[2，18-23]。以上内容将在本章中进行进一步的讨论。抗凝治疗门诊的设计没有标准化的模型，因为它是由卫生系统的资源驱动的。电话管理是常见的护理模型的示例。当患者通过静脉采血得到实验室样本并获得 INR 后，提供抗凝治疗的人员将电话联系患者，并完成华法林的用药管理。表 6.1 概述了其他护理模式[2，21-22，24-31]。

有很多研究对比了抗凝治疗临床管理模式，以确定华法林治疗的最佳管理策略。将诊所内的当面预约与电话管理进行比较时发现，当面拜访更能改善 TTR、减少不良事件的发生并减少住院治疗事件[2，24]。但是，也有研究显示这两种模式的临床结果相似[25-26]。

表 6.1　抗凝治疗门诊内照护模式示例[16，20-21，23-30]

抗凝治疗门诊照护模式	INR 管理流程
门诊管理	患者在门诊预约进行 INR 管理。INR 通常在预约时采用即时检验方法或预约前静脉穿刺抽血获得
电话管理	通过电话联系进行患者的 INR 管理。打电话前，在实验室内进行静脉穿刺获得 INR 结果
远程保健管理	通过电子病历（即个人医疗门户网站或界面）或视频聊天联系患者，进行 INR 管理。在联络前，通过静脉穿刺或家庭 INR 仪进行 INR 检测
患者自我检测	患者通过电话或远程医疗联络。在联络前，通过家庭 INR 仪进行 INR 检测
患者自我管理.	向患者提供华法林剂量调整量表。用家庭 INR 仪检测 INR。如果由患者启动，或在一年中的固定时间，诊所可能对过高的 INR 进行干预（比如 INR ＞ 5）

患者自我检测（patient self-testing，PST）是一种在抗凝临床护理模式中一直流行的模式。在 PST 模式中，患者在家中使用一种家庭设备——即时 INR 检测仪，并通过电子门户或电话将 INR 结果告知为其提供抗凝治疗的医务人员以完成抗凝管理计划。PST 已与抗凝治疗门诊进行了比较，以管理和检测 INR。这些研究表明，PST 可以改善 TTR 和临床结果[30，32-33]。家庭 INR 研究（THINRS）是一项前瞻性、随机和多中心性的研究，该研究比较了 PST 和当面 INR 管理的区别。PST 与较高的 TTR 相关，但与在门诊进行抗凝管理的患者相比，PST 模式下患者的首次卒中时间、大出血或死亡的临床结局上并无优势[27]。对于那些交通不便的患者而言，比如在诊所开诊时间内有自己的工作任务不能就医的患者或住所距离门诊非常远的患者，频繁的 INR 检测可能难以融入他们的日常生活。对于这些患者而言，自检可能是一种合适的选择[34]。

患者自我管理（atient self-management，PSM），包括每位患者的自测 INR 和华法林剂量调整，在美国尚未得到广泛使用。PSM 的一些局限性包括寻找一个可靠的患者，该患者不仅愿意并能够测试 INR，而且能够遵循华法林剂量调整量的范围。这种模式还需要培训并找到愿意监督患者的医师或抗凝治疗门诊。尽管 PSM 的数据有限，但现有数据表明，与抗凝治疗门诊相比，PSM 的管理结果很相似[32-33，35-36]。

尽管在文献中尚未建立出管理华法林治疗的最佳模型，但人们普遍认为，应遵循标准化方法去协助需行华法林治疗管理的患者。华法林治疗管理应包括连续检测 INR 和随访、使用剂量列表、患者教育以及清晰的沟通。在理想情况下，临床医生应接受华法林管理的培训[5]。

抗凝治疗医师的作用

当患者进行面对面诊疗、电话管理或通过其他类型的护理模式进行抗凝管理时，抗凝治疗医师的作用几乎没有差别。在制订管理计划之前，抗凝治疗医师有责任对患者进行全面评估。对每一位有INR测试结果的患者的评估应包括以下内容[3-5]：

- 确定适应证和INR的目标范围
- 评估可能影响INR和（或）华法林剂量的因素：
  - 合并症
  - 依从性
  - 药物清单的改变
  - 重要的药物相互作用
  - 饮食改变
  - 社交行为（例如饮酒）
  - 疾病的体征和症状（例如呕吐、腹泻、发烧）
  - 出血的体征和症状
  - 凝血的体征和症状
  - 卒中的体征和症状
  - 进行围手术期计划（视情况而定）

评估完成后，临床医生可以制订华法林剂量计划并确定下一次INR检测的时间。抗凝治疗医师另外一个重要的职责是确保患者能进行充分的随访并有足够高的依从性。这通常通过患者教育来实现。

临床医生在患者教育中起着重要作用。当患者明白了为什么要服药、为什么要反复监测、多种药物间的潜在相互作用和应该如何应对ADEs或副作用时，他们可能就安全地使用药物[37]。

随着人们认识到华法林在剂量调整、检测频率、饮食限制和其他能影响INR因素的复杂性，很多患者难以接受治疗的想法是可以理解的。这就是要在患者最初开始使用华法林并在其整个治疗过程中进行患者教育的重要原因。患者教育可以最大限度地减少出错的风险。研究表明，药剂师提供的华法林教育可以提高患者对华法林治疗的认识，并可以提高患者依从性，更好地控制INR并减少不良事件。这样可以减少急诊就诊/住院和卫生系统的成本[38-39]。

治疗质量

抗凝治疗门诊的总体目标是提高抗凝治疗的效果。通常用以下方法衡量：

- 减少华法林引起的药物不良事件（如出血和血栓形成事件）
- 减少住院和（或）急诊室就诊事件
- 改善TTR
- 减少临界INR值的发生
- 提高患者满意度
- 提高提供抗凝治疗医师的满意度

抗凝治疗门诊提供的多种护理模式（例如电话拜访与门诊拜访）在临床结局上没有明显优势；但是，有很多研究始终证明，与其他医疗保健提供者相比，由药剂师进行的华法林管理能对临床结局产生积极影响。这包括华法林相关住院人数的显著减少，患者依从性和对华法林理解的改善、TTR的改善以及对患者和医师满意度的积极影响[2，18-23，38]。

抗凝治疗门诊的发展变化

随着DOACs的可获得性和使用率的提高，自然而然开始将这类抗凝药物的管理纳入抗凝治疗门诊的常规工作。抗凝提供者具有专业技能和知识，可根据使用指征和患者特定因素协助药物选择和初始给药剂量，筛选药物相互作用，提供教育并通过保险或患者援助计划确保患者经济方面的可承受性。尽管DOACs不需要监测抗凝作用即可达到目标范围，但仍需要定期监测血清肌酐（serum creatinine，Scr）和肌酐清除率（creatinine clearance，CrCl）以进行可能的剂量调整，并需要早期监测血红蛋白（hemoglobin，Hgb）和血小板（platelets，PLT）以便在早期确定患者的出血并发症[40]。除此之外，DOACs并不是一种真正的“一剂万能”药物。正如真实世界的数据所表明的那样，这些药物的初始处方确实存在挑战。一些研究显示，有人根据适应证、肾功能、肝功能、药物相互作用和种族，开出了不正确剂量的处方[41-47]。一项研究表明，不到一半的患者在开始DOAC治疗前接受了适当的基线实验室监测［例如全血细胞计数（complete blood count，CBC），Scr，肝功能检查（liver function test，LFT）］[40]。如果患者用药过量或不足，那么初始的错误剂量可能增加患者出血或血栓形成的风险。

Trujillo-Santos等完成的回顾性注册分析中对此进行了描述。该小组回顾了一项国际性的多地点登记，包括1635例接受DOAC治疗的急性VTE患者和1725例接受长期DOAC治疗的患者。他们发现，有18%（$n = 287$）的利伐沙班治疗的患者和50%（$n = 22$）的阿哌沙班治疗患者，在治疗VTE时并未接受更高的初始剂量。对于维持剂量，14%（$n = 217$）的利伐沙班治疗的患者，36%（$n = 29$）的阿哌沙班治疗患者，46%（$n = 15$）的达比加群治疗的患者未接受推荐的VTE治疗剂量。剂量不正确的常见原因是高龄（＞70岁）、活动期癌症、体重低（＜60 kg）和肾功能不全（CrCl＜30 ml/min）。当患者使用低于推荐剂量的抗凝药物时，确实有较高的VTE复发风险，但出血量无差异。在这项研究中，有75%的不良事件发生在治疗的前3个月内[48]。

种族也可能是开出未经批准的剂量处方的一个因素。这种情况在亚裔人群中更常见，亚裔人群中存在剂量不足的情况。数据显示，亚洲人使用华法林时具有更高的ICH发生率。因此，医生通常以较低的INR为目标，或开出较低剂量的口服抗凝剂来降低这一风险[46-47]。然而，这种做法可能不适用于DOACs。数据显示，当使用较低剂量与标准剂量DOACs进行对比时，ICH的发病风险是相同的。这使患者面临缺血性事件增加的风险，但出血事件方面并未获益[46，49-50]。

与华法林类似，DOAC治疗的最初几个月是一个关键性阶段，该阶段可以确定起始药物的选择、剂量和基线监测的最适宜管理方案。由于尚无针对这些药物相互比较的头对头试验，因此要求抗凝提供人员确定对患者而言的最合适的疗法可能具有挑战性。DOAC管理程序的一个重要组成部分是根据药物特异性和患者特异性因素来选择治疗方法。选择DOAC时，在确定最合适的药物和剂量方案时要考虑许多患者特定的因素。要考虑的患者特定因素包括以下几点[40，51]：

- 年龄
- 重量
- 肾功能
- 肝功能
- 适应证
- 药物相互作用
- 出血史
- 经济负担能力
- 既往并发症

由于人们认识到了DOACs的易用性，寻找抗凝治疗门诊的支持来管理这些患者是一个挑战。提供者们可能不太愿意咨询这些专业服务，而更愿意在医疗之家进行持续管理。Howard等的一项研究回顾性分析了由家庭医生、内科医师或老年医学服务者开启的DOAC治疗，进而确定在真实世界实践场所中确定的处方和监测实践。这项研究发现，将近15%（24/167）的患者服用了错误的剂量。在应用错误剂量的24名患者中，有7名（29%）使用了高于建议剂量的药物，而15名（62.5%）使用了低于建议剂量的药物。服用错误剂量的患者的危险因素包括女性（20.6% *vs.* 10.2%；$P < 0.05$）和年龄大于75岁（23.5%；$P < 0.05$）。处方剂量不当的最常见原因是肾功能问题。这项研究还评估了在启动DOAC治疗之前是否已完成适当的实验室监测，结果如表6.2所示。作者得出结论，将DOAC管理程序纳入抗凝治疗门诊设置中，以确保DOAC正确的给药剂量和监测是有益的[52]。

对于临床医生和抗凝治疗门诊而言，DOAC管理计划都是一个相对较新的概念。现在还缺少一些与护理相关的标准，包括患者联络频率、实验室数据监测频率、应监测哪些实验室数据以及抗凝治疗门诊的作用是什么。文献中提供了一些DOAC管理计划的示例，这些示例在改进处方实践和处方依从性方面有积极的发现[53-54]。

退伍军人健康管理局（VHA）是最早发布DOAC管理计划经验的卫生系统之一。在发布之时，VHA研究还没有一个标准化的流程来说明每个机构是如何参与和管理DOAC治疗的。其目标

表6.2 在开始DOAC治疗之前，进行实验室监测的患者（改编）[52]

实验室检查	进行监测的患者数量
血红蛋白	119/167（71.3%）
肌酐	129/167（77.2%）
谷丙转氨酶	80（47.9%）
总胆红素	60（35.9%）

Adapted from Howard M，Lipshutz A，Roess B，et al. Identification of risk factors for inappropriate and suboptimal initiation of direct oral anticoagulants. J Thromb Thrombolysis. 2017；43：149-156.

是通过监测患者对该机构所提供服务水平的依从性，来评估不同机构的差异并确定最佳做法。如果至少提供了表 6.3 中列出的一项服务，并且该机构至少有 20 名患者有达比加群的有效处方，则将其包括在数据分析中。在可能符合条件的 67 个机构中，共有 41 个符合纳入标准[53]。

总体而言，他们发现 40/41（98%）的机构协助患者选择，30/41（73%）的患者完成了患者教育，28/41（68.3%）的患者进行了达比加群的监测。在 67 个机构中，患者的依从性差异很大，总体平均值为 72%（42% ～ 93%）。在那些至少能提供表 6.3 所列服务中一项的机构中的患者的依从率较高：患者选择（75% *vs*. 69%），患者教育（76% *vs*. 66%）和患者监测（77% *vs*. 65%）。还应注意的是，对患者的随访时间越长，依从率越高[53]。

最近出版的图书中描述了一个大型学术卫生系统的 DOAC 管理计划，其中还包括有关改进处方和依从性的数据。在这个由药剂师主导的项目中，通过电话联系患者以审查当前的 DOAC 方案。在初次接触期间，药剂师根据适应证情况，确定患者正确的用药剂量和用药持续时间，评估相关的实验室数据（如 Scr），并提供患者教育。如果需要，药剂师会建议更改治疗方法和（或）要求患者进行其他额外的实验室检测。对患者的随访发生在初次接触后的 2 周后，然后在 3 ～ 6 个月内再次随访，并在患者继续接受 DOAC 治疗时的每 3 ～ 6 个月进行一次随访。为了评估数据，将由药剂师管理的患者（129 例）与接受常规管理的患者（129 例）进行匹配。得出以下结果：

- 与常规管理组相比，药剂师管理组的患者更有可能根据适应证获得正确的 DOAC 种类和处方剂量（93% *vs*. 79.1%；$P = 0.009$）。
- 与常规管理组（79.3%）相比，药剂师管理组（91.8%）患者的药物依从性更高（91.8%），$P = 0.0014$。

当开具 DOAC 的处方时，导致错误剂量的最常见原因是不适当地使用低剂量选项。其次是错误的适应证、错误的给药频率以及基于肾的剂量调整作出的错误剂量。研究调查人员得出的结论是，与医生同行们相比，药剂师们拥有更多的药物知识、教育时间和咨询时间，可以提高患者依从性，并且可以协助寻找患者负担得起的用药方案，并为继续随访提供持时间[54]。

在制订 DOAC 管理计划时，重要的是要考虑可用的人力资源、管理模式以及计划中预期的患者数量。DOAC 管理计划的设计和实施应与抗凝治疗门诊的能力相匹配，以持续管理患者。例如，如果大部分的患者管理工作是通过电话或远程医疗模式完成的，那么抗凝治疗门诊可能会分流卫生系统的 DOAC 患者。表 6.4 ～表 6.6 提供了由威斯康星大学设计的 DOAC 管理程序的一个示例，该程序包含了首次面对面访问，其中也提供了深入的患者教育以及针对临床和实验室评估的电话 / 远程医疗健康随访。

表 6.3　DOAC 管理所能提供的服务示例（改编）[53]

提供的服务	涵盖的活动
患者选择	适应证 禁忌证评估 并发症评估 .
患者教育	恰当的储存 使用的理由 不良影响 依从性 漏服 跌倒的风险 药物相互作用 给药方法
患者监测	依从性监测 不良事件 围手术期计划 实验室检测（Scr，肝功能，全血细胞计数）

Adapted from Shore S，Ho M，Lambert-Kerzner A，et al. Site-level variation in and practices associated with dabigatran adherence. JAMA. 2015；313（14）：1443-1450.

拓展抗凝治疗门诊的作用

除拓展到 DOAC 管理领域外，抗凝治疗门诊和卫生系统都已开始探索其他领域，在这些领域提供额外的专业管理会对患者产生积极影响。其中的一个领域是通过扩展抗凝计划，将卫生系统内所有抗凝患者的围手术期计划包括在内。其他拓展领域包括，在抗凝门诊期间为患者提供全面的健康选择，转向成为复杂的药物管理门诊，或专注于人口健康和特定疾病的举措[40, 55-62]。本章节将对这些观点进行更详细的回顾。

表 6.4 为期 12 个月的第一个疗程后的 DOAC 监测（UW 健康示例）

	抗凝治疗门诊就诊（亲自）	患者评估（通过电话或 EMR 门户）	Hgb/PLTs	Cr（w/CrCl）	ALT
基线	✓		✓	✓	✓
一周		✓			
1 个月		✓			
3 个月		✓	✓	✓	
6 个月		✓	✓	✓	
12 个月		✓	✓	✓	✓

EMR，电子病历。

表 6.5 至少 12 个月的治疗后的 DOAC 监测（UW 健康示例）

患者特征	时间表	患者评估（通过电话或 EMR 门户）	Hgb/PLTsa	Cr（w/CrCl）[a]	ALT[a]
CrCl：15 ～ 29 ml/min	每 3 个月	✓		✓	
	每年		✓		✓
CrCl：30 ～ 60 ml/min 或	每 6 个月	✓		✓	
年龄 ≥75 岁	每年		✓		
CrCl：＞60 ml/min	每年	✓	✓	✓	✓

[a] 超出正常范围的实验室结果应至少每 3 ～ 6 个月复查一次。

表 6.6 DOAC 监测患者评估问题（UW 健康示例）

问题	回答
1. 能负担得起的药物	是或不是
2. 漏服	是或不是
3. 近期用药、非处方药或补充剂改变	是或不是
4. 不寻常的瘀伤、出血或严重的跌倒或受伤	是或不是
5. 新发的或无法解释的呼吸困难，腿部疼痛或肿胀，突发意识障碍或一侧肢体无力，或说话困难	是或不是
6. 即将进行手术	是或不是

围手术期计划

每年有 10% ～ 15% 的抗凝患者将接受外科手术或其他侵入性治疗，他们每年需要暂时中断抗凝治疗。在长效抗凝剂（如华法林）中断期间启动短效抗凝剂［如低分子肝素（low molecular weight heparin，LMWH）］是一种桥接治疗。这种新的做法会增加抗凝剂相关的出血风险，但不能降低血栓形成的风险[63]。在暂时性中断抗凝治疗时，建议那些有较高血栓栓塞风险的患者进行桥接治疗[63-65]。对于不熟悉当前建议和药物治疗的临床医生而言，当他们按照新的建议去思考围手术期应在何时开启桥接治疗和何时应用新的口服抗凝剂的时候，围手术期的管理就具有了很大的挑战性。最近的一项调查表明，当临床环境中出现暂时性抗凝中断事件时，制订一个针对它的桥接计划是十分复杂的。调查显示，通常有很多临床医生参与此过程，包括初级保健医生、外科医生、高级执业医师和药剂师，抗凝治疗门诊也参与其中。由于围手术期抗凝管理的复杂性，作者提倡使用标准化的护理路径或方案以简化流程并降低不良结局的风险[55]。

一项研究证明了对需要暂时中断抗凝治疗的患者制订标准化管理计划的好处。在这项研究中，LMWH 被用作短效抗凝剂，以达到衔接的目的。利用抗凝门诊为患者或其护理人员提供围手术期抗凝计划、LMWH 的注射技术以及出血并发症和血栓栓塞事件的体征和症状的教育。抗凝血门诊也参与到术后管理中，帮助协调术后何时恢复抗凝治疗。通过使用标准化的流程和抗凝专家的参与，本研究显示血栓栓塞和大出血并发症的风险都很低[56]。

总体健康选择

在抗凝治疗门诊的当前实践中，并非所有干预措施都与抗凝治疗相关。抗凝专家通常会帮助协调患者医疗服务的其他方面。为了更好地了解这种情况的发生频率，一项回顾性的、单中心队列研究试图描述这些非抗凝相关的干预措施，并回顾了那些在常规抗凝治疗之外，至少进行了一项干预的所有患者。该研究纳入了252名患者，共确定2222项干预措施，并将其分为六大类。结果如表6.7所示。这项研究指出，药物调整和协助持续管理是干预最多的两类[57]。如该研究所述，抗凝专家在协助患者进行整体管理方面发挥着重要作用，应跟踪其在常规抗凝管理之外的活动。

卫生系统实施的另一个全面的健康理念是，在患者和陪护人员就诊于抗凝治疗门诊期间，向其提供流感疫苗。患者在报到时就接受了筛查，以确定是否有兴趣接种疫苗。如果患者同意，在患者进行华法林管理的就诊期间，药剂师将其接种流感疫苗。在该卫生系统内，抗凝治疗门诊在流感季节为约1/3（约540名）患者接种了疫苗。这被认为是一个成功的项目，并计划继续应用于当前机构，并扩展到系统内的其他抗凝治疗门诊[58]。

表6.7　抗凝治疗门诊实施的非抗凝相关活动记录（改编）[57]

非抗凝相关干预类别（举例）	干预次数（%）
管理的连续性 ● 获取医疗记录 ● 帮助预约日程 ● 随访管理教育 ● 安排预约其他医疗机构 ● 辅助联系初级医疗机构 ● 将医疗信息传达给其他医疗机构	252（11.3）
健康评估和分类 ● 症状管理咨询 ● 转诊到初级医疗机构或急诊室治疗急性事件	206（9.3）
获得必要的诊断 ● 预约或咨询医生以预约实验室、放射学检查等	16（0.7）
重新调整药物 ● 识别药物差异	1591（71.6）
改变疗法 ● 根据药物相互作用、禁忌证、药物不良反应、成本、缺乏疗效、重复、无适应证、剂量不当等，推荐用药/剂量改变	27（1.2）
药物信息和咨询	130（5.9）

Adapted from Hicho MD，Rybarczyk A，Boros M. Interventions unrelated to anticoagulation in a pharmacist-managed anticoagulation clinic. Am J Health Syst Pharm. 2016；73（suppl 3）：S80-S87.

复杂药物管理

抗凝剂并不是唯一需要密切监控的复杂药物。胺碘酮是另一种经常开处方却不能持续监测不良反应的心脏药物。胺碘酮与肝、甲状腺和肺毒性有关。人们建议在治疗期间监测，以尽早发现这些药物的毒性作用，并逆转其作用或将其伤害减至最小[66]。研究表明，胺碘酮监测的依从性较低，为23%～50%[59]。当药剂师参与胺碘酮监测项目时，与常规护理相比，肝和甲状腺功能监测以及基线胸部X线检查结果显著改善[60]。

盐皮质激素受体拮抗剂（如螺内酯）也是一类应密切监测的药物，因为其与入院率增加和高钾血症相关死亡有关[67]。然而，一项研究表明，进行盐皮质激素受体拮抗剂治疗的患者中，仅7.2%患者接受了合规的钾和Scr的监测[61]。

最后，转向复杂药物管理门诊的另一个方向是纳入抗血小板药物使用的监测。双联和三联抗血小板治疗的使用会明显增加出血风险。虽然是用于需要长期服用抗凝剂的患者和心脏病患者，但仍应密切监测双联和三联抗血小板的治疗时间[11]。目标是平衡出血风险，同时确保有足够的抗血小板治疗时间。最近的欧洲心脏病学会的房颤管理指南就如何基于心脏适应证及出血风险进行患者的风险分层提供了一些建议。表6.8对此进行了描述。双联和三联抗血小板治疗的疗程，因心脏适应证和出血风险而变得不同。这可能会使医务人员感到困惑，尤其是面对那些没有被心脏病学家密切关注的患者时。抗凝治疗门诊可帮助确保医生对患者的出血事件进行密切监测，并协助患者在正确的时间调整抗血小板治疗，以确保患者接受双联或三联疗法的时间不会超过必要的时间。

表 6.8 房颤和心脏病的抗栓治疗时间（改编）[11]

	急性冠脉综合征		选择性 PCI	
	低出血风险	高出血风险	低出血风险	高出血风险
三联疗法（口服抗凝剂，阿司匹林，氯吡格雷）	完成 6 个月	完成 1 个月	完成 1 个月	完成 1 个月
双联治疗（口服抗凝和抗血小板）	完成额外 6 个月	完成额外的 11 个月	完成额外的 11 个月	完成额外的 5 个月
单药治疗（口服抗凝剂）	抗血小板治疗 1 年后继续维持治疗	抗血小板治疗 1 年后，继续维持治疗	抗血小板治疗 1 年后继续维持治疗	抗血小板治疗 1 年后，继续维持治疗

Reference 11 Kirchhof P，Euro Heart J. 2016.

人口健康

研究表明，药剂师参与到慢性疾病管理门诊，有利于患者坚持治疗、提升患者对疾病状态和用药的理解、改善疾病状态结果以及成本效益。在这些诊所中，药剂师的职责包括药物管理、症状监测、不良事件监测和患者教育。可以得到获益的慢性病及状态包括哮喘、高脂血症、高血压、心力衰竭和戒烟[68-70]。尽管许多人口保健门诊集中在初级保健机构，但抗凝治疗门诊可以适应并扩展到更适合其专业领域的相关区域。需要考虑的一个方面是可以与其他专业领域合作，进而提供从住院到门诊管理的无缝过渡，并在单个门诊处提供全面的患者护理。肺栓塞管理门诊就是这种做法的一个示例。

疾病状态门诊：肺栓塞管理

随着多学科疾病状态管理团队的日益普及，如住院患者的肺栓塞救治团队（pulmonary embolism response teams，PERT），这种持续采用多学科方法的概念也已进入门诊环境中。PERT 门诊是一个相对较新的概念，其职能是为出院后新诊断为 PE 的患者提供医疗服务，其设计包括血液学、血管医学、肺病学和心脏病学等多个专业的医疗服务。当明确患者的需求后，可以由个别专科进行单独管理；然而，多学科团队将讨论在门诊遇到的所有患者，以讨论并制订一个治疗计划[62]。

如文献所述，抗凝治疗门诊尚未广泛纳入 PERT 门诊，但这是一个可能被涉及的领域。抗凝专家可以协助选择抗凝治疗方法，评估患者 VTE 复发的个体风险，以此确定治疗时间并密切监测患者，以更好地处理并发症和症状。抗凝专家通常会比医学专家更频繁地随访患者，并且可以帮助快速识别任何并发症或症状，并可以请多学科团队进行评估[62]。

结论

随着新的治疗方案的不断更新，抗凝管理的前景也在持续变化，因此患者管理的传统方法也必须不断变化。抗凝治疗门诊仍然是这种管理的重要组成部分。由专业临床医生通过标准化方法管理的患者一直表现出更好的结果，包括血栓栓塞和主要出血事件的减少、用药的依从性的改善、对疾病的整体状态了解的改善，并且急诊室就诊和住院的人数有所减少。

但是，随着新的治疗方法的不断出现和日益普及，传统的抗凝治疗门诊也必须适应，将这些新疗法纳入其管理计划。一些想法是制订适合 DOAC 的管理计划，而其他想法则更广泛，包括监测其他复杂的药物。此外，还提出了从住院到门诊的完整疾病状态管理的理念，以更好地发挥抗凝治疗门诊的作用。

归根结底，抗凝治疗门诊的发展应该与卫生系统和在该系统内的患者的需求相匹配，并通过专业的照护来实现，以最大限度地提高临床效果和经济效益。

参考文献

1. Barnes GD, Lucas E, Alexander GC, Goldberger ZD. National trends in ambulatory oral anticoagulant use. *Am J Med*. 2015;128:1300–1305.
2. Chiquette E, Amato M, Bussey H. Comparison of an anticoagulation clinic with usual medical care. *Arch Intern Med*. 1998;158:1641–1647.
3. Ageno W, Gallus AS, Wittkowsky A, Crowther M, Hylek EM, Palareti G. Oral anticoagulant therapy: antithrombot-

ic therapy and prevention of thrombosis, 9th ed: American College of Chest Physicians evidence-based clinical practice guidelines. *Chest*. 2012;141:e44s–e88s.
4. Holbrook AM, Pereira JA, Labiris R, et al. Systematic overview of warfarin and its drug and food interactions. *Arch Intern Med*. 2005;165:1095–1106.
5. Holbrook A, Schulman S, Witt DM, et al. Evidence-based management of anticoagulant therapy: antithrombotic therapy and prevention of thrombosis, 9th ed: American College of Chest Physicians evidence-based clinical practice guidelines. *Chest*. 2012;141:e152s–e184s.
6. Budnitz DS, Lovegrove MC, Shehab N, Richards CL. Emergency hospitalizations for adverse drug events in older Americans. *N Engl J Med*. 2011;365:2002–2012.
7. Desai NR, Krumme AA, Schneeweiss S. Patterns of initiation of oral anticoagulants in patients with atrial fibrillation: quality and cost implications. *Am J Med*. 2014;127:1075–1082.
8. January CT, Wann LS, Alpert JS, et al. 2014 AHA/ACC/HRS guideline for the management of patients with atrial fibrillation: a report of the American College of Cardiology/American Heart Association Task Force on Practice Guidelines and the Heart Rhythm Society. *Circulation*. 2014;130(23):e199–e267.
9. Kearon C, Akl EA, Ornelas J, et al. Antithrombotic therapy for VTE disease: CHEST guideline and expert panel report. *Chest*. 2016;149(2):315–352.
10. Streiff MB, Agnelli G, Connors JM, et al. Guidance for the treatment of deep vein thrombosis and pulmonary embolism. *J Thromb Thrombolysis*. 2016;41:32–67.
11. Kirchhof P, Benussi S, Kotecha D, et al. 2016 ESC guidelines for the management of atrial fibrillation developed in collaboration with EACTS. *Eur Heart J*. 2016;37(38):2893–2962.
12. Badreldin H, Nichols H, Rimsans J, Carter D. Evaluation of anticoagulation selection for acute venous thromboembolism. *J Thromb Thrombolysis*. 2017;43(1):74–78.
13. Li A, Lopes RD, Garcia DA. Use of direct oral anticoagulants in special populations. *Hematol Oncol Clin North Am*. 2016;30(5):1053–1071.
14. Martin K, Beyer-Westendorf J, Davidson BL, Huisman MV, Sandset PM, Moll S. Use of the direct oral anticoagulants in obese patients: guidance from the SSC of the ISTH. *J Thromb Haemost*. 2016;14:1308–1313.
15. Sardar P, Chatterjee S, Herzog E, et al. New oral anticoagulants in patients with cancer: current state of evidence. *Am J Ther*. 2015;22:460–468.
16. Schaefer JK, McBane RD, Black DF, Williams LN, Moder KG, Wysokinski WE. Failure of dabigatran and rivaroxaban to prevent thromboembolism in antiphospholipid syndrome: a case series of three patients. *Thromb Haemost*. 2014;112(5):947–950.
17. Eikelboom JW, Connolly SJ, Brueckmann M, et al. Dabigatran versus warfarin in patients with mechanical heart valves. *N Engl J Med*. 2013;369:1206–1214.
18. Nichol M, Knight T, Dow T, et al. Quality of anticoagulation monitoring in nonvalvular atrial fibrillation patients: comparison of anticoagulation clinic versus usual care. *Ann Pharmacother*. 2008;42:62–70.
19. Hall D, Buchanan J, Helms B, et al. Health care expenditures and therapeutic outcomes of a pharmacist-managed anticoagulation service versus usual medical care. *Pharmacotherapy*. 2011;31:686–694.
20. Lee YP, Schommer JC. Effect of a pharmacist-managed anticoagulation clinic on warfarin-related hospital readmissions. *Am J Health Syst Pharm*. 1996;53:1580–1583.
21. Garwood C, Dumo P, Baringhaus S, Laban K. Quality of anticoagulation care in patients discharged from a pharmacist-managed anticoagulation clinic after stabilization of warfarin therapy. *Pharmacotherapy*. 2008;28:20–26.
22. Rudd K, Dier J. Comparison of two different models of anticoagulation management services with usual medical care. *Pharmacotherapy*. 2010;30:330–338.
23. Rose AE, Robinson EN, Premo JA, Hauschild LJ, Trapskin PJ, McBride AM. Improving warfarin management within the medical home: a health-system approach. *Am J Med*. 2016;130(3):365.e7–e12.
24. Stoudenmire LG, DeRemer CE, Elewa H. Telephone versus office-based management of warfarin: impact on international normalized ratios and outcomes. *Int J Hematol*. 2014;100:119–124.
25. Wittkowsky A, Nutescu EA, Blackburn J, et al. Outcomes of oral anticoagulant therapy managed by telephone vs in-office visits in an anticoagulation clinic settings. *Chest*. 2006;130(5):1385–1389.
26. Goldberg Y, Meytes D, Shabtai E, et al. Monitoring oral anticoagulant therapy by telephone communication. *Blood Coagul Fibrinolysis*. 2005;16:227–230.
27. Matchar DB, Jacobson A, Dolor R, et al. Effect of home testing of international normalized ratio on clinical events. *N Engl J Med*. 2010;363(17):1608–1620.
28. Gadisseur AP, Breukink-Engbers WG, van der Meer FJ, et al. Comparison of the quality of oral anticoagulant therapy through patient self-management and management by specialized anticoagulation clinics in The Netherlands. *Arch Intern Med*. 2003;163(21):2639–2646.
29. Garcia-Alamino JM, Ward AM, Alonso-Coello P, et al. Self-monitoring and self-management of oral anticoagulation. *Cochrane Database Syst Rev*. 2010;(4):CD003839.
30. Bloomfield HE, Krause A, Greer N, et al. Meta-analysis: effect of patient self-testing and self-management of long-term anticoagulation on major clinical outcomes. *Ann Intern Med*. 2011;154(7):472–482.
31. Barcellona D, Fenu L, Marongiu F. Point-of-care testing INR: an overview. *Clin Chem Lab Med*. 2017;55(6):800–805.
32. Watzke HH, Forberg E, Svolba G, Jimenez-Boj E, Krinninger B. A prospective controlled trial comparing weekly self-testing and self-dosing with standard management of patients on stable oral anticoagulation. *Thromb Haemost*. 2000;83:661–665.
33. Heneghan CJ, Garcia-Alamino JM, Spencer EA, et al. Self-monitoring and self-management of oral anticoagulation. *Cochrane Database Syst Rev*. 2016;(7):CD003839.
34. Jacobson AK. The North American experience with patient self-testing of the INR. *Semin Vasc Med*. 2003;3(3):295–302.
35. Cosmi B, Palareti G, Carpanedo M, et al. Assessment of patient capability to self-adjust oral anticoagulant dose: a multicenter study on home use of portable prothrombin time monitor (COAGUCHECK). *Haematologica*. 2000;85:826–831.
36. Nagler M, Bachmann LM, Schmid P, Raddatz-Muller P, Wuillemin WA. Patient self-management of oral anticoagulation with vitamin K antagonist in everyday practice: efficacy and safety in a nationwide long-term prospective cohort study. *PLoS One*. 2014;9(4):e95761.
37. Russell TM. Warfarin and beyond: an update on oral anticoagulation therapy. *US Pharm*. 2011;36(2):26–43.
38. Krittathanmakul S, Silapachote P, Pongwecharak J,

Wongsatit U. Effects of pharmacist counseling on outpatients receiving warfarin at Songklanagarind Hospital. *Songkla Med J*. 2006;24(2):93–99.
39. Willey ML, Chagan L, Sisca TS, et al. A pharmacist-managed anticoagulation clinic: six-year assessment of patient outcomes. *Am J Health Syst Pharm*. 2003;60: 1033–1037.
40. Barnes GD, Nallamothu BK, Sales AE, Froehlich JB. Reimaging anticoagulation clinics in the era of direct oral anticoagulants. *Circ Cardiovasc Qual Outcomes*. 2016;9: 182–185.
41. Rieser KN, Rosenberg EI, Vogel-Anderson K. Evaluation of the appropriateness of direct oral anticoagulant selection and monitoring in the outpatient setting. *J Pharm Technol*. 2017;33(3):108–113.
42. Tran E, Duckett A, Fisher S, et al. Appropriateness of direct oral anticoagulant dosing for venous thromboembolism treatment. *J Thromb Thrombolysis*. 2017; 43(4):505–513.
43. Rose AJ, Reisman JI, Allen AL, Miller DR. Potentially inappropriate prescribing of direct-acting oral anticoagulants in the Veterans Health Administration. *Am J Pharm Benefits*. 2016;8(4):e75–e80.
44. Simon J, Hawes E, Deyo Z, Bryant-Shilliday B. Evaluation of prescribing and patient use of target specific oral anticoagulants in outpatient setting. *J Clin Pharm Ther*. 2015;40(5):525–530.
45. Tellor KB, Patel S, Armbruster AL, Daly MW. Evaluation of the appropriateness of dosing, indication and safety of rivaroxaban in a community hospital. *J Clin Pharm Ther*. 2015;40(4):447–451.
46. Chen CH, Chen MC, Gibbs H, et al. Antithrombotic treatment for stroke prevention in atrial fibrillation: the Asian agenda. *Int J Cardiol*. 2015;191:244–253.
47. Chan YH, Yen KC, See LC, et al. Cardiovascular, bleeding, and mortality risks of dabigatran in Asians with nonvalvular atrial fibrillation. *Stroke*. 2016;47:441–449.
48. Trujillo-Santos J, Di Micco P, Dentall F, et al. Real-life treatment of venous thromboembolism with direct oral anticoagulants: the influence of recommended dosing and regimens. *Thromb Haemost*. 2017;117:382–389.
49. Wang KL, Giugliano RP, Goto S, et al. Standard dose versus low dose non-vitamin K antagonist oral anticoagulants in Asian patients with atrial fibrillation: a meta-analysis of contemporary randomized controlled trials. *Heart Rhythm*. 2016;13(12):2340–2347.
50. Hori M, Matsumoto M, Tanahashi N, et al. Rivaroxaban vs. warfarin in Japanese patients with atrial fibrillation: the J-ROCKET AF study. *Circ J*. 2012;76:2104–2111.
51. Gladstone DJ, Geerts WH, Douketis J, Ivers N, Healey JS, Leblanc K. How to monitor patients receiving direct oral anticoagulants for stroke prevention in atrial fibrillation: a practice tool endorsed by Thrombosis Canada, the Canadian Stroke Consortium, the Canadian Cardiovascular Pharmacists Network, and the Canadian Cardiovascular Society. *Ann Intern Med*. 2015;163(5):382–385.
52. Howard M, Lipshutz A, Roess B, et al. Identification of risk factors for inappropriate and suboptimal initiation of direct oral anticoagulants. *J Thromb Thrombolysis*. 2017;43:149–156.
53. Shore S, Ho M, Lambert-Kerzner A, et al. Site-level variation in and practices associated with dabigatran adherence. *JAMA*. 2015;313(14):1443–1450.
54. Ashjian E, Kurtz B, Renner E, Yeshe R, Barnes G. Evaluation of a pharmacist-led outpatient direct oral anticoagulant service. *Am J Health Syst Pharm*. 2017;74:483–489.
55. Flaker GC, Theriot P, Binder LG, et al. Management of periprocedural anticoagulation: a survey of contemporary practice. *J Am Coll Cardiol*. 2016;68(2):217–226.
56. Douketis JD, Johnson JA, Turpie AG. Low-molecular weight heparin as bridging anticoagulation during interruption of warfarin. *Arch Intern Med*. 2004;164:1319–1326.
57. Hicho MD, Rybarczyk A, Boros M. Interventions unrelated to anticoagulation in a pharmacist-managed anticoagulation clinic. *Am J Health Syst Pharm*. 2016;73(suppl 3):S80–S87.
58. Thompson CA. Anticoagulation clinics offer seasonal influenza vaccination. *Am J Health Syst Pharm*. 2016;73(19):1480–1482.
59. Raebel MA, Lyons EE, Chester EA, et al. Improving laboratory monitoring at initiation of drug therapy in ambulatory care. *Arch Intern Med*. 2005;165(20):2395–2401.
60. Spence MM, Polzin JK, Weisberger CL, Martin JP, Rho JP, Willick GH. Evaluation of a pharmacist-managed amiodarone monitoring program. *J Manag Care Pharm*. 2011;17:513–522.
61. Cooper LB, Hammill BG, Peterson ED, et al. Consistency of laboratory monitoring during initiation of mineralocorticoid receptor antagonist therapy in patients with heart failure. *JAMA*. 2015;314:1973–1975.
62. Dudzinski DM, Piazza G. Multidisciplinary pulmonary embolism response teams. *Circulation*. 2016;133:98–103.
63. Douketis JD, Spyropoulos AC, Kaatz S, et al. Perioperative bridging anticoagulation in patients with atrial fibrillation. *N Engl J Med*. 2015;373(9):828–833.
64. Steinberg BA, Peterson ED, Kim S, et al. Use and outcomes associated with bridging during anticoagulation interruptions in patients with atrial fibrillation: findings from the Outcomes Registry for Better Informed Treatment of Atrial Fibrillation (ORBIT-AF). *Circulation*. 2015;131(5): 488–494.
65. Clark NP, Witt DM, Davies LE, et al. Bleeding, recurrent venous thromboembolism and mortality risks during warfarin interruption for invasive procedures. *JAMA Intern Med*. 2015;175(7):1163–1168.
66. Siddoway LA. Amiodarone: guidelines for use and monitoring. *Am Fam Physician*. 2003;68(11):2189–2196.
67. Juurlink DN, Mamdani MM, Lee DS, et al. Rates of hyperkalemia after publication of the randomized aldactone evaluation study. *N Engl J Med*. 2004;351:543–551.
68. Joseph T, Hale GM, Eltaki SM, et al. Integration strategies of pharmacists in primary care-based accountable care organizations: a report from the accountable care organization research network, services, and education. *J Manag Care Spec Pharm*. 2017;23(5):541–548.
69. Parajuli DR, Franzon J, McKinnon RA, Shakib S, Clark RA. Role of the pharmacist for improving self-care and outcomes in heart failure. *Curr Heart Fail Rep*. 2017;14(2):78–86.
70. Chisholm-Burns MA, Kim Lee J, Spivey CA, et al. U.S. pharmacists' effect as team members on patient care: systematic review and meta-analyses. *Med Care*. 2010;48: 923–933.

第七章

抗凝相关的出血管理

GENO J. MERLI，MD，MACP，FSVM，FHM · LYNDA THOMSON，PHARMD
张慧 译

背景

非瓣膜性房颤（nonvalvular atrial fibrillation，NVAF）是最常见的持续性心律失常，与窦性节律者相比，其罹患栓塞性卒中的风险及死亡率增加[1-2]。随着人口老龄化，在2010—2030年，美国的NVAF的发病率预计将增加一倍以上[2]。据报道，在过去十年中，欧洲的NVAF的发病率已经增加了约一倍[3]。

研究发现，与非患病人群相比，NVAF患者的卒中发生率增加了近5倍[4]。此外，在80～89岁的人群中，NVAF是唯一对卒中发生率有独立影响的心血管疾病[4]。NVAF导致的卒中是全球医疗保健系统的主要财务负担，如果不通过抗凝治疗预防卒中发生，由其引发的财务支出还将增加[5-6]。

VKA类药物华法林已被证实可临床应用于NVAF患者预防卒中发生。DOACs的出现，进一步满足了NVAF患者的抗凝需要[7]。与VKA相比，这些药物已被证明具有良好的风险效益特征，并且在全球范围内，它们的使用在不断增加。随着NVAF患者抗凝药物应用的增加，需要提前准备应对由其导致的大出血事件。

大出血发生率

在着手处理与NVAF患者抗凝相关的出血之前，了解与华法林和DOACs相关的患者人群中大出血的发生率是至关重要的[8]。

阿哌沙班

ARISTOTLE是一项旨在观察阿哌沙班对降低房颤患者卒中及其他栓塞事件疗效的研究，18201名患有房颤并至少合并一种额外的卒中危险因素的患者入组，并被随机分配至阿哌沙班或者华法林组，随访中位时间为1.8年[9]。阿哌沙班组大出血发生率为2.13%/年，华法林组为3.09%/年（HR 0.69；95% CI 0.60～0.80；*P*＜0.001）。阿哌沙班与华法林相比，颅内出血发生率降低（0.33%/年 *vs*. 0.80%/年，HR 0.42；95% CI 0.30～0.58；*P*＜0.001）。相比之下，消化道出血发生率，阿哌沙班和华法林之间没有显著差异（0.76%/年 *vs*. 0.86%/年，HR 0.89；95% CI 0.70～1.15；*P*＝0.37），详见表7.1[8]。

在一项单独分析中，Hylek等对入组ARISTOTLE研究的患者评估了与大出血事件相关的临床结果[15]。与大出血独立相关的基线因素是高龄、既往出血史、既往卒中或TIA、糖尿病、肌酐清除率降低[＜85 ml/（min · 1.73 m^2）]、红细胞比容水平下降（＜45%）、阿司匹林和非甾体抗炎药物的使用[15]。与华法林组相比，阿哌沙班组与颅内大出血相关的不良事件发生率更低，包括住院率更低（阿哌沙班1.05 *vs*. 华法林1.41；HR 0.75；95% CI 0.61～0.92；*P*＝0.0052），输血率更低（阿哌沙班0.89 *vs*. 华法林1.25；HR 0.71；95% CI 0.57～0.89；*P*＝0.0025）。此外，大出血后的死亡率，阿哌沙班组（36起）比华法林组（71起）低一半。

利伐沙班

ROCKET AF研究，是一项对比每日一次的口服直接因子Ⅹa抑制剂利伐沙班与VKA预防房颤患者卒中和栓塞疗效的研究。该研究纳入了14264位具有中-高危卒中风险的NVAF患者，随机入组利伐沙班组或华法林组，随访中位时间为1.94年[16]。利伐沙班组和华法林组的大出血事件发生率相似（3.6% *vs*. 3.4%，HR 1.04；95% CI 0.90～1.20；*P*＝0.58）[16]。与华法林相比，利伐沙班组的ICH发生率降低（HR 0.67；95% CI 0.47～0.93；*P*＝0.02）。消化道出血事件的发生率，利伐沙班组患者为3.2%，而华法林组患者为2.2%（$P < 0.001$），详见表7.1[8]。

Hankey等对ROCKET AF研究的亚组分析显示，利伐沙班与华法林的疗效和安全性在有或没有既往卒中或TIA的患者亚组中是一致的（交互作用P分别为0.23和0.08），因此支持将其作为华法林的替代品用于预防房颤患者的首次和复发卒中[17]。ROCKET AF队列的多变量分析报告了其他安全性结果，该分析表明，年龄、性别、舒张压、既往消化道出血、既往服用阿司匹林和贫血与大出血风险增加独立相关[18]。消化道出血病史是唯一与治疗类型相关的大出血的独立预测因子（$P = 0.002$）。如果患者既往有消化道出血史，与华法林相比，利伐沙班治疗的患者有更高的大出血风险（HR 2.33；95% CI 1.39～3.88）。

艾多沙班

ENGAGE-AF TIMI 48是对新一代因子Ⅹa抑制剂在房颤-心肌梗死溶栓患者中抗凝疗效的研究。该研究纳入21 105名具有中-高风险的房颤患者，随机分为华法林组、高剂量艾多沙班组（60 mg）和低剂量艾多沙班组（30 mg），随访中位时间为2.8年[19]。如果在随机分组或研究过程中满足预先设定的临床因素，艾多沙班组的患者可以接受半量治疗。患者的大出血年发生率，高剂量艾多沙班组为2.75%（HR 0.80；95% CI 0.71～0.91；$P < 0.001$），低剂量艾多沙班组为1.61%（HR 0.47；95% CI 0.41～0.55；$P < 0.001$），华法林组为3.43%。与华法林（0.85%）相比，高剂量艾多沙班（0.39%；HR 0.47；95% CI 0.34～0.63）和低剂量艾多沙班（0.26%；0.30；0.21～0.43）均降低了ICH的发生率（两种剂量$P < 0.001$）。消化道出血风险，与华法林相比（1.23%），在高剂量艾多沙班组更高（1.51%；HR 1.23；95% CI 1.02～1.50；$P = 0.03$），而在低剂量艾多沙班组更低（0.82%；HR 0.67；95% CI 0.53～0.83；$P < 0.001$），详见表7.1[8]。

在ENGAGE-AF TIMI研究的亚组分析中，两种剂量的艾多沙班都与减少各种ICH亚型相关，包括脑实质出血、蛛网膜下腔出血和硬膜下或硬膜外出血[20]。与华法林相比，两种艾多沙班剂量还降低了死亡、非致死性卒中或ICH的复合终点（高剂量艾多沙班HR 0.88，$P = 0.003$；低剂量艾多沙班HR 0.90，$P = 0.021$）。Ruff等报道，在一个单独的亚组分析中，与华法林相比，基于临床因素降低艾多沙班剂量可降低出血风险[21]。艾多沙班剂量降低，可更大限度地降低大出血风险，与其较低的抗因子Ⅹa活性相关。低剂量艾多沙班组的ICH风险降低，但高剂量艾多沙班组没有。降低艾多沙班剂量对消化道出血风险没有影响。

达比加群

在长期抗凝治疗的随机评估（RE-LY）研究中，18 113名NVAF患者和有卒中风险的患者，被随机分配接受每日2次110 mg或150 mg达比加群或华法林的治疗，中位随访时间为2年[10]。RE-LY研究结果显示，达比加群150 mg组的大出血发生率为3.11%/年（HR 0.93；95% CI 0.81～1.07；$P = 0.31$），达比加群110 mg组大出血发生率为2.71%/年（HR 0.80；95% CI 0.69～0.93；$P = 0.003$），而华法林组大出血发生率为3.36%/年[10]。达比加群150 mg和110 mg都显著降低颅内出血的相对危险度（relative risk，RR）（两种剂量$P < 0.001$），与华法林相比，只有达比加群150 mg增加了消化道出血的RR（$P < 0.001$）（表7.1）[8]。研究完成后，额外的主要疗效和安全终点事件被确定，大出血发生率修正为，达比加群150 mg组3.32%（HR 0.93；95% CI 0.81～1.07；$P = 0.32$），达比加群110 mg组2.87%（HR 0.80；95% CI 0.70～0.93；$P = 0.003$），而华法林组为3.57%[11]。纳入新的研究事件并未改变研究结论。有NVAF且肌酐清除> 30 ml/min的患者，推荐可降低卒中和系统性栓塞风险的达比加群剂量为150 mg，每日2次。

在RE-LY队列的亚组分析中，通过部位（脑内、硬膜下或蛛网膜下腔）、危险因素和结局来评估抗凝治疗期间ICH的发生率[12]。在接受达比加群和华法林治疗的患者中，ICH的临床特征相似。所有ICH的独立预测因子随机分为华法林、随访期间使用阿司匹林、年龄、既往卒中/TIA史和白种人。与华法林（32/90；36%）相比，达比加群150 mg（13/37；35%）或达比加群110 mg（11/27；41%）未增加ICH所有与部位相关的死亡率，与

表 7.1 3 期临床试验中关于 DOACs 对比华法林相关出血类型的主要安全结果数据

主要安全结果（发生不良事件的患者百分比）[a]	RE-LY[10], [b]			ROCKET AF[11-12]		ARISTOTLE[13]		ENGAGE-AF TIMI 48[14]		
	达比加群 150 mg（$n=6076$）	达比加群 110 mg（$n=6015$）	华法林（$n=6022$）	利伐沙班（$n=7111$）	华法林（$n=7125$）	阿哌沙班（$n=9088$）	华法林（$n=9052$）	艾多沙班 60 mg（$n=7012$）	艾多沙班 30 mg（$n=7002$）	华法林（$n=7012$）
大出血	3.11%/年	2.71%/年	3.36%/年	3.6%/年	3.4%/年	2.13%/年	3.09%/年	2.75%/年	1.61%/年	3.43%/年
HR（95% CI）	0.93（0.81～1.07）	0.80（0.69～0.93）	—	1.04（0.90～1.20）	—	0.69（0.60～0.80）	—	0.80（0.71～0.91）	0.47（0.41～0.55）	—
P	0.31	0.003		0.58		< 0.001		< 0.001	< 0.001	
颅内出血	0.30%/年	0.23%/年	0.74%/年	0.5%/年	0.7%/年	0.33%/年	0.80%/年	0.39%/年	0.26%/年	0.85%/年
HR（95% CI）	0.40（0.27～0.60）	0.31（0.20～0.47）	—	0.67（0.47～0.93）	—	0.42（0.30～0.58）	—	0.47（0.34～0.63）	0.30（0.21～0.43）	—
P	< 0.001	< 0.001		0.02		< 0.001		< 0.001	< 0.001	
消化道出血	1.51%/年	1.12%/年	1.02%/年	2.00%/年	1.24%/年	0.76%/年	0.86%/年	1.51%/年	0.82%/年	1.23%/年
HR（95% CI）	1.50（1.19～1.89）	1.10（0.86～1.41）	—	1.61（1.30～1.99）	—	0.89（0.70～1.15）	—	1.23（1.02～1.50）	0.67（0.53～0.83）	—
P	< 0.001	0.43		< 0.0001		0.37		0.03	< 0.001	

[a] 数据在每个出版物中以报告的形式呈现。发生不良事件的患者比例描述为事件发生率（百分比/年）[10, 13-14] 或事件数/100 个患者-年 [11-12]。

[b] RE-LY 试验的主要安全结果发生率为相对危险度，而不是风险比。

华法林相比，达比加群两剂量组ICH的RR均显著降低，达比加群150 mg组RR为0.23（95% CI 0.12～0.45；$P<0.001$），达比加群110 mg组RR为0.30（95% CI 0.16～0.54；$P<0.001$）[12]。与华法林相比，仅在达比加群110 mg组，硬膜下出血的RR降低（$P<0.001$）。

总结上述所有研究，与华法林相比，阿哌沙班、艾多沙班（60 mg和30 mg）和达比加群110 mg降低了大出血风险，而利伐沙班和达比加群150 mg组与华法林相比具有相似的出血风险。阿哌沙班和华法林具有相似的消化道出血风险。与华法林相比，利伐沙班和达比加群150 mg组增加了消化道出血风险。艾多沙班60 mg组会增加消化道出血风险，但30 mg组会降低消化道出血风险。与华法林相比，所有DOACs均降低了颅内出血风险。所有上述试验的后期分析和亚组分析都提供了有关大出血风险的更多细节。

出血患者的管理流程

第一步：出血的定义和初步评估

出血的定义

大出血。定义为关键部位或器官的致命性出血或有症状的出血，例如颅内、脊髓内、眼内、腹膜后、关节内或心包内，或肌内筋膜室综合征[13]。大出血的另一个标准是血红蛋白水平下降≥2 g/dl或输注≥2单位的红细胞[13]。导致血红蛋白下降≥2 g/dl或需要输注红细胞的出血事件与死亡风险显著增加有关[14]。心血管疾病患者（定义为心绞痛、心肌梗死、心力衰竭或外周动脉疾病史）血红蛋白下降与在住院期间的死亡风险增加相关[14, 22]。

临床相关非大出血。定义为临床上明显的出血事件，不满足上述大出血标准，但导致①因出血住院，或②因出血而接受医师制订的内科治疗或手术治疗，或③抗血栓治疗的改变。

初步评估。该患者群体经常以急性事件、从院外转诊或住院出血患者的形式出现在急诊科。服用VKA或DOAC的NVAF患者，出血的第一步是停用抗凝剂并确定出血位置，然后确定出血是否为大出血和临床相关非大出血。最初的评估应包括重点病史采集和体格检查，并记录生命体征和实验室检查结果，以确定最后一剂VKA或DOAC服用的时间，是否有意或无意过量服用药物，以及是否有出血发生并确定严重程度。在重症监护病房，应当立即评估血流动力学是否稳定，并且密切监测患者并反复进行评估。必须记录合并症，因为合并症可能导致进一步出血，并需要额外的处理（如肾衰竭、肝病、血小板减少、化疗、增强VKA或DOAC抗凝作用的药物、抗血小板药物治疗）。是否所有疑似急性上消化道出血的患者都需要放置鼻胃管仍存在争议，部分原因是研究尚未能证明对临床结局有益。

第二步：液体复苏

对于局部大出血的患者，如有扩大的外伤性血肿或较大撕裂伤的患者，应采取加压、包扎等措施。对于大出血和血流动力学不稳定的患者，静脉输入等渗晶体液（例如0.9% NaCl或乳酸林格液）进行积极的容量复苏，以达到血流动力学稳定的目标[23-24]。文献似乎没有显示胶体比晶体更有好处[25]。应尽可能纠正体温过低和酸中毒，因为其可能引起凝血功能恶化并导致出血持续存在。对出血部位进行妥善处置的紧急会诊（如神经外科、血管外科、介入放射科、胃肠科）是至关重要的。支持措施应包括酌情输血。Villanueva等的随机试验数据和美国血库协会的临床实践指南建议，对于血流动力学稳定的住院成人患者（包括危重患者），采用限制性输血阈值，保持血红蛋白水平＞7 g/dl，而非＞9 g/dl，因为这种方法可以提高生存期，并降低出现严重急性上消化道出血患者复发出血的风险[26-27]。对于有冠状动脉疾病的患者，建议采用更宽松的输血策略，以血红蛋白水平≥9 g/dl为目标，并监测输入适量液体，以防容量负荷过重[28]。应输注血小板以维持血小板计数≥50 000，并冷沉淀以维持纤维蛋白原＞100 mg/dl[29-30]。对于在严重创伤后1 h内需要≥3个单位的浓缩红细胞的患者，应考虑启动大量输血方案[31]。钙离子水平需要监测，并依据提示补充。一些中心的输血方案使用目标导向的血栓弹力图和旋转血栓弹力检测进行管理[32]。创伤患者在就诊的前3 h内早期给予氨甲环酸可降低出血发生率和总死亡率，血液科或创伤外科予以会诊建议后，应当考虑使用该药物[33]。我们建议在实验室检测结果的指导下，采用目标导向策略进行进一步复苏。

第三步：实验室检查

在处理出血患者的过程中，应依次进行实验室检查，包括全血细胞计数、血清肌酐、凝血酶原时间（prothrombin time，PT）/INR 和活化部分凝血活酶时间（activated partial thromboplastin time，aPTT）。应根据患者现有的合并症进行其他测试。在服用 VKA 的患者中，PT/INR 将指导抗凝程度，并计划干预措施，以将患者从大出血事件中挽救出来。服用 DOAC 大出血的情况下，实验室检查更复杂，因为最好的检测方法并不广泛可用。在服用 DOAC 出血的患者中，PT 和 aPTT 在解释抗凝程度方面具有重要的局限性。

测量达比加群浓度的最佳测试包括稀释凝血酶时间（thrombin time，TT）、蛇静脉酶凝血时间和蛇静脉酶显色试验（表 7.2）[34]。这些检测与通过参考标准方法液相色谱-串联质谱法测量的达比加群水平密切相关[34]。遗憾的是，这些检测方法并未广泛使用，尤其是在紧急情况下。正常的 TT 排除了有临床意义的达比加群水平，但延长的 TT 不能区分临床上有意义和没有意义的药物浓度。aPTT 延长提示存在达比加群但不区分抗凝效果。正常的 aPTT 不排除达比加群的存在，尤其是在使用相对不敏感的 aPTT 试剂时[35-36]。利伐沙班、阿哌沙班和艾多沙班的首选检测是显色抗因子Ⅹa 检测（表 7.2）。当用目标药物校准测定时，结果与药物密切相关。这个测试并不广泛应用。

表 7.2 直接口服抗凝剂的实验室检查

指标强度	阿哌沙班	利伐沙班	艾多沙班	达比加群
强	抗因子Ⅹa 显色测定	抗因子Ⅹa 显色测定	抗因子Ⅹa 显色测定	ECT
				TT 或 dTT
				aPTT
		PT*	PT*	
弱				PT/INR

aPTT，活化部分凝血活酶时间；dTT，稀释凝血酶时间；ECT，蛇静脉酶凝血时间；PT*，试剂 neoplastin 的线性相关性最强；PT/INR，凝血酶原时间 / 国际标准化比值；TT，凝血酶时间。

第四步：管理 VKA 或 DOAC 相关大出血（表 7.3）

VKA（华法林）

有三种选择可用于逆转华法林的抗凝作用，包括给予维生素 K、凝血酶原复合物浓缩物（prothrombin complex concentrates，PCC）和新鲜冰冻血浆（fresh frozen plasma，FFP）。维生素 K 是 VKA 的逆转剂，因为它通过以剂量依赖性方式拮抗 VKA，来恢复维生素 K 依赖性凝血因子（Ⅱ、Ⅶ、Ⅸ、Ⅹ）的肝内羧化[37]。它可以口服、皮下或静脉给药。与口服（18 ～ 24 h）相比，缓慢静脉内给药（在 50 ml 生理盐水中，15 ～ 30 min）能更可预测地和快速地降低 INR（4 ～ 6 h）。不推荐皮下给药，因为吸收不可靠且需要紧急干预。过去静脉给药时报道的过敏反应在目前的制剂中没有遇到[37]。服用维生素 K 不能立即纠正凝血功能障碍，抢救策略必须包括同时使用 PCC。如果需要大量补充拮抗剂或 4 因子 PCC（4F-PCC）不可用，则使用 FFP。

PCC 含有纯化的维生素 K 依赖因子，从混合的人血浆中获得，不含病毒污染物。非活性的 3 因子 PCC 包含因子Ⅱ、Ⅸ和Ⅹ，因子Ⅶ和蛋白 C 和蛋白 S 可以忽略不计，而活性的 4 因子 PCC 包含因子Ⅱ、Ⅶ、Ⅸ、Ⅹ和蛋白 C 和蛋白 S。每个因子的含量标注在包装瓶上。只有 4F-PCC 被 FDA 批准用于快速 VKA 的逆转。它们不需要 ABO 兼容性，并且可以在室温下作为冻干粉储存，这允许快速配制以进行输注。4F-PCC 作为 VKA 逆转药物的剂量基于 INR 和体重：INR 2 ～ 4 时为 25 IU/kg，INR 4 ～ 6 时为 35 IU/kg，INR ＞ 6 时为 50 IU/kg；体重 100 kg 最大上限剂量为 5000 IU。与 FFP（1 IU/ml）相比，每单位体积的 4F-PCC 含有大约 25 倍（25 IU/ml）的维生素 K 依赖的凝血因子。此外，PCC 体积小，可以快速输注，并减少容量过载相关问题[38]。临床医生关注的另一个方面是对由输注非活化和活化的 3 因子或 4 因子 PCC 而导致的血栓栓塞事件。这源于血友病患者长期使用 3 因子或 4 因子 PCC 相关的血栓事件的报道。最近比较 4F-PCC 与血浆用于逆转 VKA 的随机临床试验，显示两组血栓栓塞发生率相似[39]。

目前，FFP 转换为 PCCs 抢救 VKA 相关大出血

表 7.3 抢救或逆转剂

抢救或逆转剂	VKA 华法林	因子Ⅱa 抑制剂 达比加群	因子Ⅹa 抑制剂 阿哌沙班，艾多沙班，利伐沙班
维生素 K	维生素 K，10 mg 溶于 50 ml 生理盐水，静脉注射 15 ～ 30 min，同时使用 PCC 或新鲜冷冻血浆（见下文）	无指征	无指征
4 因子 PCC	一线治疗 INR 2 ～ 4：25 U/kg INR 4 ～ 6：35 U/kg INR ＞ 6：50 U/kg，可按需重复 q12 h	二线治疗 如果 idarucizumab 不可获得，50 U/kg，IV，可按需重复	一线治疗 50 U/kg，IV，可按需重复
新鲜冰冻血浆	如果 4 因子 PCC 不可获得，10 ～ 15 ml/kg	无指征	无指征
活化 PCC	无指征	二线治疗 50 U/kg，IV	无指征
Idarucizumab	无指征	一线治疗 2.5 g，IV 超过 5 ～ 10 min，第二剂 2.5 g	无指征
Andexanet[a] FDA 未批准	无指征	无指征	一线治疗

[a] 使用阿哌沙班或利伐沙班＞ 7 h：快速推注 400 mg，IV，然后输注 480 mg，2 h；或使用依诺肝素、艾多沙班、利伐沙班 7 h 或更短：快速推注 800 mg，IV，然后输注 960 mg，2 h。

是合适的，因为 FFP 需要 ABO 血型匹配和 30 min 的解冻时间，并且有过敏反应和输血急性肺损伤的风险，可能影响救治疗效。PCC 未观察到这些并发症，使其成为 VKA 相关大出血抢救的首选。

因子Ⅹa 抑制剂（利伐沙班、阿哌沙班、艾多沙班）

目前，andexanet alfa（andexanet）是一种逆转剂，已在大出血或需要紧急手术的患者中进行研究，但尚未获得 FDA 批准。在我们等待批准时，补充 3 因子 PCC 或 4 因子 PCC 或活化的 PCC 已被研究作为直接Ⅹa 因子抑制剂的潜在非特异性逆转策略，这主要基于体外研究、动物模型、添加因子Ⅹa 抑制剂的体外人类样本以及接受因子Ⅹa 抑制剂的健康志愿者受试者的数据。这些药物均未在因子Ⅹa 抑制剂治疗的出血或需要紧急手术的患者中显示出疗效或安全性[40-41]。4F-PCC 是研究最广泛的因子Ⅹa 抑制剂的非特异性逆转策略，并且是唯一在人体中进行体内研究的药物。三项随机研究评估了 4F-PCC 和对比剂（安慰剂或 3F-PCC）对人类志愿者受试者口服直接因子Ⅹa 抑制剂的影响[42-44]。所有三项试验都评估了 4F-PCC 对凝血实验室参数（凝血试验和凝血酶生成）的影响，一项研究评估了穿刺活检后的出血。纠正了抗凝剂引起的实验室误差，但所有参数和所有研究的结果并不一致。评估显示应用 4F-PCC 的最高剂量（50 IU/kg），穿刺活检后出血时间缩短。基于这些有限的数据，4F-PCC（产品说明书标明 50 IU/kg 最大剂量）是紧急抢救口服直接因子Ⅹa 抑制剂抗凝患者大出血或需要紧急手术的患者的合理选择。活化 PCC 已用于血友病 A 患者，但没有关于使用因子Ⅹa 抑制剂大出血的随机数据。

Andexanet alfa（andexanet）：因子Ⅹa 抑制剂逆转剂

最近的两篇文章已经证明了 andexanet 在逆转利伐沙班和阿哌沙班抗凝作用方面的有效性。该制剂目前正在接受 FDA 的评估。它是一种与内源性因子Ⅹa 结构相似的重组蛋白，可以结合因子Ⅹa 抑制剂，但不具有酶活性[45]。在老年健康志愿者中，快速输注和 2 h 输注 andexanet 都可迅速逆转利伐沙班和阿哌沙班的抗凝作用[46]。正在进行评估 andexanet 用于因子Ⅹa 抑制剂治疗导致大出血患者的疗效，这些患者在 18 h 内服用了利伐沙班或阿哌沙班。在对 67 例患者的初步分析中，andexanet 降低抗因子Ⅹa 活性和活性药物水平超过

90%，79% 的患者临床止血结果为“好”/“优”[47]。由于 andexanet 的半衰期短，DOACs 的一些抗凝作用在停止输注后 1 ～ 3 h 内恢复，这是关于输注的最佳持续时间和（或）需要重复给药的问题[46-47]。在健康志愿者中，andexanet 增加了凝血酶生成的生物标志物，且没有临床血栓形成。据报道，18% 的患者在输注 andexanet 后 30 天内出现血栓形成风险，92% 的患者没有重新启动抗凝治疗。目前尚不清楚这种血栓形成发生率是否高于预计出血患者停用抗凝药而增加的基线血栓风险。

因子Ⅱa 抑制剂（达比加群）的管理

FDA 批准 idarucizumab 逆转达比加群在大出血患者中的抗凝作用。如果没有 idarucizumab，则在服用药物 2 ～ 4 h，出现大出血前使用 50 g 活性炭[48]。此外，达比加群在血浆中大多是非蛋白结合的，血液透析可去除 60% 的药物，尤其是肾功能不全的患者[48-49]。如果上述干预措施不能使用，则应使用 PCC 抢救治疗。遗憾的是，使用 PCC 的研究结果不一致。Eerenberg 等的研究证实 PCC 可立即完全逆转利伐沙班在健康受试者中的抗凝作用，但对达比加群的抗凝作用没有影响[42]。其他较小的病例系列也没有证明在凝血相关研究中使用 PCC 有改善作用[50-53]。根据这些数据，建议不要将 3 因子 PCC 或 4 因子 PCC 用于达比加群大出血的抢救治疗。最近，舒尔曼等报道了 14 例接受活化 PCC（APCC）治疗的达比加群相关大出血患者[54]。根据主治医生的描述，所有患者都有良好到中度的出血逆转，没有治疗后的血栓事件。由于 idarucizumab 的可用性，该研究被提前终止。两项体外研究表明，在接受达比加群治疗的健康个体中使用活化的 PCC，其可有效逆转延长的凝血酶生成[55-56]。在两个独立的病例报告中，一个使用达比加群相关心脏压塞病例，另一个使用达比加群急诊手术病例，活化 PCC 在逆转大出血方面是有效的[57-58]。在没有 idarucizumab 的情况下，应考虑使用活化 PCC，并跟踪输液后血栓栓塞并发症的发生。

Idarucizumab（praxabind）：因子Ⅱa 抑制剂逆转剂

在 Pollack C 等的研究中，接受达比加群治疗的患者出现严重或危及生命的出血或急诊手术的抗凝紧急情况，给予 5 g 的 idarucizumab，分为 2.5 g 两等份，作为固定剂量静脉输注[59]。该研究的主要终点是达比加群的抗凝作用在 4 h 内达到 100% 最大限度的逆转，通过稀释凝血酶时间或蛇静脉酶凝血时间测量。在出血患者中，中位时间为 3.5 ～ 4.5 h，这取决于出血的位置。在接受治疗或手术的患者中，外科主治医生判断 92% 的患者在治疗过程中止血正常。在全队列分析中，503 例患者中有 24 例在治疗后 30 天内发生血栓栓塞事件，占 4.8%［14 例发生危及生命的出血（A 组），10 例正在接受手术或侵入性治疗（B 组）］，34 例患者在 90 天内发生血栓事件，占 6.8%（A 组 19 例，B 组 15 例）[60]。

5.6%（28/501）的可评估患者中检测到抗 idarucizumab 抗体[60]。在这 28 名患者中，19 人的抗体检测呈阳性，这些抗体在用药前与 idarucizumab 发生交叉反应，9 人在治疗期间产生抗体[60]。抗体滴度普遍较低，且先前存在的抗体对 idarucizumab 活性没有明显影响。

当因大出血而停用 DOACs 时，其他因素可能导致血栓形成风险，例如：出血时凝血激活增加、紧急手术、具有高 CHA_2DS_2-VASc 评分的 NVAF、复发性血栓栓塞事件史、活动性癌症、制动，idarucizumab 尚未在上述紧急逆转情况之外进行研究。

第五步：大出血后重启抗凝治疗

当患者发生 VKA 或 DOAC 相关大出血事件后，应重新评估抗凝治疗的指征，以确定是否以及何时恢复抗凝治疗。如前所述，应用 idarucizumab 或 andexanet 的研究中，停药后和逆转治疗证实存在血栓事件的风险，包括卒中、静脉血栓栓塞（venous thromboembolism，VTE）和心肌梗死。在 idarucizumab 研究的 90 天随访中，A 组 72.8% 的患者和 B 组 90.1% 的患者在服用 idarucizumab 后，平均分别在第 13.2 天和 3.5 天重启抗血栓治疗，包括预防性或治疗性抗凝剂或抗血小板药物治疗[60]。在 andexanet 研究中，只有 27% 的患者在 30 天内恢复抗凝[47]。让我们回顾一下患者在大出血事件或大手术后进行恢复抗凝的安全性数据。

消化道出血

消化道出血（gastrointestinal bleeding，GIB）是长期口服抗凝治疗中较为常见的出血性并发症。

尽管有证据表明恢复口服抗凝治疗对患者有好处，但仍有相当比例的患者中断抗凝治疗。在一项观察性研究的系统综述中，口服抗凝剂相关消化道出血患者恢复抗凝治疗后，发生血栓栓塞（9.9% *vs*. 16.4%；HR 0.68，95% CI 0.52 ～ 0.88）和死亡（24.6% *vs*. 39.2%；HR 0.76，95% CI 0.66 ～ 0.88）的风险都较低，复发性出血风险增加不显著（10.1% *vs*. 5.5%，HR 1.20，95% CI 0.97 ～ 1.48）[61]。重新启动抗凝的时间尚无系统研究，且差异很大，尽管一项前瞻性研究表明，中位住院时间为 5 天的患者在出院时重新启动抗凝，90 天时血栓栓塞事件较少，出血事件没有增加。在房颤患者中，出血后 7 天重新使用华法林与生存率的改善和血栓栓塞的减少相关，而不增加消化道出血复发的风险[62-63]。在无法确定出血来源的情况下，决定恢复华法林或 DOACs 治疗变得更具挑战性。上述每项研究都表明，严重的消化道出血发生后 7 ～ 90 天恢复抗凝治疗，可降低血栓栓塞事件和死亡率，而不会增加消化道出血复发。根据上述研究，恢复使用华法林或 DOAC 需要对每个患者的再出血和血栓栓塞风险进行全面评估。虽然还没有临床试验证明在大出血患者中使用替代 DOAC 的安全性，但从 NVAF 试验中推断出血发生率，选择比华法林出血风险更低的 DOAC 可以作为的合理方法。另一方面，面对 DOAC 相关的大出血，选择另一个 DOAC 缺乏临床证据，但选择大出血较低的 DOAC 是合理的。临床上合理的建议是评估 CHA_2DS_2-VASc 和 HAS-BLED 评分并延迟恢复全剂量抗凝直至患者血红蛋白状态保持稳定。在此风险期内，所有患者都应使用下肢外部压缩泵来预防深静脉血栓栓塞。如果患者有机械心脏瓣膜和房颤，则开始普通肝素输注并调整剂量起到抗凝治疗作用，在临床上是合理的管理措施。

颅内出血

颅内出血（intracranial hemorrhage，ICH）是抗凝治疗最严重的并发症，据报道，30 天死亡率约为 50%[64]。约 20% 的自发性 ICHs 与抗凝治疗有关。在这一患者群体中恢复抗凝需要个体化的方法。与出血复发高风险相关的因素包括 ICH 的机制（自发性或外伤性）、初始出血的大叶位置（提示淀粉样血管病）、MRI 上是否有微出血及数量、出血量的大小以及是否需要持续抗凝[65]。

ICH 后口服抗凝治疗重新启动的数据有限。根据出血特征、危险因素修改和抗凝指示，可以考虑在非大叶性 ICH 后重新启动口服抗凝剂[65]。在华法林相关 ICH 患者的观察性研究中，与停止抗凝相比，恢复抗凝可使血栓形成风险降低 70%，死亡风险降低 50% ～ 70%，且不会显著增加出血再发风险[66-71]。在口服抗凝剂恢复前，优化可改变的心血管危险因素如高血压是很重要的。淀粉样血管病继发的大叶性 ICH（自发性或与使用华法林有关）和自发性硬膜下血肿与再出血的高风险相关。在这些情况下重启抗凝治疗应谨慎，并咨询神经内科或神经外科。与华法林相比，DOAC 与 ICH 的风险较低相关，但将 ICH 患者的药物换成 DOAC 的安全性尚未得到评估[9, 65]。

ICH 后抗凝恢复的时间还没有系统的研究，在观察性研究中差异很大（72 h ～ 30 周），反映出缺乏共识。对于没有机械心脏瓣膜的患者，指南建议避免抗凝至少 4 周，如果有必要，可能在 ICH 后几天内重新启动阿司匹林单药治疗[65]。一项大型回顾性研究证实了口服抗凝剂恢复的益处，口服抗凝剂恢复的中位时间约为出血事件后 4 周[66]。根据 AHA/ASA 指南，脑出血后 4 周恢复抗凝的建议更为合理[65]。

外科手术 / 治疗后重启抗凝。如果在未发生出血事件的情况下，因紧急手术 / 治疗而停止抗凝，并抢救或逆转抗凝，且术后止血充分，应根据术后出血风险恢复抗凝。对于出血风险较低的手术，可以在 24 h 内重新启动抗凝。如术后出血风险高，应延迟 48 ～ 72 h 进行治疗剂量抗凝[72]。应该记住的是，患者在大手术后需要静脉血栓栓塞预防。预防性抗凝药物的使用不足以预防卒中，但可降低术后发生静脉血栓栓塞的风险。最近的一项研究表明，在低风险 $CHADS_2$ 评分人群中使用低分子肝素或普通肝素桥接治疗会增加大出血的风险[73]。对于术后有较高或非常高血栓形成和出血风险且将重新开始华法林治疗的患者，静脉普通肝素的有效性和安全性数据有限。在这些患者中，监测药物抗凝作用可能是桥接华法林的最合理的临床选择。如果术后使用 DOAC，则不应使用桥接抗凝。必须记住的是，在髋关节和膝关节置换术中，NVAF 患者的 DOAC 剂量应高于 DOAC 静脉血栓栓塞预防剂量。在该患者群体中，合理的方法是使用骨科 DOAC 剂量 2 周，然后转换为 DOAC 全剂量。对于为控制出血而

进行的手术 / 治疗，术后重新启动抗凝可能有更高的出血风险。这取决于出血的特点和手术处理。如果出血的来源被确定，并通过适当的止血彻底纠正，以类似的方式重新启动抗凝可能是合理的。对于手术 / 治疗处理不能成功控制出血的患者，在密切的临床监测下，可以采用个体化策略。

结论（图 7.1）

由于 DOACs 的半衰期相对较短，轻度至中度抗凝相关出血的治疗可能只需要停止抗凝治疗和支持性治疗。在涉及大出血的情况下，包括不可压迫的出血，使用逆转剂是必要的，因为需要实现快速止血。FDA 批准了一种用于达比加群相关出血的特异性逆转剂 idarucizumab，这有利于扩大我们的处理手段，而且起效快。目前，FDA 正在批准 andexanet 作为口服因子Ⅹa 直接抑制剂的逆转剂。在此期间，PCC 的使用已经显示出相当快的止血效果，可以用于大出血。另一种逆转剂 ciraparantag 目前正在研究用于逆转直接凝血酶抑制剂、因子Ⅹa 抑制剂、低分子肝素和肝素。

本文综述了随着更好的抢救疗法和逆转剂的出现，VKA 或 DOAC 治疗引起的 NVAF 患者的大出血的管理正在迅速发生变化。我们面临的挑战是为治疗这一患者群体建立一种有组织的系统的方法。一种团队路径可以对 NVAF 患者口服抗凝剂所致大出血进行评估和管理：

1. 出血应急团队启动
2. 将大出血定义为血流动力学不稳定、关键部位出血、血红蛋白水平下降≥ 2 g/dl、输注＞ 2 单位红细胞
3. 病史、体格检查、实验室检查、影像学检查
4. 液体复苏
5. 抢救或逆转治疗 VKA 和 DOACs
6. 根据出血病因（胃肠、脑出血、术后）治疗后恢复抗凝

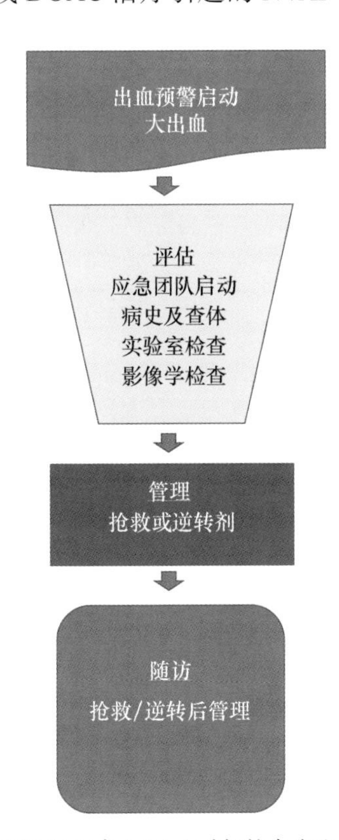

图 7.1　服用 VKA 或 DOAC 引起的大出血的治疗路径

参考文献

1. Camm A, Lip GY, De Caterina R, et al. 2012 focused update of the ESC Guidelines for the management of atrial fibrillation: an update of the 2010 ESC Guidelines for the management of atrial fibrillation. Developed with the special contribution of the European Heart Rhythm Association. *Eur Heart J*. 2012;33(21):2719–2747.
2. Colilla S, Crow A, Petkun W, et al. Estimates of current and future incidence and prevalence of atrial fibrillation in the U.S. adult population. *Am J Cardiol*. 2013;112:1142–1147.
3. Zoni-Berisso M, Lercari F, Carazza T, et al. Epidemiology of atrial fibrillation: European perspective. *J Clin Epidemiol*. 2014;6:213–220.
4. Wolf P, Abbott R, Kannel W. Atrial fibrillation as an independent risk factor for stroke: the Framingham study. *Stroke*. 1991;22:983–988.
5. Luengo-Fernandez R, Gray A, Rothwell P. Population-based study of determinants of initial secondary care costs of acute stroke in the United Kingdom. *Stroke*. 2006;37:2579–2587.
6. Demaerschalk B, Hwang H, Leung G. US cost burden of ischemic stroke: a systematic literature review. *Am J Manag Care*. 2010;16:525–533.
7. Ruff C, Giugliano R, Braunwald E, et al. Comparison of the efficacy and safety of new oral anticoagulants with warfarin in patients with atrial fibrillation: a meta-analysis of randomized trials. *Lancet*. 2014;383:955–962.
8. Eikelboom J, Merli G. Bleeding with direct oral anticoagulants vs warfarin: clinical experience. *Am J Med*. 2016;129:S33–S40.
9. Granger CB, Alexander JH, McMurray JJ, et al. Apixaban versus warfarin in patients with atrial fibrillation. *N Engl J Med*. 2011;365:981–992.
10. Connolly SJ, Ezekowitz MD, Yusuf S, et al. Dabigatran versus warfarin in patients with atrial fibrillation. *N Engl J Med*. 2009;361:1139–1151.
11. Eikelboom JW, Wallentin L, Connolly SJ, et al. Risk of bleeding with 2 doses of dabigatran compared with warfarin in older and younger patients with atrial fibrillation: an analysis of the randomized evaluation of long-term anticoagulant therapy (RE-LY) trial. *Circulation*.

2011;123:2363–2372.
12. Hart RG, Diener HC, Yang S, et al. Intracranial hemorrhage in atrial fibrillation patients during anticoagulation with warfarin or dabigatran: the RE-LY trial. *Stroke.* 2012;43:1511–1517.
13. Smilowitz NR, Oberweis BS, Nukala S, et al. Association between anemia, bleeding, and 31 transfusion with long-term mortality following noncardiac surgery. *Am J Med.* 2016;129. 315–332 23 e2. 33.
14. Fakhry SM, Fata P. How low is too low? Cardiac risks with anemia. *Crit Care.* 2004;8(suppl 2):S11–S514.
15. Hylek EM, Held C, Alexander JH, et al. Major bleeding in patients with atrial fibrillation receiving apixaban or warfarin: the ARISTOTLE Trial (apixaban for reduction in stroke and other thromboembolic events in atrial fibrillation): predictors, characteristics, and clinical outcomes. *J Am Coll Cardiol.* 2014;63:2141–2147.
16. Patel MR, Mahaffey KW, Garg J, et al. Rivaroxaban versus warfarin in nonvalvular atrial fibrillation. *N Engl J Med.* 2011;365:883–891.
17. Hankey G, Stevens S, Piccini J, et al. Intracranial hemorrhage among patients with atrial fibrillation anticoagulated with warfarin or rivaroxaban: the rivaroxaban once daily, oral, direct factor Xa inhibition compared with vitamin K antagonism for prevention of stroke and embolism trial in atrial fibrillation. *Stroke.* 2014;45:1304–1312.
18. Goodman SG, Wojdyla DM, Piccini JP, et al. Factors associated with major bleeding events: insights from the ROCKET AF trial (rivaroxaban once-daily oral direct factor Xa inhibition compared with vitamin K antagonism for prevention of stroke and embolism trial in atrial fibrillation). *J Am Coll Cardiol.* 2014;63:891–900.
19. Giugliano RP, Ruff CT, Braunwald E, et al. Edoxaban versus warfarin in patients with atrial fibrillation. *N Engl J Med.* 2013;369:2093–2104.
20. Giugliano RP, Ruff CT, Rost NS, et al. Cerebrovascular events in 21,105 patients with atrial fibrillation randomized to edoxaban versus warfarin: effective anticoagulation with factor Xa next generation in atrial fibrillation-thrombolysis in myocardial infarction 48. *Stroke.* 2014;45:2372–2378.
21. Ruff CT, Giugliano RP, Braunwald E, et al. Association between edoxaban dose, concentration, anti-factor Xa activity, and outcomes: an analysis of data from the randomised, double-blind ENGAGE AF-TIMI 48 trial. *Lancet.* 2015;385:2288–2295.
22. Damluji AA, Macon C, Fox A, et al. The association between in-hospital hemoglobin changes, 36 cardiovascular events, and mortality in acute decompensated heart failure: results from the 37 ESCAPE trial. *Int J Cardiol.* 2016;222:531–537.
23. Baradarian R, Ramdhaney S, Chapalamadugu R, et al. Early intensive resuscitation of patients with upper gastrointestinal bleeding decreases mortality. *Am J Gastroenterol.* 2004;99:619–622.
24. Spoerke N, Michalek J, Schreiber M, et al. Crystalloid resuscitation improves survival in trauma patients receiving low ratios of fresh frozen plasma to packed red blood cells. *J Trauma.* 2011;71(2 suppl 3):S380–S383.
25. Perel P, Roberts I, Ker K. Colloids versus crystalloids for fluid resuscitation in critically ill patients. *Cochrane Database Syst Rev.* 2013;(2):CD000567.
26. Villanueva C, Colomo A, Bosch A, et al. Transfusion strategies for acute upper gastrointestinal bleeding. *N Engl J Med.* 2013;368:11–21.
27. Carson JL, Guyatt G, Heddle NM, et al. Clinical practice guidelines from the AABB: red blood cell transfusion thresholds and storage. *JAMA.* 2016;316:2025–2035.
28. Retter A, Wyncoll D, Pearse R, et al. Guidelines on the management of anaemia and red cell transfusion in adult critically ill patients. *Br J Haematol.* 2013;160:445–464.
29. Contreras M. Final statement from the consensus conference on platelet transfusion. *Transfusion.* 1998;1738(8):796–797.
30. Razzaghi A, Barkun AN. Platelet transfusion threshold in patients with upper gastrointestinal bleeding: a systematic review. *J Clin Gastroenterol.* 2012;46:482–486.
31. Dzik WH, Blajchman MA, Fergusson D, et al. Clinical review: Canadian National Advisory 20 Committee on blood and blood products–massive transfusion consensus conference 2011: 21 report of the panel. *Crit Care.* 2011;15:242.
32. Holcomb JB, Tilley BC, Baraniuk S, et al. Transfusion of plasma, platelets, and red blood cells in a 23 1:1:1 vs a 1:1:2 ratio and mortality in patients with severe trauma: the PROPPR randomized 24 clinical trial. *JAMA.* 2015;313:471–482.
33. Roberts I, Bautista R, Caballero J, et al. Effects of tranexamic acid on death, vascular occlusive 29 events, and blood transfusion in trauma patients with significant haemorrhage (CRASH-2): a randomised, placebo-controlled trial. *Lancet.* 2010;376:23–32.
34. Cuker A. Laboratory measurement of the non-vitamin K antagonist oral anticoagulants: selecting 41 the optimal assay based on drug, assay availability, and clinical indication. *J Thromb Thrombolysis.* 2016;41:241–247.
35. Samuelson BT, Cuker A, Siegal DM, et al. Laboratory assessment of the anticoagulant activity of 44 direct oral anticoagulants: a systematic review. *Chest.* 2017; 151:127–138.
36. Cuker A, Siegal DM, Crowther MA, et al. Laboratory measurement of the anticoagulant activity of the non-vitamin K oral anticoagulants. *J Am Coll Cardiol.* 2014; 64:1128–1139.
37. Britt RB, Brown JN. Characterizing the severe reactions of parenteral vitamin K1. *Clin Appl Thromb Hemost.* 2016. https://doi.org/10.1177/1076029616674825.
38. Sarode R, Milling Jr TJ, Refaai MA, et al. Efficacy and safety of a 4-factor prothrombin complex concentrate in patients on vitamin K antagonists presenting with major bleeding: a randomized, plasma-controlled, phase IIIb study. *Circulation.* 2013;128:1234–1243.
39. Milling Jr TJ, Refaai MA, Sarode R, et al. Safety of a four-factor prothrombin complex concentrate versus plasma for vitamin K antagonist reversal: an integrated analysis of two phase IIIb clinical trials. *Acad Emerg Med.* 2016;23:466–475.
40. Crowther M, Crowther MA. Antidotes for novel oral anticoagulants: current status and future potential. *Arterioscler Thromb Vasc Biol.* 2015;35:1736–1745.
41. Siegal DM. Managing target-specific oral anticoagulant associated bleeding including an update on pharmacological reversal agents. *J Thromb Thrombolysis.* 2015; 39:395–402.
42. Eerenberg ES, Kamphuisen PW, Sijpkens MK, et al. Reversal of rivaroxaban and dabigatran by prothrombin complex concentrate: a randomized, placebo-controlled, crossover study in healthy subjects. *Circulation.* 2011;124(14):1573–1579.
43. Levi M, Moore KT, Castillejos CF, et al. Comparison of

three-factor and four-factor prothrombin complex concentrates regarding reversal of the anticoagulant effects of rivaroxaban in healthy volunteers. *J Thromb Haemost*. 2014;12:1428–1436.
44. Zahir H, Brown KS, Vandell AG, et al. Edoxaban effects on bleeding following punch biopsy and reversal by a 4-factor prothrombin complex concentrate. *Circulation*. 2015;131:82–90.
45. Lu G, DeGuzman FR, Hollenbach SJ, et al. A specific antidote for reversal of anticoagulation by direct and indirect inhibitors of coagulation factor Xa. *Nat Med*. 2013;19:446–451.
46. Siegal DM, Curnutte JT, Connolly SJ, et al. Andexanet alfa for the reversal of factor Xa inhibitor activity. *N Engl J Med*. 2015;373:2413–2424.
47. Connolly SJ, Milling Jr TJ, Eikelboom JW, et al. Andexanet alfa for acute major bleeding associated with factor Xa inhibitors. *N Engl J Med*. 2016;375:1131–1141.
48. van Ryn J, Stangier J, Haertter S, et al. Dabigatran etexilate–a novel, reversible, oral direct thrombin inhibitor: interpretation of coagulation assays and reversal of anticoagulant activity. *Thromb Haemost*. 2010;103(6):1116–1127.
49. Stangier J, Rathgen K, Stahle H, et al. Influence of renal impairment on the pharmacokinetics and pharmacodynamics of oral dabigatran etexilate: an open-label, parallel-group, single-centre study. *Clin Pharmacokinet*. 2010;49:259–268.
50. Marlu R, Hodaj E, Paris A, et al. Effect of non-specific reversal agents on anticoagulant activity of dabigatran and rivaroxaban: a randomised crossover ex vivo study in healthy volunteers. *Thromb Haemost*. 2012;108:217–224.
51. Zhou W, Schwarting S, Illanes S, et al. Hemostatic therapy in experimental intracerebral hemorrhage associated with the direct thrombin inhibitor dabigatran. *Stroke*. 2011;42:3594–3599.
52. Pragst I, Zeitler SH, Doerr B, et al. Reversal of dabigatran anticoagulation by prothrombin complex concentrate (Beriplex P/N) in a rabbit model. *J Thromb Haemost*. 2012;10:1841–1848.
53. Hoffman M, Volovyk Z, Monroe DM. Reversal of dabigatran effects in models of thrombin generation and hemostasis by factor VIIa and prothrombin complex concentrate. *Anesthesiology*. 2015;122:353–362.
54. Schulman S, Ritchie B, Goy JK, et al. Activated prothrombin complex concentrate for dabigatran-associated bleeding. *Br J Haematol*. 2014;164:308–310.
55. Majeed A, Shulman S. Bleeding and antidotes new oral anticoagulants. *Best Pract Res Clin Haematol*. 2013;26:191–202.
56. Lindahl TL, Wallstedt M, Gustafsson KM, et al. More efficient reversal of dabigatran inhibition of coagulation by activated prothrombin complex concentrate or recombinant factor VIIa than by four-factor prothrombin complex concentrate. *Thromb Res*. 2015;135:544–547.
57. Wong H, Keeling D. Activated prothrombin complex concentrate for the prevention of dabigatran-associated bleeding. *Br J Haematol*. 2014;166:152–153.
58. Dager A. Roberts, reversing dabigatran with FEIBA in a patient with a transseptal perforation during cardiac ablation. *Crit Care Med*. 2011;39(suppl):243.
59. Pollack Jr CV, Reilly PA, Eikelboom J, et al. Idarucizumab for dabigatran reversal. *N Engl J Med*. 2015;373:511–520.
60. Pollack Jr CV. *Idarucizumab for Dabigatran Reversal: Updated Results of the RE-VERSE AD Study 20 American Heart Association Scientific Sessions 2016 New Orleans, Louisiana*; 2016.
61. Chai-Adisaksopha C, Hillis C, Monreal M, et al. Thromboembolic events, recurrent bleeding and mortality after resuming anticoagulant following gastrointestinal bleeding. A meta-analysis. *Thromb Haemost*. 2015;114:819–825.
62. Sengupta N, Feuerstein JD, Patwardhan VR, et al. The risks of thromboembolism vs. recurrent gastrointestinal bleeding after interruption of systemic anticoagulation in hospitalized inpatients with gastrointestinal bleeding: a prospective study. *Am J Gastroenterol*. 2015;110:328–335.
63. Qureshi W, Mittal C, Patsias I, et al. Restarting anticoagulation and outcomes after major gastrointestinal bleeding in atrial fibrillation. *Am J Cardiol*. 2014;113:662–668.
64. Cervera A, Amaro S, Chamorro A. Oral anticoagulant-associated intracerebral hemorrhage. *J Neurol*. 2012;259:212–224.
65. Hemphill 3rd JC, Greenberg SM, Anderson CS, et al. Guidelines for the management of spontaneous intracerebral hemorrhage: a guideline for healthcare professionals from the American Heart Association/American Stroke Association. *Stroke*. 2015;46:2032–2060.
66. Kuramatsu JB, Gerner ST, Schellinger PD, et al. Anticoagulant reversal, blood pressure levels, and anticoagulant resumption in patients with anticoagulation-related intracerebral hemorrhage. *JAMA*. 2015;313:824–836.
67. Milling Jr TJ, Spyropoulos AC. Re-initiation of dabigatran and direct factor Xa antagonists after a major bleed. *Am J Med*. 2016;129:S54–S63.
68. Witt DM, Delate T, Hylek EM, et al. Effect of warfarin on intracranial hemorrhage incidence and fatal outcomes. *Thromb Res*. 2013;132:770–775.
69. Yung D, Kapral MK, Asllani E, et al. Reinitiation of anticoagulation after warfarin-associated intracranial hemorrhage and mortality risk: the best practice for reinitiating anticoagulation therapy after intracranial bleeding (BRAIN) study. *Can J Cardiol*. 2012;28:33–39.
70. Nielsen PB, Larsen TB, Skjoth F, et al. Restarting anticoagulant treatment after intracranial hemorrhage in patients with atrial fibrillation and the impact on recurrent stroke, mortality, and bleeding: a nationwide cohort study. *Circulation*. 2015;132:517–525.
71. Hawryluk GW, Austin JW, Furlan JC, et al. Management of anticoagulation following central nervous system hemorrhage in patients with high thromboembolic risk. *J Thromb Haemost*. 2010;8:1500–1508.
72. Doherty JU, Gluckman TJ, Hucker WJ, et al. 2017 ACC expert consensus decision pathway for periprocedural management of anticoagulation in patients with nonvalvular atrial fibrillation: a report of the American College of Cardiology Clinical Expert Consensus Document Task Force. *J Am Coll Cardiol*. 2017;69(7):871–898.
73. Douketis JD, Spyropoulos AC, Kaatz S, et al. Perioperative bridging anticoagulation in patients with atrial fibrillation. *N Engl J Med*. 2015;373:823–833.

扩展阅读

1. Patel MR, Hellkamp AS, Fox KA, ROCKET AF Executive Committee and Investigators. Point-of-care warfarin monitoring in the ROCKET AF trial. *N Engl J Med*. 2016;374:785–788.

房颤患者围手术期抗凝治疗

RICHARD WEACHTER，MD • GREG FLAKER，MD
王鑫　刘彤　译

背景

每年 10%～15% 接受口服抗凝剂（anticoagulant，AC）治疗的患者会因有创操作或外科手术中断抗凝治疗[1-2]。其中房颤患者所占比例最大，围手术期需要决定是否进行抗凝治疗[3]。决定继续或中断抗凝治疗必须考虑两个主要因素：围手术期中断抗凝治疗发生血栓栓塞事件（thromboembolic event，TE）风险与围手术期出血风险，那些 TE 风险最高的患者可能考虑肠外桥接抗凝治疗。

对于正在进行有创操作或外科手术但出血风险低的患者，可不考虑中断口服抗凝剂治疗。对于出血风险高但 TE 发生风险低且正在进行有创操作或外科手术的患者，可考虑中断抗凝，而无需肠外抗凝。对于有中度至高度 TE 发生风险和出血风险且正在进行有创操作或外科手术的患者，已制订多种治疗策略，包括肠外桥接抗凝治疗，特别是在中断口服抗凝剂期间使用普通肝素（unfractionated heparin，UFH）或低分子肝素（low molecular weight heparin，LMWH）。已提出多种围手术期抗血栓治疗策略[4]（图 8.1）。

此外，处方的口服抗凝剂将影响治疗决策。华法林，手术前停药需要几天时间抗凝作用才消失，术后继续使用可恢复抗凝作用，一些患者可能需要肠外桥接抗凝治疗。直接口服抗凝剂（direct oral anticoagulants，DOACs）的半衰期比华法林短，其抗凝作用在术前消失和术后重启所需时间更短，因此可避免肠外桥接抗凝治疗。

围手术期抗凝治疗的一般原则

为尽可能使围手术期 TE 和出血风险达到最低，最初的评估以及随后围手术期决策应包括以下内容：

1. 抗凝治疗中断期间估计 TE 风险
2. 评估手术出血风险
3. 确定是否需要停用口服 AC
4. 确定是否需要肠外桥接抗凝治疗
5. 确定何时恢复抗凝治疗

抗凝治疗中断期间血栓栓塞事件高风险患者识别

目前还不明确抗凝治疗中断期间 TE 发生高风险患者的最有效识别方法[1, 5]。BRIDGE 试验（择期操作或外科手术临时中断华法林治疗患者的抗凝桥接治疗）应用 $CHADS_2$ 评分（充血性心力衰竭、高血压、年龄、糖尿病、卒中）识别有创操作或外科手术前需要中断抗凝治疗的患者[6]。应用 $CHADS_2$ 评分来确定围手术期存在 TE 风险的患者，基本原理是根据过去使用机械心脏瓣膜的经验推断。未使用抗凝药物的机械心脏瓣膜患者每年有 4% 发生主要栓塞事件（导致死亡、卒中或需手术治疗的外周缺血），使用华法林的机械心脏瓣膜患者这一数据为 1%[7-8]。根据 90 年代后期数据，建议 INR 低于 2.0 时，术前和（或）术后应用肝素预防血栓栓塞[9]。2001 年 CHEST 指南提出“针对外科手术前需使用华法林抗凝的瓣膜性心脏病患者的围手术期管理进行专门临床试验前，这类患者的治疗仍存有争议”[10]。根据报道，$CHADS_2$ 评分 ≥ 4 分的房颤患者每年卒中发生风险为 8%[11]，大多数临床医生认为当这些患者中断口服抗凝剂治疗时，TE 发生风险足够高，需要肠外桥接抗凝治疗。

最近美国一项围手术期抗凝治疗研究表明，应用 CHA_2DS_2-VASc 评分（充血性心力衰竭、高血压、年龄、糖尿病、卒中、血管疾病、女性）以 4∶1 的优势胜于 $CHADS_2$ 评分[12]（图 8.2）。

$CHADS_2$ 评分和 CHA_2DS_2-VASc 评分都无法预测中断抗凝治疗的 TE 风险，但因为 CHA_2DS_2-

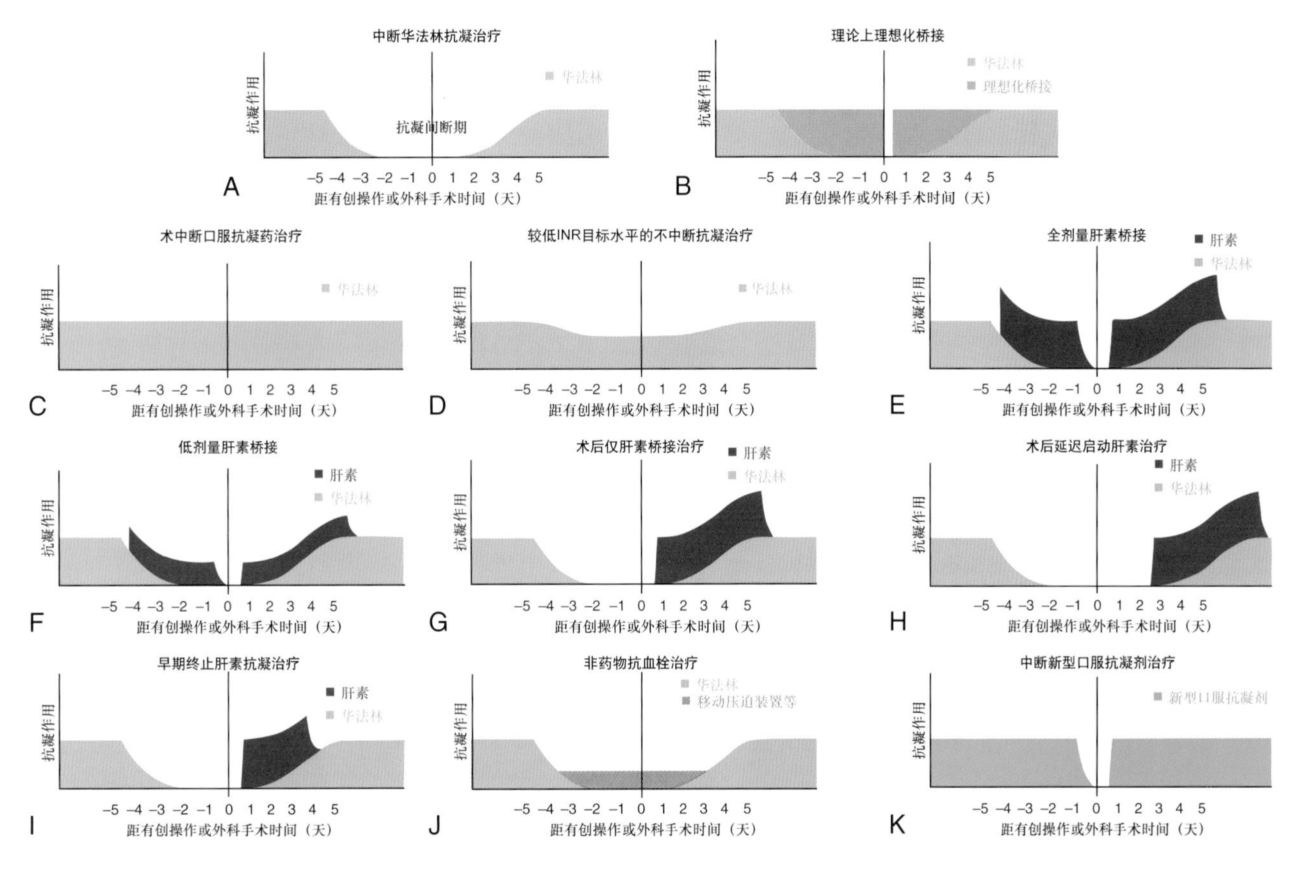

图 8.1 围手术期抗血栓治疗策略（From Rechenmacher SJ，Fang JC. Bridging anticoagulation primum non nocere. J Am Coll Cardiol. 2015；66：1392-1403.）

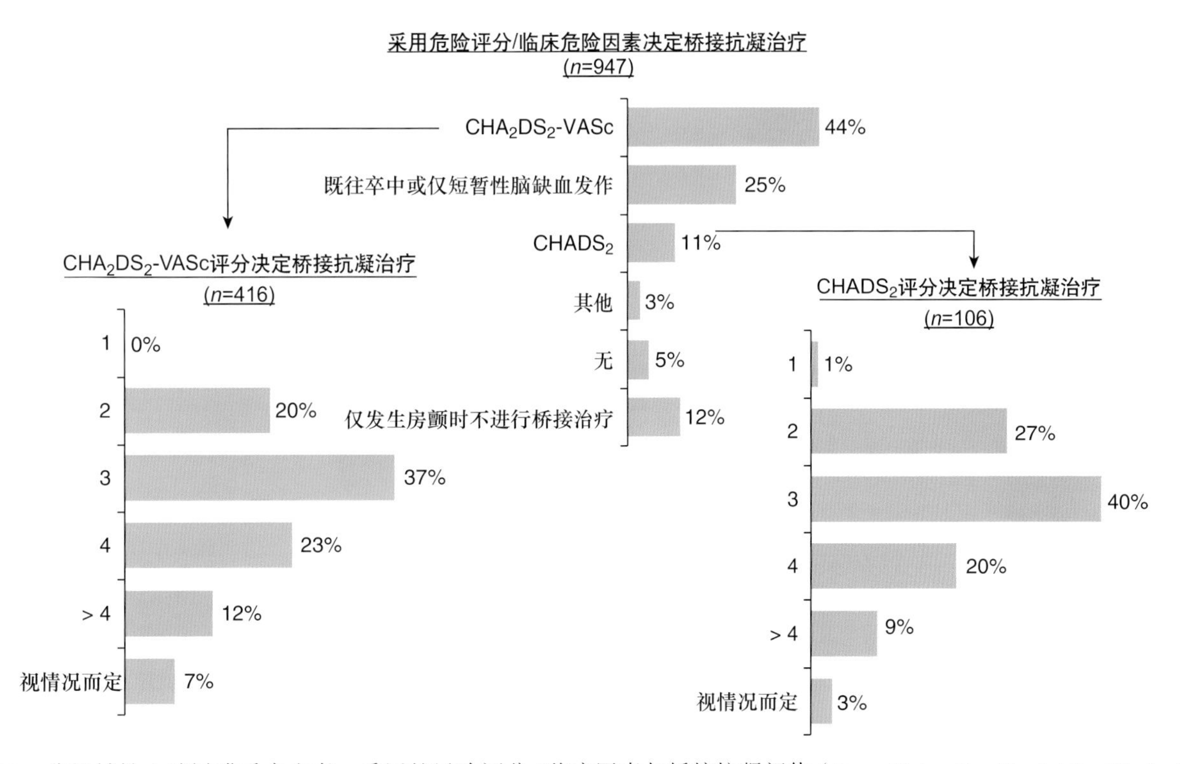

图 8.2 非机械性心脏瓣膜手术患者：采用的风险评分 / 临床因素与桥接抗凝阈值（From Flaker G，Theriot P，Binder L，et al. A survey of the management of periprocedural anticoagulation in contemporary practice. J Am Coll Cardiol. 2016；68：217-226.）

VASc 评分已替代 $CHADS_2$ 评分作为一项评分系统以明确何时使用口服抗凝剂[13]，应用 CHA_2DS_2-VASc 评分似乎更合理。

抗凝治疗中断期间血栓栓塞事件低风险患者识别

一项前瞻性、观察性队列研究评估接受门诊小手术（结肠镜检查、口腔或牙科手术、眼科手术、前列腺或乳腺活检、硬膜外注射和皮肤外科手术）的患者围手术期短暂（≤ 5 天）中断华法林抗凝治疗的安全性。抗凝最常见的指征为房颤（54%），其次为深静脉血栓 / 肺栓塞（pulmonary embolus，PE）（14%）、人工心脏瓣膜（13%）与卒中（9%）。仅 0.7% 患者（围手术期未接受肠外桥接抗凝治疗）术后发生血栓栓塞，而 2.3% 患者严重出血，其中 61% 的患者接受围手术期肝素桥接抗凝治疗[3]。

分析 RE-LY（长期抗凝治疗的随机评估）、ROCKET-AF（对比 VKA，每日一次口服利伐沙班——直接因子Ⅹa 抑制剂预防房颤患者卒中和血栓栓塞发生）、ARISTOTLE（阿哌沙班减少房颤患者卒中和其他血栓栓塞事件发生）等研究数据进一步评估长期抗凝而短暂中断抗凝药物治疗的房颤患者中抗凝治疗与预后之间的关系。

RE-LY（对比达比加群与华法林）研究报道有创操作或外科手术前 7 天和术后 30 天围手术期期间出血与 TE 风险。2 年期间，RE-LY 研究中 25% 的患者（平均 $CHADS_2$ 评分为 2.1 分）接受有创操作或外科手术。最常见的手术包括植入起搏器 / 除颤器、牙科手术、白内障晶体摘除术、结肠镜检查与关节置换术。RE-LY 研究中 20% 的患者采用围手术期桥接抗凝治疗。围手术期 TE 风险较低：卒中或系统性栓塞风险为 0.5%，心血管死亡、卒中、系统性栓塞与 PE 的复合终点事件风险为 1.3%。紧急行手术可增加 4 倍以上缺血性卒中或系统性栓塞的发生率[14]。

ROCKET-AF（对比利伐沙班与华法林）研究报道了从最初暂时中断 AC 治疗到恢复研究药物后 30 天的 TE 风险。ROCKET-AF 研究中 33% 的患者（平均 $CHADS_2$ 评分为 3.4 分）短暂中断抗凝治疗。最常见的手术包括结肠镜检查 / 消化道内镜检查、牙科检查、腹壁 / 胸壁 / 骨科手术、皮肤 / 组织活检和电生理检查。9% 的短暂中断口服抗凝剂治疗的患者接受桥接抗凝治疗。围手术期 30 天内卒中或系统性栓塞的发生率为 0.36%[15]。

ARISTOTLE（对比阿哌沙班与华法林）研究报道围手术期 TE 和术后 30 天出血的发生风险。ARISTOTLE 研究中 33% 的患者（暂时中断抗凝治疗的患者平均 $CHADS_2$ 评分为 2.1 分，未中断抗凝治疗的患者平均 $CHADS_2$ 评分为 2.2 分）接受有创操作或外科手术。最常见的手术包括牙科手术、结肠镜检查、眼科手术和上消化道内镜检查。38% 的手术患者不间断抗凝治疗，12% 的手术患者采用桥接抗凝治疗。围手术期卒中或系统性栓塞风险为 0.46%[16]（表 8.1）。

为明确围手术期 TE 风险，美国胸科医师协会（American College of Chest Physicians，ACCP）应用 $CHADS_2$ 评分，美国心脏病学会（American College of Cardiology，ACC）应用 CHA_2DS_2-VASc

表 8.1 抗凝治疗临时中断期间的血栓栓塞风险（卒中 / 系统性栓塞）：RE-LY，ROCKET-AF，与 ARISTOTLE 研究分析

	高危期	$CHADS_2$ 评分（平均值）	桥接抗凝治疗（%）	TE 风险（%）
RE-LY（对比达比加群与华法林）	术前 7 天至术后 30 天	2.1	20	0.5%（华法林治疗 0.69%，达比加群治疗 0.46%）
ROCKET-AF（对比利伐沙班与华法林）	从暂时中断治疗开始至药物恢复使用 30 天后	3.4	9	0.36%（华法林治疗 0.41%，利伐沙班治疗 0.30%）
ARISTOTLE（对比阿哌沙班与华法林）	术后 30 天	2.1	12	0.46%（华法林治疗 0.57%，阿哌沙班治疗 0.35%）

Adapted from Healey JS，Eikelboom J，Douketis J，et al. Periprocedural bleeding and thromboembolic events with dabigatran compared with warfarin. Circulation. 2012；126：343-348；Sherwood MW，Douketis JD，Patel MR，et al. Outcomes of temporary interruption of rivaroxaban compared with warfarin in patients with nonvalvular atrial fibrillation. Circulation. 2014；129（18）：1850-1859；Garcia D，Alexander JH，Wallentin L，et al. Management and clinical outcomes in patients treated with apixaban versus warfarin undergoing procedures. Blood. 2014；124（25）：3692-3698.

评分，将 NVAF 患者分为 TE 低风险（< 5%/ 年），TE 中风险（5%/ 年～ 10%/ 年）与 TE 高风险（> 10%/ 年）。ACCP 将 $CHADS_2$ 评分≤ 2 分的患者定义为 TE 低风险，$CHADS_2$ 评分为 3 ～ 4 分的患者定义为 TE 中风险，$CHADS_2$ 评分≥ 5 分的患者定义为 TE 高风险。任何 $CHADS_2$ 评分< 5 分和最近（3 个月内）TIA/ 卒中或暂时中断 VKA 治疗期间发生 TE 的患者也被认为具有较高的 TE 风险。ACC 将 CHA_2DS_2-VASc 评分≤ 4 分且既往无 TIA 或卒中发病史的患者定义为 TE 低风险，CHA_2DS_2-VASc 评分为 5 ～ 6 分且最近（3 个月内）无缺血性卒中，TIA 或系统性栓塞事件发生的患者定义为 TE 中风险，CHA_2DS_2-VASc 评分≥ 7 分或最近（3 个月内）发生 TE 的患者定义为 TE 高风险。虽然 ACCP 和 ACC 对 TE 风险分层的分类方法似乎都是合理实用的，但都未在围手术期间进行前瞻性评估[1，17]（表 8.2）。

表 8.2　围手术期血栓栓塞风险

血栓栓塞风险	ACCP	ACC
高风险 （> 10%/ 年）	• $CHADS_2$ 评分≥ 5 • 近期（3 个月内）TIA 发作或缺血性卒中 • 风湿性瓣膜性心脏病 • 暂时中断 VKA 抗凝治疗前发生 TE	• CHA_2DS_2-VASc 评分≥ 7 • 近期（3 个月内）缺血性卒中，TIA 发作或系统性栓塞 • 风湿性瓣膜性心脏病
中风险（5%/ 年～ 10%/ 年）	• $CHADS_2$ 评分 3 ～ 4	• 近期（3 个月内）无缺血性卒中，TIA 发作或系统性栓塞 • CHA_2DS_2-VASc 评分 5 ～ 6
低风险 （< 5%/ 年）	• $CHADS_2$ 评分≤ 2 • 既往无 TIA 发作或缺血性卒中	• CHA_2DS_2-VASc 评分≤ 4 • 既往无 TIA 发作，缺血性卒中或系统性栓塞

ACCP，美国胸科医师协会；ACC，美国心脏病学会；TE，血栓栓塞事件；TIA，短暂性脑缺血发作；VKA，维生素 K 拮抗剂。
Adapted from Douketis J，Spyropoulos AC，Spencer FA，et al. Perioperative management of antithrombotic therapy：antithrombotic therapy and prevention of thrombosis，9th ed：American College of Chest Physicians Evidence-based Clinical Practice Guidelines. Chest. 2012；141（2 suppl）：e326S-e350S；Doherty JU，Gluckman TJ，Hucker WJ，et al. 2017 ACC Expert consensus decision pathway for periprocedural management of anticoagulation in patients with nonvalvular atrial fibrillation. A report of the American college of cardiology clinical expert consensus document task force. J Am Coll Cardiol. 2017；69（7）：871-898.

围手术期出血风险

很难估计围手术期出血风险。应考虑因素包括：①可能增加出血风险的患者相关因素；②手术相关出血风险；③一旦发生出血的临床后果[17]。

大出血事件的定义不同，但一般包括：①致命性出血；②血红蛋白明显下降（≥ 2 ～ 3 g/dl）；③需要输入 2 单位以上的红细胞；④需静脉注射血管活性药物；⑤颅内出血或眼底出血（视力损害）；⑥需要外科干预控制的出血[18]。

可采用 HAS-BLED 评分评估可能增加围手术期出血风险的患者相关因素，评分≥ 3 分对出血事件具有高度预测价值[17，19-20]（表 8.3）。其他患者相关危险因素应考虑：最近（3 个月内）发生出血事件，类似手术围手术期出血史或接受肠外桥接抗凝治疗，血小板数量或功能不足，合并应用抗血小板药物，以及接受 VKA 治疗的患者 INR 超出正常治疗达标范围[17，19]。

表 8.3　HAS-BLED 出血风险评分

字母	临床特征	得分
H	高血压（收缩压> 160 mmHg）	1
A	肾功能异常（慢性透析，肾移植，血清肌酐> 2.26 mg/dl） 肝功能异常（慢性肝病或胆红素> 2 倍正常值上限＋ AST/ALT/ALP > 3 倍正常值上限）	1
S	卒中	1
B	出血史或易出血体质（贫血）	1
L	INR 不稳定（治疗达标时间范围< 60%）	1
E	老年人（> 65 岁）	1
D	药物 • 抗血小板药物 / 非甾体抗炎药 • 过量饮酒（≥ 8 次 / 周）	1

ALT，谷丙转氨酶；AST，谷草转氨酶；ALP，碱性磷酸酶。
Adapted from Pisters R，Lane DA，Nieuwlaat R，de Vos CB，Crijns HJGM，Lip GYH，et al. A novel user-friendly score to assess 1-year risk of major bleeding in patients with atrial fibrillation. Chest. 2010；138（5）：1093-1100.

手术相关出血风险通常定义为低风险（2天内大出血风险＜2%）或高风险（2天内大出血风险＞2%）。虽然对于低出血风险和高出血风险的手术存在共识，但也存在一些分歧，目前没有很好地定义某些手术的估计出血风险。常见高出血风险手术包括冠状动脉搭桥术、腹主动脉瘤修补术、经尿道前列腺切除术、肾活组织检查、骨科大型手术、癌症大型手术、腹部大型手术、颅内或脊柱手术[16, 21-23]（表8.4）。可能影响手术出血风险的其他因素包括术者经验、医疗中心手术量及可获得的辅助支持治疗。

确定低出血风险的外科手术

一些有创操作与手术的出血风险很低，可在不停用VKA的情况下安全进行。在BRUISE CONTROL（术中随机化分配桥接或继续香豆素抗凝治疗）研究中，每年TE发生风险为5%或以上接受永久性心脏起搏器或除颤器植入手术的患者，被随机分为不中断华法林抗凝治疗和中断华法林随后肝素

表8.4　择期手术的出血风险

	围手术期出血风险	
	低风险	高风险
心肺	• 支气管镜检查 ± 活检 • 非冠脉造影手术 • 电生理检查 • SVT/房颤消融 • 起搏器/ICD植入	• 冠状动脉旁路移植术 • 心脏瓣膜置换术 • 腹主动脉瘤修复术
普外科	• 胆囊切除术 • 腹壁疝修补术 • 腕管修复术 • 痔疮手术 • 腋窝淋巴结切除术 • 消化道内镜检查 ± 活检	• 癌症大型手术 • 腹部大型手术 • 经皮内镜胃造瘘 • 息肉切除、静脉曲张治疗术、胆道括约肌切开术、气管扩张术 • 内镜细针穿刺活检 • 肝活检
泌尿系统/生殖系统	• 肾积水治疗 • 膀胱/前列腺活检 • 刮宫术 • 剖腹子宫切除术	• 经尿道前列腺切除术 • 肾活检
骨科	• 关节镜检查	• 髋关节置换术 • 膝关节置换术 • 手/足/肩部手术
神经外科		• 椎板切除术 • 颅内手术 • 神经轴索麻醉 • 腰椎穿刺
其他	• 拔牙 • 白内障手术/非白内障手术 • 皮肤/甲状腺/乳腺/淋巴结活检 • 皮肤小手术	

Adapted from Douketis J，Spyropoulos AC，Spencer FA，et al. Perioperative management of antithrombotic therapy：antithrombotic therapy and prevention of thrombosis，9th ed：American College of Chest Physicians Evidence-based Clinical Practice Guidelines. Chest. 2012；141（2 suppl）：e326S-e350S；Spyropoulos AC，Douketis JD. How I treat anticoagulated patients undergoing an elective procedure or surgery. Blood. 2012；120（15）：2954-2962；Liew A，Douketis J. Perioperative management of patients who are receiving a novel oral anticoagulant. Intern Emerg Med. 2013；8：477-484；Heidbuchel H，Verhamme P，Alings M，et al. European heart rhythm association practical guide on the use of new oral anticoagulants in patients with non-vascular atrial fibrillation. Antithrombotic Therapy and Prevention of Thrombosis，9th ed：American College of Chest Physicians Evidence-Based Clinical Practice Guidelines. Europace. 2013；15：625-651.

桥接抗凝治疗两组。89% 患有心房颤动或心房扑动的患者，$CHADS_2$ 评分的平均分为 3.4 分。那些随机分配到不中断华法林抗凝组的患者外科手术时 INR ≤ 3.0（或机械瓣膜患者的 INR 值 < 3.5）。那些随机分配到肝素桥接抗凝组的患者停止服用华法林，开始服用低分子肝素（术前停用 24 h 以上）或普通肝素（术前停用 4 h）。低分子肝素或 UFH 均在术后 24 h 继续使用，并持续使用至 INR 值达到治疗范围内。那些随机分配到中断华法林随后肝素桥接抗凝治疗组的患者器械囊袋血肿的发生率明显增加。系统性栓塞风险无显著性差异[24]（图 8.3）。其他研究显示永久性心脏起搏器或除颤器植入手术时继续使用华法林的安全性和成本效益[25-26]。

单纯拔牙及白内障晶体切除术持续使用华法林的安全性已得到证实。[27-28] 表 8.4 列出其他可在未中断华法林治疗时安全进行的手术，或应考虑中断华法林治疗的手术。

与 VKA 相比，DOACs 的半衰期更短，起效更快。许多人认为围手术期暂时需要中断 DOAC 的患者不需要肠外桥接抗凝治疗。德雷斯顿 NOAC 注册中心评估接受有创操作或外科手术患者中 DOAC 和肝素的桥接使用情况（其中 10% 为高出血风险的大手术）。81% 的非瓣膜性房颤患者接受 DOAC 预防卒中。桥接使用肝素显著增加大出血风险（尤其是接受大出血高风险手术的患者），但却未显著降低心血管事件的发生率[29]。由于目前的黑箱警告提示停用 DOACs 后可能增加卒中风险，需要更多有关适当使用 DOACs 的肠外抗凝治疗的数据。

尽管有这些发现和建议，仍有相当多的临床医生在围手术期出血风险较低的外科手术中中断抗凝治疗或中断抗凝并实施肠外桥接抗凝治疗[12]（图 8.4）。

手术前中断抗凝治疗

VKA

当决定中断口服抗凝治疗时，必须在术前给予足够时间使抗凝作用恢复正常或接近正常。华法林是最常用的 VKA，可抑制凝血因子 Ⅱ、Ⅶ、Ⅸ、Ⅹ，蛋白 C 和蛋白 S 合成。华法林的清除半衰期为 36 ～ 42 h。较少使用的 VKA 为醋硝香豆素和苯丙香豆素，其清除半衰期分别为 8 ～ 11 h 和 96 ～ 104 h[30]。

为使手术时 INR 值恢复正常，通常在术前至少 5 天停用华法林。若可行，术前一天需要测定 INR 以决定是否应用维生素 K，若发现 INR 升高到不能接受的程度，应谨慎推迟手术。对于高龄、对华法林的抗凝作用更敏感（即华法林的耐受剂量更低）、失代偿性心力衰竭与活动期癌症患者，INR 恢复正常的时间可能会延长[31]。

DOAC

目前，直接凝血酶抑制剂达比加群酯和三种因

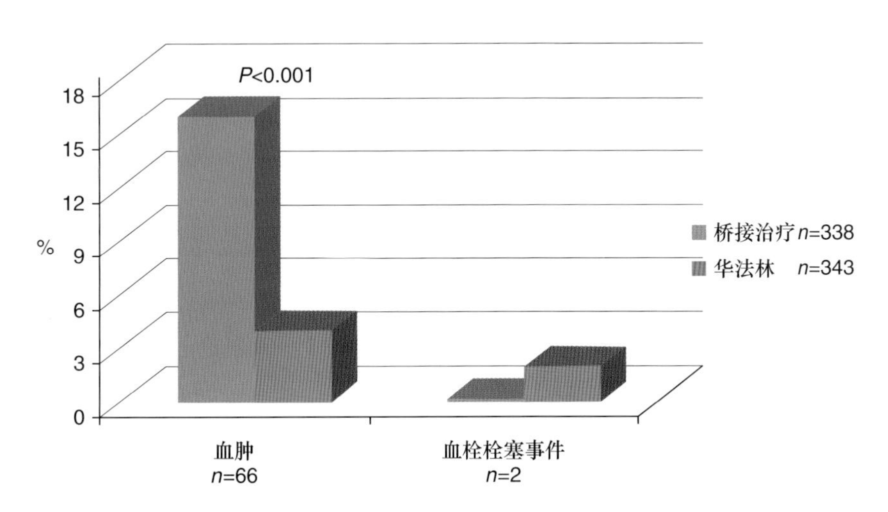

图 8.3　BRUISE CONTROL 研究结果（Adapted from Birnie DH，Healey JS，Wells GA，et al. Pacemaker or defibrillator surgery without interruption of anticoagulation. N Engl J Med. 2013；368：2084-2093.）

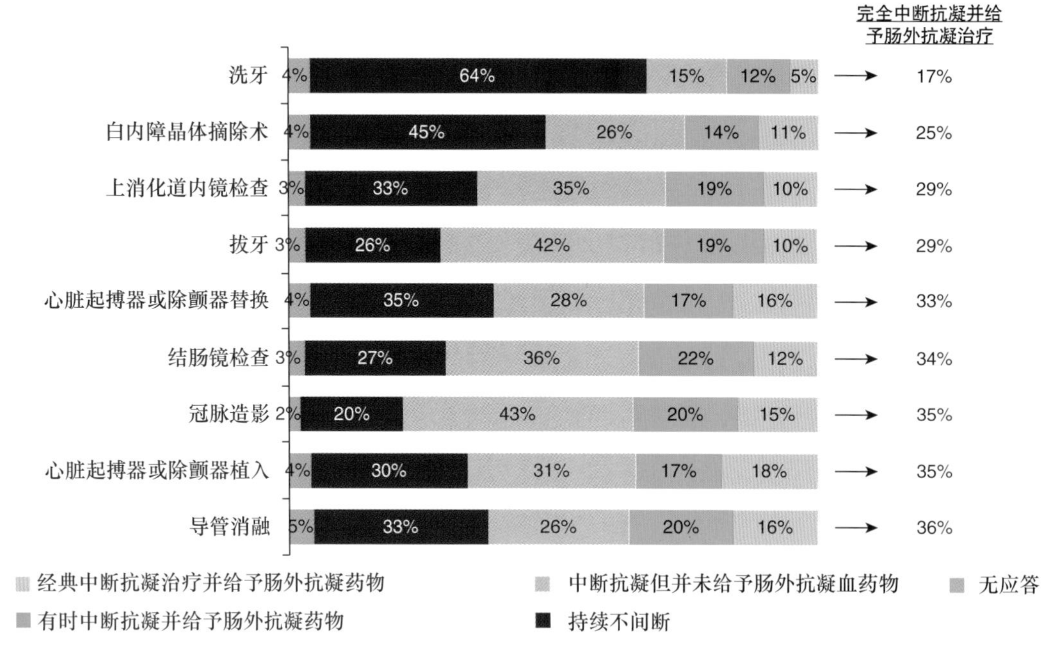

图 8.4　间断使用 / 不间断使用 VKA 与使用 / 不使用肠外抗凝的手术（From Flaker G，Theriot P，Binder L，et al. A survey of the management of periprocedural anticoagulation in contemporary practice. J Am Coll Cardiol. 2016；68：217-226.）

子Xa直接抑制剂利伐沙班、阿哌沙班与艾多沙班被批准用于非瓣膜性房颤患者的卒中预防。与华法林相比，DOACs的清除半衰期更短，因此通常在术前48～72 h停用DOACs，使得凝血功能恢复正常或接近正常。但一些患者的特殊性以及特定的有创手术可能需要更早停用DOAC。

可能需要术前更早停用DOAC的患者特征包括肾功能不全、高龄、体重下降、药物间相互作用，以及使用其他可能增加出血风险的药物（如抗血小板药、非甾体抗炎药）[17，32-33]。

由于神经轴索麻醉中脊髓血肿发生率增加，因此该手术被认为是一种出血风险特别高的手术。美国局部麻醉和疼痛管理学会建议在神经轴索手术前4～5天停用达比加群，3～5天停用因子Xa抑制剂[34]。法国围手术期止血研究组建议进行神经轴索麻醉 / 穿刺和颅内手术时，应在术前5天停用DOACs[35]。最近已出版欧洲（欧洲心律协会）和美国（美国心脏病学会）指南推荐术前停用DOACs。既往处方DOAC、肾功能与手术出血风险将决定DOAC术前停药时机[17，32]（表8.5）。

表 8.5　术前停用直接口服抗凝剂的指南

出血风险	达比加群		利伐沙班 / 阿哌沙班 / 依度沙班	
	低	高	低	高
CrCl ≥ 80 ml/min	≥ 24 h	≥ 48 h	≥ 24 h	≥ 48 h
CrCl 50 ～ 80 ml/min	≥ 36 h	≥ 72 h	≥ 24 h	≥ 48 h
CrCl 30 ～ 50 ml/min	≥ 48 h	≥ 96 h	≥ 24 h	≥ 48 h
CrC 15 ～ 30 ml/min	a	b	≥ 36 h	c
CrCl < 15 ml/min	d	e	f	g

a，EHRA建议不适用，ACC建议使用≥72 h；b，EHRA建议不适用，ACC建议使用≥120 h；c，EHRA建议使用≥48 h，ACC考虑使用抗因子Xa和（或）建议使用≥72 h；d，EHRA建议不适于使用，ACC建议考虑使用稀释凝血酶时间和（或）建议使用≥96 h；e，EHRA建议不适用，ACC建议考虑使用稀释凝血酶时间；f，EHRA建议不适用，ACC考虑抗因子Xa和（或）建议使用≥48 h；g，EHRA建议不适用，ACC考虑抗因子Xa和（或）建议使用≥72 h。ACC，美国心脏病学会；CrCl，肌酐清除率；dTT，稀释凝血酶时间；EHRA，欧洲心律协会。

Adapted from Heidbuchel H，Verhamme P，Alings M，et al. Updated European Heart Rhythm Association practical guide on the use of nonvitamin K antagonist anticoagulants in patients with non-valvular atrial fibrillation. Europace. 2015；17：1467-1507；Doherty JU，Gluckman TJ，Hucker WJ，et al. 2017 ACC Expert consensus decision pathway for periprocedural management of anticoagulation in patients with nonvalvular atrial fibrillation. A report of the American College of Cardiology clinical expert consensus document task force. J Am Coll Cardiol. 2017；69（7）：871-898.

肠外桥接抗凝的需求

一旦决定术前停止抗凝，下一个需要做的决定为术前是否需要进行肠外桥接抗凝。但回顾性综述和前瞻性临床试验中，桥接抗凝治疗的安全性与有效性受到质疑。

Siegel等对研究进行了系统回顾与荟萃分析，

以明确在择期手术前需暂时中断 VKA 抗凝治疗的患者围手术期桥接抗凝治疗的安全性和有效性。抗凝治疗的主要适应证是房颤（44%），也适用于植入机械心脏瓣膜患者（24%）、既往静脉血栓栓塞史患者（22%）和其他适应证（10%）。接受肝素桥接治疗患者围手术期总体与大出血的风险明显增加，但与未接受肝素桥接治疗的患者相比，TE 发生风险相似[36]。

Ayoub 等对择期有创或外科手术前需暂时中断华法林抗凝治疗且具有中度血栓栓塞发生风险（无肝素桥接抗凝组平均 $CHADS_2$ 评分为 2.49 分，肝素桥接抗凝组平均 $CHADS_2$ 评分为 2.34 分）的房颤患者进行类似的荟萃分析。接受肝素桥接抗凝治疗的患者总体和大出血风险明显增加，但与未接受桥接抗凝治疗的患者相比，死亡率、卒中或血栓栓塞风险并未显著下降[37]（图 8.5）。

一项随机双盲 BRIDGE（择期有创或外科手术前需暂时中断华法林的患者的桥接抗凝治疗）研究中，接受华法林治疗且具有 TE 中风险（$CHADS_2$ 评分为 2.3 分）的房颤患者和术前中断华法林治疗的房颤患者随机分为肠外达肝素钠桥接抗凝组或安慰剂组。TE 发生率低，并未在安慰剂和达肝素钠组间发现存在显著性差异。达肝素钠桥接抗凝治疗的患者发生大出血的比例明显更高[6]（图 8.6）。排除具有明显围手术期出血风险（心内、神经外科和颈动脉）的大型外科手术患者，而忽视了 TE 高风险（$CHADS_2$ 评分 ≥ 5 分）的患者。BRIDGE 研究表明术前临时中断华法林期间具有低至中度 TE 风险，正在进行低至中度出血风险手术的房颤患者，大多数情况下不太可能从肠外桥接抗凝治疗获益。

直接口服抗凝剂

由于 DOACs 的半衰期较短（肾功能正常时 7 ～ 14 h），大多数情况不需要肠外桥接抗凝。可能需要进行肠外桥接抗凝的情况包括需要额外的手术操作，更长的无 DOAC 使用间期（如神经轴索麻醉），以及患者术后不能口服药物[17]。对于不能口服用药的患者，可以将利伐沙班和阿哌沙班压碎后经鼻胃管给药[38-39]。

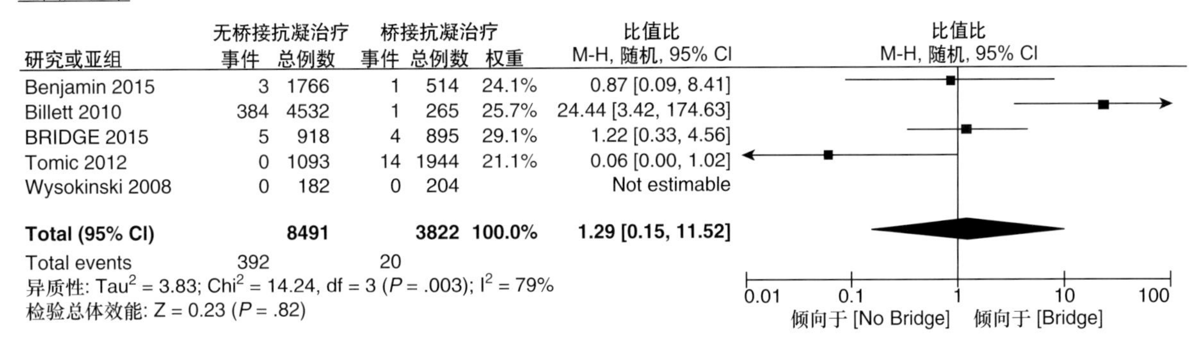

大出血

研究或亚组	无桥接抗凝治疗 事件	无桥接抗凝治疗 总例数	桥接抗凝治疗 事件	桥接抗凝治疗 总例数	权重	比值比 M-H, 随机, 95% CI
Benjamin 2015	20	1766	18	514	24.6%	0.32 [0.17, 0.60]
Billett 2010	74	4532	4	265	15.6%	1.08 [0.39, 2.99]
BRIDGE 2015	12	918	29	895	23.5%	0.40 [0.20, 0.78]
Douketis 2015	16	1033	26	391	24.9%	0.22 [0.12, 0.42]
Wysokinski 2008	4	182	6	204	11.4%	0.74 [0.21, 2.67]
Total (95% CI)		**8431**		**2269**	**100.0%**	**0.41 [0.24, 0.68]**
Total events	126		83			

异质性: $Tau^2 = 0.17$; $Chi^2 = 8.29$, df = 4 ($P = .08$); $I^2 = 52\%$

检验总体效能: Z = 3.44 ($P = .0006$)

比值比 M-H, 随机, 95% CI：0.01　0.1　1　10　100；倾向于 [No Bridge]　倾向于 [Bridge]

图 8.5　房颤患者的肝素桥接治疗（From Ayoub，Nairooz R，Almomani A，Marji M，Paydak H，Maskoun W. Perioperative heparin bridging in atrial fibrillation patients requiring temporary interruption of anticoagulation：evidence from meta-analysis. J Stroke Cerebrovasc Dis. 2016；20（9）：2215-2221.）

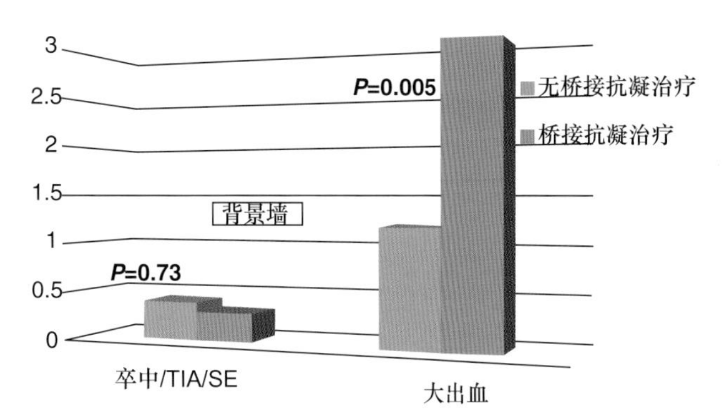

图 8.6　BRIDGE 试验。SE，系统性栓塞；TIA，短暂性脑缺血发作（Adapted from Douketis JD，Spyropoulos AC，Kaatz S，et al. Perioperative bridging anticoagulation in patients with atrial fibrillation. N Engl J Med. 2015：373：823-833.）

华法林

与 DOACs 相比，华法林的半衰期更长（36～42 h），因此术前需要更长时间代谢清除，并在术后重启抗凝后需要更长时间达到治疗浓度。因此对于 TE 风险更高、围手术期出血风险更低的患者，可能需要采用肠外桥接抗凝治疗（表 8.2 与表 8.4）。

对于那些围手术期 TE 低风险（$CHADS_2$ 评分≤ 2 分，CHA_2DS_2-VASc 评分≤ 4 分，既往无 TIA、卒中或系统性栓塞病史）的患者，大多数情况下不需要肠外桥接抗凝[1, 17]。

对于围手术期 TE 中风险的患者（$CHADS_2$ 评分≥ 3～4 分，CHA_2DS_2-VASc 评分 5～6 分，或既往 TIA、卒中或系统性栓塞 3 个月以上病史），是否需要肠外桥接抗凝治疗尚不清楚[1, 17]。2017 年 ACC 专家共识应用围手术期出血风险，建议中度 TE 风险但围手术期出血风险更高的患者不要使用桥接抗凝治疗。对于无明显出血风险但有 TIA、卒中或系统性栓塞病史的患者，可考虑桥接抗凝治疗。对于无 TIA、卒中或系统性栓塞病史的患者，不建议使用桥接抗凝治疗[17]。

对于 TE 高风险的患者（$CHADS_2$ 评分≥ 5 分，CHA_2DS_2-VASc 评分≥ 7 分，或最近 3 个月内 TIA、卒中或系统性栓塞病史），桥接抗凝治疗可能十分必要[1, 17]。理想情况下，对于最近（3 个月内）发生 TE 并正进行择期手术的患者，应考虑推迟择期手术至 TE 事件 3 个月后[1, 17]（图 8.7）。

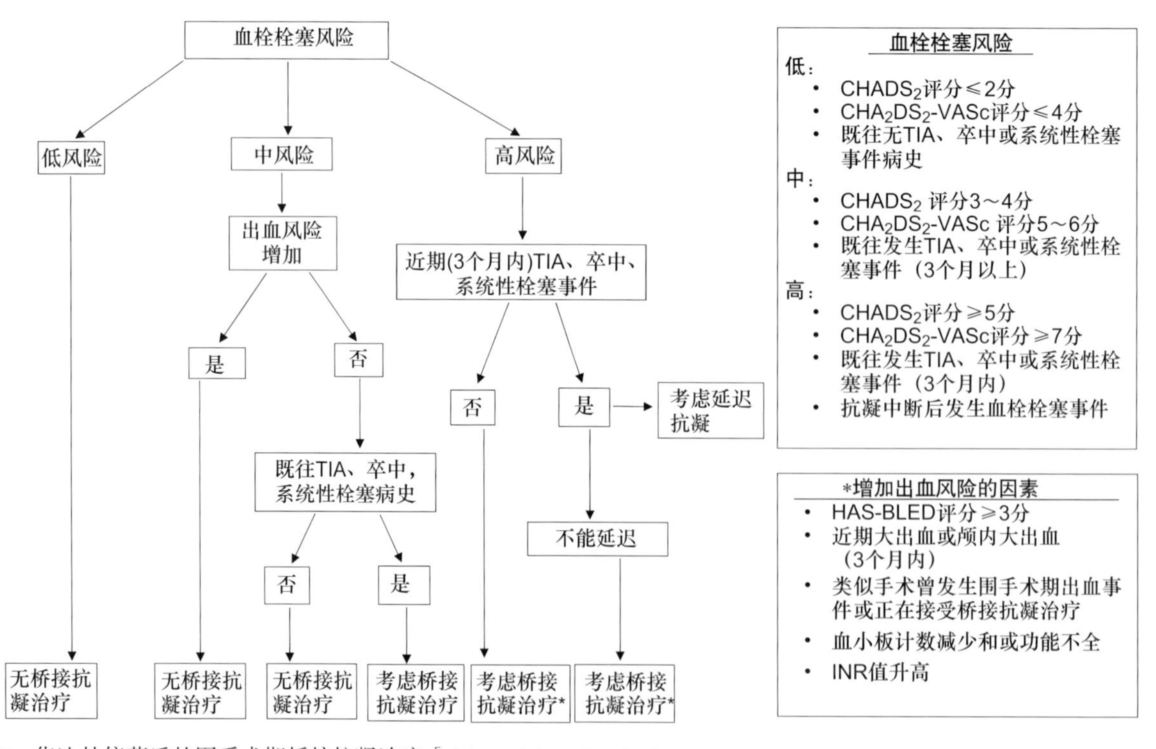

图 8.7　华法林停药后的围手术期桥接抗凝治疗［Adapted from Douketis J，Spyropoulos AC，Spencer FA，et al. Perioperative management of antithrombotic therapy：antithrombotic therapy and prevention of thrombosis，9th ed：American College of Chest Physicians Evidence-based Clinical Practice Guidelines. Chest. 2012；141（2 suppl.）：e326S-e350S；Doherty JU，Gluckman TJ，Hucker WJ，et al. 2017 ACC Expert consensus decision pathway for periprocedural management of anticoagulation in patients with nonvalvular atrial fibrillation. A report of the American College of Cardiology clinical expert consensus document task force. J Am Coll Cardiol. 2017；69（7）：871-898.］

桥接抗凝的建议

当决定开始围手术期桥接抗凝时，需要做出的其他决定包括：①使用何种桥接抗凝药物（以及多大剂量）；②何时开始及终止术前和③术后桥接抗凝。

截至目前，肠外抗凝药物、给药方案，或围手术期开始或停止时间都没有最佳方案。最常用低分子肝素或普通肝素。低分子肝素的应用更简易，不需实验室监测。静脉用药价格较低，不需因肾功能不全而调整剂量，而且更容易恢复。当肌酐清除低于 30 ml/min 时，最好静脉输注普通肝素[1, 17]。

最常用的治疗（全剂量）为不经肠道用药。典型治疗方案是：LMWHs 依诺肝素每 12 h 皮下注射 1 mg/kg，达肝素钠每 12 h 皮下注射 100 U/kg（是严重肾功能不全患者的双倍剂量）和静脉输注普通肝素达到活化部分凝血活酶时间（aPTT）为对照组的 1.5 ～ 2.0 倍。虽然治疗性肠外抗凝是最常见的治疗方案，但已提出可供选择的桥接抗凝方案，包括以下：

- 低剂量（预防性）
  - 最常用的术后预防静脉血栓栓塞方案
  - 依诺肝素，每日皮下注射 40 mg
    达肝素钠，每日皮下注射 5000 单位
    普通肝素，每日 2 次皮下注射 5000 ～ 7000 单位
- 中间剂量
  - 依诺肝素，每日 2 次皮下注射 40 mg

达肝素钠，每日 2 次皮下注射 5000 单位[1]

可在停用香豆素 24 h 或更长时间后开始肠外桥接抗凝治疗，一般在 INR 低于治疗作用范围时（通常为非瓣膜性房颤患者 INR ＜ 2 时）[1]。

ACCP 和 ACC 均推荐术前 4 ～ 6 h 使用普通肝素，术前 24 h 使用低分子肝素（如果肾功能不全可能需要延长超过 24 h）。临床需要时，可以通过 aPTT 评估 UFH 残余抗凝作用，通过抗因子Ⅹa 水平评估低分子肝素的残余抗凝作用[1, 17]。

由于目前证据显示桥接抗凝治疗增加围手术期出血的风险，并未明显改善 TE 风险，所以似乎对大多数患者都可以保守应用桥接抗凝治疗。

术后重启桥接抗凝治疗

影响术后出血风险的因素包括：①重启桥接抗凝治疗的时间；②抗凝药物的种类与抗凝方案；③手术过程（及术中发现）；④手术并发症[1]。

启动术后抗凝时，必须考虑术后止血、患者某些临床特征（如近期出血史、血小板功能异常、抗血小板药物使用等）以及出现严重术后出血的临床后果[1, 17]。

对于那些因桥接抗凝而降低 TE 风险的，获益大于术后出血风险的患者，ACCP 和 ACC 同样建议恢复术后桥接抗凝治疗。一旦术后充分止血，并减少可能增加术后出血风险的因素，可以合理考虑在非高出血风险的术后 24 h 和高出血风险的术后 48 ～ 72 h 恢复低分子肝素或普通肝素的治疗剂量[1, 17]（表 8.6）。

术后重启 DOAC

由于将在接受首次全剂量 DOAC 后 4 h 内实现治疗性抗凝，因此指导术后重启 DOAC 的原则与重

表 8.6　术后重启抗凝

抗凝剂	手术出血风险	术后开始启用抗凝时间
LMWH		
• 依诺肝素 1 mg/kg 经皮每 12 h[a]	低风险	≥ 24 h[b]
• 达肝素钠 100 U/kg 经皮每 12 h[a]	高风险	≥ 48 ～ 72 h[b]
UFH		
• aPTT 是对照组 aPTT 的 1.5 ～ 2.0 倍	低风险	≥ 24 h[b]
	高风险	≥ 48 ～ 72 h[b]
DOAC	低风险	≥ 24 h[b]
	高风险	≥ 48 ～ 2 h[b]
华法林	低风险	12 ～ 24 h[b, c]
• 通常为术前治疗剂量	高风险	12 ～ 24 h[b, c]

aPTT，活化部分凝血活酶时间；CrCl，肌酐清除率；DOAC，直接口服抗凝剂；LMWH，低分子肝素；UFH，普通肝素。

[a] 因严重肾功能不全而调整剂量（CrCl ＜ 30 ml/min 时考虑使用 UFH）。

[b] 术后止血良好，已纠正增加术后出血危险因素。

[c] 考虑对术后高 TE 风险和低出血风险的患者进行桥接抗凝治疗，直到 INR 达到治疗范围内。

Adapted from Douketis J，Spyropoulos AC，Spencer FA，et al. Perioperative management of antithrombotic therapy：antithrombotic therapy and prevention of thrombosis，9th ed：American College of Chest Physicians Evidence-based Clinical Practice Guidelines. Chest. 2012；141（2 suppl.）：e326S-e350S；Doherty JU，Gluckman TJ，Hucker WJ，et al. 2017 ACC Expert consensus decision pathway for periprocedural management of anticoagulation in patients with nonvalvular atrial fibrillation. A report of the American College of Cardiology clinical expert consensus document task force. J Am Coll Cardiol. 2017；69（7）：871-898.

启低分子肝素和普通肝素桥接抗凝的原则相似。一旦术后充分止血，并解决可能增加术后出血风险的因素，在非高出血风险的术后 24 h 和高出血风险的手术后 48 ～ 72 h 恢复 DOAC 治疗是合理的[17]。由于首次全剂量 DOAC 给药后迅速发挥抗凝作用，所以一般不需要桥接抗凝治疗。但尚未很好研究术后 DOAC 减少的给药剂量（表 8.6）。

术后重启华法林

ACCP 和 ACC 对于有创操作或外科手术后患者恢复使用华法林也有类似的建议。一旦止血充分，可在术后 12 ～ 24 h 恢复使用华法林，一般按照患者术前常用治疗剂量使用。达到 INR ≥ 2 通常需要 5 ～ 7 天。达到治疗范围 INR 值前，可考虑对术后存在 TE 高风险和出血低风险的患者进行桥接抗凝治疗[1, 17]（表 8.6）。

总结

医生经常对正在接受口服抗凝剂治疗的房颤患者实施有创操作或外科手术，以降低患者卒中风险。手术进行前必须决定术前是否停止抗凝，如果是，则决定是否开始肠外桥接抗凝治疗。这些基本治疗决策必须在抗凝临时中断期间平衡围手术期出血风险和血栓栓塞风险。当血栓栓塞风险高的患者需要进行高出血风险的有创治疗操作或外科手术时，做出这些决定最具有挑战性。

应用 $CHADS_2$ 和 CHA_2DS_2-VASc 评分和患者病史可评估临时中断抗凝期间的血栓栓塞发生风险。$CHADS_2$ 和 CHA_2DS_2-VASc 评分高，近期 TIA/ 卒中病史，风湿性心脏瓣膜性疾病，既往围手术期抗凝中断期间发生 TE 病史，提示血栓栓塞风险增加。

围手术期出血风险必须考虑可能增加出血风险的患者相关因素、手术相关出血风险以及一旦出血的临床后果。HAS-BLED 评分有助于明确可能增加围手术期出血风险的患者相关危险因素。许多手术出血风险低，可在患者充分抗凝的情况下进行。

对于大多数患者而言，一般应避免肠外桥接抗凝治疗。短暂中断抗凝治疗且手术出血风险低时，血栓栓塞发生风险高的患者，需要额外手术操作或延长无抗凝时间的患者以及术后不能口服抗凝剂的患者，可以从肠外桥接抗凝治疗中获益。

与华法林相比，因 DOACs 半衰期较短，起效更快，越来越多的医生开具 DOACs 药物处方，这通常使需要接受侵入性手术的口服抗凝治疗的患者做出决策不那么困难。

参考文献

1. Douketis J, Spyropoulos AC, Spencer FA, et al. Perioperative management of antithrombotic therapy: antithrombotic therapy and prevention of thrombosis, 9th ed: American College of chest Physicians evidence-based clinical practice guidelines. *Chest*. 2012;141(2 suppl): e326S–e350S.
2. Steinberg BA, Peterson ED, Kim S, et al. Outcomes registry for better informed treatment of atrial fibrillation (ORBIT-AF) investigators and patients. *Circulation*. 2015; 131:488–494.
3. Garcia DA, Regan S, Henault LE, et al. Risk of thromboembolism with short-term interruption of warfarin therapy. *Arch Int Med*. 2008;168(1):63–69.
4. Rechenmacher SJ, Fang JC. Bridging anticoagulation primum non nocere. *J Am Coll Cardiol*. 2015;66:1392–1403.
5. Baron TH, Kamath PS, McBane RD. Management of antithrombotic therapy in patients undergoing invasive procedures. *N Engl J Med*. 2013;368(22):2113–2124.
6. Douketis JD, Spyropoulos AC, Kaatz S, et al. Perioperative bridging anticoagulation in patients with atrial fibrillation. *N Engl J Med*. 2015;373:823–833.
7. Cannegieter SC, Rosendaal FR, Briet E. Thromboembolic and bleeding complications in patients with mechanical heart valve prostheses. *Circulation*. 1994;89:635–641.
8. Cannegieter SC, Rosendaal FR, Wintzen AR, et al. Optimal oral anticoagulant therapy in patients with mechanical heart valves. *N Engl J Med*. 1995;333:11–17.
9. Kearon C, Hirsh J. Management of anticoagulation before and after elective surgery. *N Engl J Med*. 1997;336: 1506–1511.
10. Salem DN, Daudelin DH, Levine H, et al. Antithrombotic therapy in valvular heart disease. *Chest*. 2001;119: 207S–218S.
11. Gage BF, Waterman AD, Shannon W, et al. Validation of clinical classification schemes for predicting stroke: results from the national registry of atrial fibrillation. *J Am Med Assoc*. 2001;285(22):2864–2870.
12. Flaker G, Theriot P, Binder L, et al. A survey of the management of periprocedural anticoagulation in contemporary practice. *J Am Coll Cardiol*. 2016;68:217–226.
13. January CT, Wann LS, Alpert JS, et al. 2014 AHA/ACC/HRS guideline for the management of patients with atrial fibrillation: executive summary. *J Am Coll Cardiol*. 2014;64:2246–2280.
14. Healey JS, Eikelboom J, Douketis J, et al. Periprocedural bleeding and thromboembolic events with dabigatran compared with warfarin. *Circulation*. 2012;126:343–348.
15. Sherwood MW, Douketis JD, Patel MR, et al. Outcomes of temporary interruption of rivaroxaban compared with warfarin in patients with nonvalvular atrial fibrillation. *Circulation*. 2014;129(18):1850–1859.
16. Garcia D, Alexander JH, Wallentin L, et al. Management and clinical outcomes in patients treated with

apixaban vs. warfarin undergoing procedures. *Blood*. 2014;124(25):3692–3698.

17. Doherty JU, Gluckman TJ, Hucker WJ, et al. 2017 ACC Expert concensus decision pathway for periprocedural management of anticoagulation in patients with nonvalvular atrial fibrillation. A report of the American College of Cardiology clinical expert consensus document task force. *J Am Coll Cardiol*. 2017;69(7):871–898.
18. Mehran R, Rao SV, Bhatt DL, et al. Standardized bleeding definitions for cardiovascular clinical trials. *Circulation*. 2011;123:2736–2747.
19. Omran H, Bauersachs R, Rübenacker S, Goss F, Hammerstingl C. The HAS-BLED score predicts bleedings during bridging of chronic oral anticoagulation. *Thromb Haemost*. 2012;108:65–73.
20. Pisters R, Lane DA, Nieuwlaat R, de Vos CB, Crijns HJGM, Lip GYH. A novel user-friendly score to assess 1-year risk of major bleeding in patients with atrial fibrillation. *Chest*. 2010;138(5):1093–1100.
21. Spyropoulos AC, Douketis JD. How I treat anticoagulated patients undergoing an elective procedure or surgery. *Blood*. 2012;120(15):2954–2962.
22. Liew A, Douketis J. Perioperative management of patients who are receiving a novel oral anticoagulant. *Intern Emerg Med*. 2013;8:477–484.
23. Heidbuchel H, Verhamme P, Alings M, et al. European heart rhythm association practical guide on the use of new oral anticoagulants in patients with non-valvular atrial fibrillation. Antithrombotic therapy and prevention of thrombosis, 9th ed: American College of Chest physicians evidence-based clinical practice guidelines. *Europace*. 2013;15:625–651.
24. Birnie DH, Healey JS, Wells GA, et al. Pacemaker or defibrillator surgery without interruption of anticoagulation. *N Engl J Med*. 2013;368:2084–2093.
25. Coyle D, Coyle K, Essebag V, et al. Cost effectiveness of continued-warfarin versus heparin-bridging therapy during pacemaker and defibrillator surgery. *J Am Coll Cardiol*. 2015;65:957.
26. Cheng A, Nazarian S, Brinker JA, et al. Continuation of warfarin during pacemaker or implantable cardioverter-defibrillator implantation: a randomized clinical trial. *Heart Rhythm*. 2011;8:536–540.
27. Bajkin BV, Popovic SL, Selakovic SD. Randomized, prospective trial comparing bridging therapy using low-molecular-weight heparin with maintenance of oral anticoagulation during extraction of teeth. *J Oral Maxillfac Surg*. 2009;67:990–995.
28. Katz J, Feldman MA, Bass EB, et al. Study of medical testing for cataract surgery team. Risks and benefits of anticoagulant and antiplatelet medication use before cataract surgery. *Ophthalmology*. 2003;110:1784–1788.
29. Beyer-Westendorf J, Gelbricht V, Forster K, et al. Peri-interventional management of novel oral anticoagulants in daily care: results from the prospective Dresden NOAC registry. *Eur Heart J*. 2014;35:188–196.
30. Ufer M. Comparative pharmacokinetics of vitamin K antagonists: warfarin, phenprocoumon and acenocoumarol. *Clin Pharmacokinet*. 2005;44(12):1227–1246.
31. Hylek EM, Regan S, Go AS, Hughes RA, Singer DE, Skates SJ. Clinical predictors of prolonged delay in return of the international normalized ratio to within the therapeutic range after excessive anticoagulation with warfarin. *Ann Intern Med*. 2001;135:393–400.
32. Heidbuchel H, Verhamme P, Alings M, et al. Updated European Heart Rhythm Association practical guide on the use of non-vitamin K antagonist anticoagulants in patients with non-valvular atrial fibrillation. *Europace*. 2015;17:1467–1507.
33. Dubois V, Dincq AS, Douxfils J, et al. Perioperative management of patients on direct oral anticoagulants. *Thromb J*. 2017;15:14.
34. Narouze S, Benzon HT, Provenzano DA, et al. Interventional spine and pain procedures in patients on antiplatelet and anticoagulant medications: guidelines from the American society of regional anesthesia and pain medicine, the European society of regional anaesthesia and pain therapy, the American academy of pain medicine, the international neuromodulation society, and the World Institute of Pain. *Reg Anesth Pain Med*. 2015;40:182–212.
35. Albaladejo, Bonhomme F, Blais N, et al. Management of direct oral anticoagulants in patients undergoing elective surgeries and invasive procedures: updated guidelines from the French Working Group on Perioperative Hemostasis (GIHP) – September 2015. *Anaesth Crit Care Pain Med*. 2017;36:73–76.
36. Siegal D, Yudin J, Kaatz S, et al. Periprocedural heparin bridging in patients receiving vitamin K antagonists: systematic review and meta-analysis of bleeding and thromboembolic rates. *Circulation*. 2012;126:1630–1639.
37. Ayoub K, Nairooz R, Almomani A, Marji M, Paydak H, Maskoun W. Perioperative heparin bridging in atrial fibrillation patients requiring temporary interruption of anticoagulation: evidence from meta-analysis. *J Stroke Cerebrovasc Dis*. 2016;20(9):2215–2221.
38. Bristol-Myers Squibb Company, Pfizer Inc. *Apixaban Prescribing Information*. 2012. Available at: http://www.accessdata.fda.gov/drugsatfda_doc/label/2012/2012155s000lbl.pdf.
39. Bayer Healthcare, Janssen Pharmaceuticals, Inc. *Rivaroxaban Prescribing Information*. 2013. Available at: http://www.accessdata.fda.gov/drugsatfda_docs/label/2013/022106s004lbl.pdf.

第九章

特殊情况：心脏复律的抗凝治疗

CHAD WARD，MD • MICHAEL C. GIUDICI，MD，FACC，FACP，FHRS
梁燕　谷云飞　译

心脏复律前抗凝

目前推荐所有持续 48 h 以上或持续时间不明的房颤患者在心脏复律前接受抗凝治疗。根据 2014 年 AHA/ACC/HRS 心房颤动患者管理指南[1]，持续 48 h 以上或持续时间不明的房颤患者，在心脏复律前至少进行 3 周抗凝治疗（Ⅰ类推荐）。这个推荐无论患者 CHA_2DS_2-VASc 评分如何，也无论采用何种复律方法（药物复律或电复律）。研究发现，心脏复律后第一个月内，血栓栓塞发生率为 1% ～ 5%[3-5]。一项纳入 572 例心脏电复律患者的非随机回顾性研究中，抗凝治疗使心脏复律患者血栓栓塞并发症的发生率从 4% 降至 0.67%[2]。

心脏复律前进行抗凝治疗的原理是房颤患者心房血栓的风险增加。一项研究报道称，短时间房颤患者中经食管超声心动图（transesophageal echocardiography，TEE）可发现 13% 存在心房血栓[6]。大量证据表明左心耳是血栓形成的主要部位[7-9]。但是，如果未达到治疗性抗凝的效果，持续时间不同的房颤（阵发性、持续性或永久性）均可发生血栓栓塞[10]。

心房血栓形成风险增高的因素包括二尖瓣狭窄、左心室收缩功能障碍、左心房或左心耳扩张以及自发性回声[11]。抗凝治疗导致的血栓消退可降低栓塞和卒中事件的发生风险[12]。Collins 等对心脏复律前接受华法林抗凝 4 周的非风湿性心房颤动患者进行随访（图 9.1），连续 TEE 结果表明抗凝 4 周后 90% 的心房血栓消失，且未发现新发血栓[13]。研究期间无患者发生血栓栓塞事件。因此推断心脏复律前抗凝获益的机制是血栓消退和预防

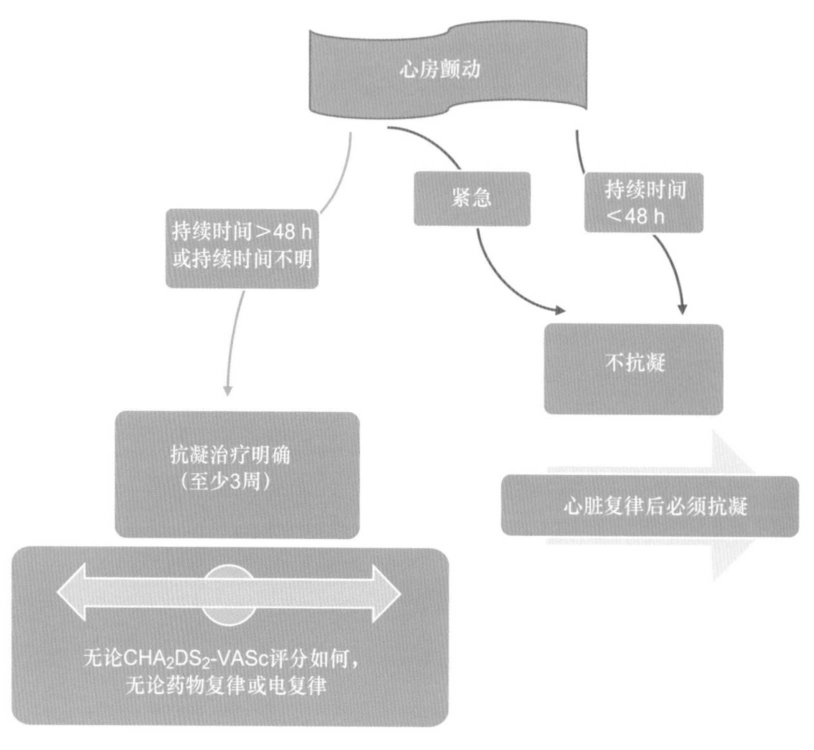

图 9.1　心脏复律前的抗凝治疗

新的血栓形成，而非稳定血栓。

已经发现心脏复律后短时间内栓塞并发症的发生风险最高（图 9.2）。多发生于复律后 10 天内，以及心脏复律前未行适当抗凝治疗的患者[14]。糖尿病和高血压是心脏复律后早期栓塞的独立危险因素。心脏复律前抗凝 4 周的患者血栓栓塞风险明显降低。

心脏复律前无需抗凝的情况极少。当血流动力学不稳定时，无论既往是否抗凝均应紧急心脏复律。这种情况下，应尽快启动抗凝治疗并持续至心脏复律后 4 周[1]。心脏复律前可以不进行抗凝治疗的另外一种情况是房颤持续时间明确小于 24 h 且患者血栓栓塞风险较低。

但是，最近的研究对持续时间不足 48 h 的心房颤动进行心脏复律的安全性进行了调查。芬兰心脏复律研究重点关注进行心脏复律的急性房颤患者，以明确其血栓栓塞并发症的发生率和危险因素。该研究对 5000 多例持续时间不足 48 h 的房颤患者进行心脏复律。研究结论指出，通常急性房颤复律后发生血栓栓塞事件的风险较低。但是，具有常规血栓栓塞危险因素的患者需要进行围复律期抗凝治疗[15]。

不同专业机构制定的指南略有差异。2014 AHA/ACC/HRS 指南指出，存在高危因素（如二尖瓣狭窄和既往血栓栓塞史）的患者需要考虑长期抗凝治疗。心脏复律前抗凝治疗决策的启动应基于 CHA_2DS_2-VASc 风险评分[1]。欧洲心脏病学会推荐心脏复律前静脉输注普通肝素，继之皮下注射低分子肝素（low molecular weight heparin，LMWH）。复律后应立即给予口服抗凝治疗，对于 $CHADS_2$ 或 CHA_2DS_2-VASc 评分卒中风险较高的患者，抗凝治疗应持续终身（图 9.1）[16]。

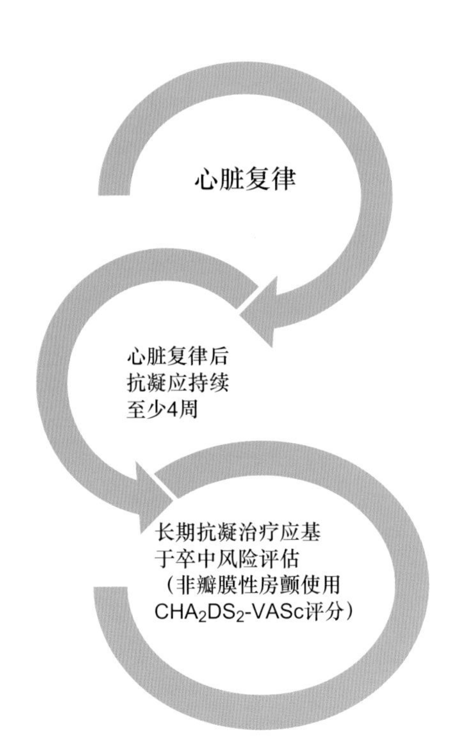

图 9.2　复律后抗凝

经食管超声心动图的作用

指南提出心脏复律前进行 TEE 检查，如果未发现左心房血栓，则进行心脏复律（Ⅱa 类推荐）[1]。有房颤症状且不能耐受 3 ～ 4 周抗凝治疗的患者可以考虑这种方法。担心复律前抗凝引起出血并发症的患者也可考虑。此外，延迟复律恶化心房电重构[17]。导致转复窦性心律更加困难，这是考虑行 TEE 和紧急复律的另一原因[18]。X-VeRT 试验比较了利伐沙班和 VKA 在心脏复律前后的有效性，将患者分为早期复律组（随机分组后 1 ～ 5 天）和延迟复律组（随机分组后 3 ～ 8 周）。早期复律组的心脏复律成功率与延迟复律组相似。但是，非常重要的是我们要注意其研究设计：其早期或延迟复律取决于地方研究者。此外，基线特征并未显示两组间房颤持续时间存在差异。

ACUTE 研究（经食管超声心动图评估心脏复律）是一项多中心、随机、前瞻性临床研究，纳入 1222 例患者，以确定 TEE 指导下的治疗与常规抗凝治疗 3 周相比是否存在差异。数据显示两个治疗组之间的栓塞事件发生率无显著差异[19]。TEE 将平均心脏复律时间从 31 天减至 3 天。而且，TEE 组 6 个月的窦性心律比例明显更高。基于此结果可以得出，TEE 指导的抗凝复律是常规策略的有效替代方案。

应在 TEE 前启动抗凝，持续至进行电复律，并在复律后维持 4 周。TEE 后至心脏复律前必须抗凝，因为 TEE 操作后可能会形成新的血栓。对于未进行抗凝治疗的患者，尽管 TEE 表明心房无血栓，但栓塞风险仍然存在[20]。

有血栓栓塞来源或自发回声显影证据的患者的管理存在一个非常重要的问题。AHA/ACC/HRS 指南建议，如果 TEE 发现血栓，则必须推迟心脏复律，并进行 3 ～ 4 周抗凝治疗。之后再次复查

TEE：如果血栓仍然存在，则应考虑其他策略，如控制心率和抗凝治疗[1]。该建议源自一项研究结果，该研究通过 TEE 对 174 例左心房血栓患者进行随访。经过中位抗凝期 47 天，80% 的血栓消退。该研究提示短期抗凝可达到较高的血栓消退率，但不能代替随访期间的 TEE 检查。此外，该研究还提示延长抗凝治疗时间的获益有限[21]。关于超声自发显影与心脏复律相关的文献资料较少。但是，一项研究发现，房颤患者出现自发性回声时，脑栓塞和（或）死亡的发生率为 22%[22]。因此可以推断，自发回声显影与可见性血栓的风险相似，如果出现应避免行心脏复律。

直接口服抗凝剂

近年来，直接口服抗凝剂（direct oral anticoagulant，DOAC）的使用越来越普遍[23]。最近的研究，包括一项纳入 60 000 多名患者的大规模观察性队列研究比较了 DOAC 和华法林的安全性和有效性（表 9.1）[24]。二者的缺血性卒中发生率无明显差异。但是，与华法林相比，阿哌沙班和达比加群的死亡率和大出血发生率明显降低。

在心脏复律前 3 周应用 DOAC 如达比加群、利伐沙班或阿哌沙班为Ⅱa 类推荐[25-27]。长期抗凝治疗的随机评估试验（RE-LY）在 18 000 多名患者中比较了达比加群与华法林的疗效。该研究提供了达比加群在预防慢性血栓栓塞和卒中方面优于华法林的证据。此外，达比加群复律后 30 天内的大出血风险与华法林相当[25]。许多团队强调心脏复律前对接受 DOAC 的患者进行 TEE 检查。而 RE-LY 研究显示，与未行 TEE 相比，口服达比加群的患者心脏复律前进行 TEE 并不能降低风险。

X-VeRT 试验是第一个在房颤电复律患者中比较利伐沙班和 VKA 的前瞻性随机试验。该研究发现两组间安全性（大出血）和有效性（卒中、短暂性脑缺血发作、外周血管栓塞、心肌梗死和心血管死亡）无差异。但重要的是，利伐沙班与 VKA 相比可显著缩短心脏复律时间[28]。

指南推荐血栓栓塞高风险的患者（机械瓣膜，CHA_2DS_2-VASc 评分 ≥ 2）在复律前接受静脉输注普通肝素或 LMWH，或 DOAC，并在复律后进行长期抗凝。如果选择华法林，则继续应用普通肝素或 LMWH，直至 INR 水平达标。但是，使用 DOACs 的患者通常不需要应用普通肝素或 LMWH。AHA/ACC/HRS 指南指出，与华法林相比，DOACs 的抗凝作用起效迅速。此外，由于起效快，故启动时不需要肠道外桥接抗凝[1]。X-VeRT 研究中可见相应治疗方案，随机分配到利伐沙班组的患者停止应用既往所有抗凝治疗，在心脏复律前至少 4 h 开始应用利伐沙班[28]。

对 ROCKET AF（利伐沙班每日一次口服对比华法林预防卒中及栓塞试验）研究中接受心脏复律的患者进行亚组分析，服用利伐沙班和华法林的患者心脏复律后长期卒中发生率或生存率无差异[26]。ARISTOTLE 研究（阿哌沙班减少心房颤动患者卒中及其他血栓栓塞事件研究）中服用华法林和

表 9.1 房颤患者直接口服抗凝剂的安全性和有效性研究

研究名称	直接口服抗凝剂类型	样本量（患者）	研究结论
达比加群和华法林在房颤患者治疗中的比较：对复律患者的分析（来自 RE-LY 试验）	达比加群	1270	达比加群复律后 30 天内卒中和大出血发生率与经或不经 TEE 指导的华法林相似
利伐沙班和 VKA 在房颤复律中的比较（X-VeRT）	利伐沙班	1504	与 VKA 相比，大出血和卒中、TIA、外周血栓栓塞、MI 和心血管死亡发生率相似。利伐沙班可缩短心脏复律时间
ROCKET AF 研究中接受利伐沙班和华法林的患者心脏复律和房颤消融后的结局比较	利伐沙班	321	利伐沙班与华法林相比，长期卒中发生率或心脏复律后的生存率无差异
阿哌沙班在房颤患者复律后的有效性和安全性：ARISTOTLE 试验结果	阿哌沙班	540	房颤复律后接受华法林和阿哌沙班的心血管事件发生率相似

MI，心肌梗死；TEE，经食管超声心动图；TIA，短暂性脑缺血发作；VKA，维生素 K 拮抗剂。

阿哌沙班的心房颤动患者复律后心血管事件发生率相似[27]。因此，证据支持选择常用的DOACs（达比加群、利伐沙班或阿哌沙班）作为心脏复律前后华法林抗凝的替代方案。这类抗凝药物的好处在于其不需要连续实验室监测。此外，改变饮食和调整剂量（华法林可能需要数周确定）并非影响因素。延迟复律偶尔发生在服用华法林的患者INR不达标时，而只要患者依从性较好且没有漏服DOAC，就无需延迟复律。

心脏复律后抗凝治疗

2014 AHA/ACC/HRS房颤管理指南提出，长期抗凝治疗应该根据卒中风险（非瓣膜性房颤患者使用CHA_2DS_2-VASc）决定。心房颤动的持续时间并不影响决策过程。心脏复律后抗凝治疗是由于心房顿抑，房颤复发频繁以及复律后出现高凝状态等。

心房顿抑现象是心脏复律后出现短暂心房收缩功能障碍的结果，可持续长达4周，直至心房机械功能完全恢复[29]。Manning等通过心脏复律后脉冲多普勒超声心动图检查证实心房功能恢复至正常水平需要3周。证据显示，房颤持续时间与左房收缩功能障碍的持续时间存在正相关[30]。

对于不足2周的房颤，心房功能在24 h内恢复。持续2～6周的房颤需要1周才能恢复正常的心房功能。持续时间更久的房颤需1个月恢复心房功能。左房收缩功能可降低至峰值状态的75%，伴随左心耳血流速度下降。

心脏复律后心房顿抑（图9.2）的机制是心动过速诱导的心房心肌病，由细胞的钙调节功能受损所致[31-33]。无论何种复律方法，自然转复、电复律或药物复律，均可致左心耳功能下降。一项研究发现，电复律患者比自然转复或药物复律发生顿抑更多见。但是，电击能量和顿抑程度之间尚未发现联系[34]。心脏复律失败不会引起与成功复律相同的心房功能障碍[35]。

更多支持转复窦律后抗凝的证据来自报道的心脏复律后心房颤动的高复发率。对接受植入式监测设备的患者进行长期随访发现，尽管接受了优化抗心律失常治疗，但仍有88%的患者通过储存心电图发现房颤复发[36]。这些患者中一半以上的房颤持续时间超过48 h，如前文所述，此类患者栓塞风险较高。

正如我们所讨论的，房颤复律后，不仅心房顿抑使患者发生栓塞事件的风险增加，心脏复律还会导致高凝状态[37]。Oltrona等发现药物复律后血浆凝血酶-抗凝血酶复合物（一种血栓形成的标志物）水平升高。另一项研究中检测了血浆纤维蛋白D-二聚体（血栓形成的标志）和血浆纤维蛋白原（与卒中和血栓栓塞有关）水平。研究人员发现，心房颤动本身是导致高凝状态的原因，而心脏复律对凝血相关标志物浓度无明显影响。在这项研究中，心脏复律前服用华法林组患者的凝血指标更低，表明华法林在心脏复律过程中可预防血栓栓塞形成[38]。

总结

持续超过48 h或持续时间不明的房颤，无论CHA_2DS_2-VASc评分如何，无论药物复律或电复律，均应在复律前抗凝治疗至少3周。心脏复律前进行抗凝治疗的原因是房颤导致心房血栓风险增加。增加心房血栓形成的因素包括二尖瓣狭窄、左室收缩功能障碍和左心房或左心耳扩大。复律后短期内栓塞并发症发生率最高。心脏复律前可不抗凝治疗的两种情况分别是因血流动力学不稳定而进行紧急复律，以及房颤持续时间明确少于48 h且患者血栓栓塞风险低。这种情况下，应尽快启动抗凝并在心脏复律后持续4周。

如果未发现左心房血栓，指南允许在TEE后进行心脏复律。该方法适用于有症状的房颤患者不能耐受3周抗凝治疗，或者担心抗凝引起的出血并发症。

近年来，新型口服抗凝剂的应用日益普遍。大规模研究数据表明其安全性和有效性优于华法林。心脏复律前应用DOACs如达比加群、利伐沙班或阿哌沙班抗凝3周为Ⅱa类推荐。无需连续实验室检测，调整剂量以及改变饮食，这是与华法林相比，新型口服抗凝剂的重要优势。

心脏复律后应至少继续抗凝治疗4周。复律后长期抗凝治疗应基于卒中风险的评估。复律后抗凝治疗的理论基础是出现心房顿抑，频繁复发心房颤动以及复律后高凝状态。

参考文献

1. January CT, Wann LS, Alpert JS, et al. 2014 AHA/ACC/HRS guideline for the management of patients with atrial fibrillation: executive summary: a report of the American College of Cardiology/American Heart Association Task Force on practice guidelines and the Heart Rhythm Society. *Circulation*. 2014;130(23):2071–2104.
2. Gallagher MM, Hennessy BJ, Edvardsson N, et al. Embolic complications of direct current cardioversion of atrial arrhythmias: association with low intensity of anticoagulation at the time of cardioversion. *J Am Coll Cardiol*. 2002;40(5):926–933.
3. Hall JI, Wood DR. Factors affecting cardioversion of atrial arrhythmias with special reference to quinidine. *Br Heart J*. 1968;30(1):84–90.
4. Korsgren M, Leskinen E, Peterhoff V, Bradley E, Varnauskas E. Conversion of atrial arrhythmias with DC shock: primary results and a follow-up investigation. *Acta Med Scand Suppl*. 1965;(suppl 431):1–40.
5. Oram S, Davies JP. Further experience of electrical conversion of atrial fibrillation to sinus rhythm: analysis of 100 patients. *Lancet*. 1964;1(7346):1294–1298.
6. Weigner MJ, Thomas LR, Patel U, et al. Early cardioversion of atrial fibrillation facilitated by transesophageal echocardiography: short-term safety and impact on maintenance of sinus rhythm at 1 year. *Am J Med*. 2001;110(9):694–702.
7. Blackshear JL, Odell JA. Appendage obliteration to reduce stroke in cardiac surgical patients with atrial fibrillation. *Ann Thorac Surg*. 1996;61(2):755–759.
8. Manning WJ, Silverman DI, Keighley CS, Oettgen P, Douglas PS. Transesophageal echocardiographically facilitated early cardioversion from atrial fibrillation using short-term anticoagulation: final results of a prospective 4.5-year study. *J Am Coll Cardiol*. 1995;25(6):1354–1361.
9. Tsai LM, Chen JH, Lin LJ, Yang YJ. Role of transesophageal echocardiography in detecting left atrial thrombus and spontaneous echo contrast in patients with mitral valve disease or non-rheumatic atrial fibrillation. *J Formos Med Assoc*. 1990;89(4):270–274.
10. Giudici MC, Abu-El-Haija B. Atrial fibrillation in common problems in cardiology. In: Chatterjee K, Vandenberg BF, eds; 2016:xiii. 319 pp.
11. Klein AL, Grimm RA, Murray RD, et al. Use of transesophageal echocardiography to guide cardioversion in patients with atrial fibrillation. *N Engl J Med*. 2001;344(19):1411–1420.
12. Pritchett EL. Management of atrial fibrillation. *N Engl J Med*. 1992;326(19):1264–1271.
13. Collins LJ, Silverman DI, Douglas PS, Manning WJ. Cardioversion of nonrheumatic atrial fibrillation. Reduced thromboembolic complications with 4 weeks of precardioversion anticoagulation are related to atrial thrombus resolution. *Circulation*. 1995;92(2):160–163.
14. Gentile F, Elhendy A, Khandheria BK, et al. Safety of electrical cardioversion in patients with atrial fibrillation. *Mayo Clin Proc*. 2002;77(9):897–904.
15. Airaksinen KE, Grönberg T, Nuotio I, et al. Thromboembolic complications after cardioversion of acute atrial fibrillation: the FinCV (Finnish CardioVersion) study. *J Am Coll Cardiol*. 2013;62(13):1187–1192.
16. European Heart Rhythm Association, European Association for Cardio-Thoracic Surgery, Camm AJ, et al. Guidelines for the management of atrial fibrillation: the Task Force for the Management of Atrial Fibrillation of the European Society of Cardiology (ESC). *Eur Heart J*. 2010;31(19):2369–2429.
17. Toso E, Blandino A, Sardi D, et al. Electrical cardioversion of persistent atrial fibrillation: acute and long-term results stratified according to arrhythmia duration. *Pacing Clin Electrophysiol*. 2012;35(9):1126–1134.
18. Abu-El-Haija B, Giudici MC. Predictors of long-term maintenance of normal sinus rhythm after successful electrical cardioversion. *Clin Cardiol*. 2014;37(6):381–385.
19. Klein AL, Grimm RA, Jasper SE, et al. Efficacy of transesophageal echocardiography-guided cardioversion of patients with atrial fibrillation at 6 months: a randomized controlled trial. *Am Heart J*. 2006;151(2):380–389.
20. Black IW, Fatkin D, Sagar KB, et al. Exclusion of atrial thrombus by transesophageal echocardiography does not preclude embolism after cardioversion of atrial fibrillation. A multicenter study. *Circulation*. 1994;89(6):2509–2513.
21. Jaber WA, Prior DL, Thamilarasan M, et al. Efficacy of anticoagulation in resolving left atrial and left atrial appendage thrombi: a transesophageal echocardiographic study. *Am Heart J*. 2000;140(1):150–156.
22. Bernhardt P, Schmidt H, Hammerstingl C, Lüderitz B, Omran H. Patients with atrial fibrillation and dense spontaneous echo contrast at high risk a prospective and serial follow-up over 12 months with transesophageal echocardiography and cerebral magnetic resonance imaging. *J Am Coll Cardiol*. 2005;45(11):1807–1812.
23. Barnes GD, Ageno W, Ansell J, et al. Recommendation on the nomenclature for oral anticoagulants: communication from the SSC of the ISTH. *J Thromb Haemost*. 2015;13(6):1154–1156.
24. Larsen TB, Larsen TB, Skjøth F, Nielsen PB, Kjældgaard JN, Lip GY. Comparative effectiveness and safety of non-vitamin K antagonist oral anticoagulants and warfarin in patients with atrial fibrillation: propensity weighted nationwide cohort study. *BMJ*. 2016;353:i3189.
25. Nagarakanti R, Ezekowitz MD, Oldgren J, et al. Dabigatran versus warfarin in patients with atrial fibrillation: an analysis of patients undergoing cardioversion. *Circulation*. 2011;123(2):131–136.
26. Piccini JP, Stevens SR, Lokhnygina Y, et al. Outcomes after cardioversion and atrial fibrillation ablation in patients treated with rivaroxaban and warfarin in the ROCKET AF trial. *J Am Coll Cardiol*. 2013;61(19):1998–2006.
27. Flaker G, Lopes RD, Al-Khatib SM, et al. Efficacy and safety of apixaban in patients after cardioversion for atrial fibrillation: insights from the ARISTOTLE trial (apixaban for reduction in stroke and other thromboembolic events in atrial fibrillation). *J Am Coll Cardiol*. 2014;63(11):1082–1087.
28. Cappato R, Ezekowitz MD, Klein AL, et al. Rivaroxaban vs. vitamin K antagonists for cardioversion in atrial fibrillation. *Eur Heart J*. 2014;35(47):3346–3355.
29. Manning WJ, Leeman DE, Gotch PJ, Come PC. Pulsed Doppler evaluation of atrial mechanical function after electrical cardioversion of atrial fibrillation. *J Am Coll Cardiol*. 1989;13(3):617–623.
30. Manning WJ, Silverman DI, Katz SE, et al. Impaired left atrial mechanical function after cardioversion: relation to the duration of atrial fibrillation. *J Am Coll Cardiol*.

1994;23(7):1535–1540.
31. Sun H, Gaspo R, Leblanc N, Nattel S. Cellular mechanisms of atrial contractile dysfunction caused by sustained atrial tachycardia. *Circulation*. 1998;98(7):719–727.
32. Schotten U, Ausma J, Stellbrink C, et al. Cellular mechanisms of depressed atrial contractility in patients with chronic atrial fibrillation. *Circulation*. 2001;103(5):691–698.
33. Sanders P, Morton JB, Morgan JG, et al. Reversal of atrial mechanical stunning after cardioversion of atrial arrhythmias: implications for the mechanisms of tachycardia-mediated atrial cardiomyopathy. *Circulation*. 2002;106(14):1806–1813.
34. Harjai K, Mobarek S, Abi-Samra F, et al. Mechanical dysfunction of the left atrium and the left atrial appendage following cardioversion of atrial fibrillation and its relation to total electrical energy used for cardioversion. *Am J Cardiol*. 1998;81(9):1125–1129.
35. Falcone RA, Morady F, Armstrong WF. Transesophageal echocardiographic evaluation of left atrial appendage function and spontaneous contrast formation after chemical or electrical cardioversion of atrial fibrillation. *Am J Cardiol*. 1996;78(4):435–439.
36. Israel CW, Grönefeld G, Ehrlich JR, Li YG, Hohnloser SH. Long-term risk of recurrent atrial fibrillation as documented by an implantable monitoring device: implications for optimal patient care. *J Am Coll Cardiol*. 2004;43(1):47–52.
37. Oltrona L, Broccolino M, Merlini PA, Spinola A, Pezzano A, Mannucci PM. Activation of the hemostatic mechanism after pharmacological cardioversion of acute nonvalvular atrial fibrillation. *Circulation*. 1997;95(8):2003–2006.
38. Lip GY, Rumley A, Dunn FG, Lowe GD. Plasma fibrinogen and fibrin D-dimer in patients with atrial fibrillation: effects of cardioversion to sinus rhythm. *Int J Cardiol*. 1995;51(3):245–251.

第十章

消融术的抗凝治疗

MICHAEL C. GIUDICI, MD, FACC, FACP, FHRS • BRIA GIACOMINO, DO
王鑫　刘彤　译

多年来，华法林是唯一用于具有缺血性卒中危险因素的房颤患者长期治疗的口服抗凝剂（anticoagulant，AC）。拟行导管消融术的患者逐步减少华法林剂量，使其在消融术前达到正常或接近正常的国际标准化比值（international normalized ratio，INR），并在术前行经食管超声心动图（transesophageal echocardiogram，TEE）检查以排除左房血栓。消融术中应用肝素，术后继续服用华法林。有时需要注射低分子肝素（low molecular weight heparin，LMWH）起到桥接作用，直至INR达到治疗范围。

随着不间断治疗性抗凝药物在器械植入患者的普遍应用[1]，房颤消融术时不间断抗凝治疗的安全性及有效性数据也在积累[2-6]。"新型"抗凝药物，如达比加群酯、利伐沙班和阿哌沙班（DOACs）的问世，为抗凝治疗提供了更多选择，因为这些抗凝药物具有不同的半衰期且肾功能不全时具有不同的治疗反应。与此同时，多种抗凝药物选择使得探究每个临床案例并确定最佳治疗策略更加复杂。房颤消融术前、术中、术后抗凝的注意事项如下：①术前应使用哪种抗凝药物？继续使用DOAC还是改用华法林？若出现并发症，哪种药物更容易纠正？②手术前是否需要停用AC？若需要，那么需要停用多少天？③若手术全过程中持续使用AC，可能会避免进行TEE，从而降低医疗花费并减轻患者不适[7]，风险/获益比如何？④手术过程中，应该在穿间隔前还是在穿间隔后给予肝素，应给多少剂量？⑤给予肝素时应该快速注射联合静脉输注？还是应该重复快速注射？⑥手术整个过程中，活化凝血时间（activated clotting time，ACT）应该维持在多高的水平？⑦手术结束时，应该使用鱼精蛋白帮助腹股沟区止血吗？⑧手术后，何时恢复使用华法林或DOAC？⑨若手术成功，患者需接受多长时间的抗凝治疗？不同风险评分是否适用于那些不再患有心房颤动的患者？最后一个问题目前正在研究中，几年内我们都不会知道答案。⑩若患者发生持续性房颤或阵发性房颤，这些问题的答案是否会改变？我的一位老同事经常说"如果这很容易，每个人都会去做！"

1. 术前应使用哪种抗凝药物？

Lakkireddy等[3]研究表明，达比加群的并发症发生率高于华法林，但这是发生在给药至手术当天上午，并在拔除鞘管恢复3 h后。最近约翰霍普金斯大学的一项研究发现[8]，与华法林组相比，DOACs风险并未增加，事实上，微出血与总体不良事件的发生率更小。

2. 手术前是否需要停用AC？若需要，那么需要停用多少天？

目前建议在消融术前1～2天停用DOACs，术后上午恢复[9]。鉴于这一点，我们通常会在手术全过程中继续使用华法林，并让患者在术前一天停止服用DOACs。对于阵发性房颤患者或未长期服用AC治疗的患者，我们通常在手术前2周开始使用华法林，从而使消融手术当天患者INR维持在治疗范围内。使用这种抗凝治疗策略和腔内超声心动图（intracardiac echocardiography，ICE）监测血栓并指导经房间隔穿刺，常规在消融前不行TEE检查。

3. 手术过程中，应该在穿房间隔前还是穿房间隔后给予肝素，应给予多少剂量？

在穿房间隔前给予肝素，一旦鞘管就位，我们就给患者注射10 000 U肝素。血栓往往在穿间隔鞘管的J形导丝上形成，从而避免血栓转移到心脏左侧。因为应用ICE指导房间隔穿刺，发生心脏穿孔的风险很低[10]。

4. 给予肝素时应该快速注射联合静脉输注？还是应该重复快速注射？

这取决于术者。指南建议快速注射100 U/kg，然后静脉输注 10 U/（kg・h）的肝素，每 10 ～ 15 min 检测 ACT，直到 ACT 达到 300 ～ 350 s，之后每 30 min 检测一次[11]。最近一项来自 20 个欧洲国家 78 个中心的调查显示，抗凝治疗方法存在明显差异[12]。但这项研究中样本量最大的中心并未进行任何术前或术后桥接抗凝，通常在整个消融术过程中持续口服抗凝剂。

5. 手术全过程中，ACT 应该维持在多高的水平？

这个数字多年来一直缓慢上升。除在房颤消融方面有更多经验外，一部分增长由技术发展所驱动。根据使用何种导管系统，建议有很大不同之处。若使用开放式灌注导管进行射频消融术（radiofrequency，RF），可将 ACT 维持在 200 ～ 250 s[13]。事实上，ACT ＜ 250 s 的患者并发症发生率为 1.62%，而 ACT ＞ 350 s 患者的并发症发生率上升为 5.55%。使用相控阵多电极 PVAC（Ablation Frontiers），建议开始消融的 ACT ＞ 300 s[14]。使用 Arctic Front 球囊（Medtronic）建议 ACT ＞ 350 s[15]。

6. 手术结束时，应该使用鱼精蛋白帮助腹股沟区止血吗？

虽然对于应该将 ACT 降低至 200 s 以下并拔出鞘管还是应用鱼精蛋白，目前还未达成共识，但应用鱼精蛋白似乎更安全，可能会减少血管并发症[16]。多年来，我们中心在给予或未给予鱼精蛋白时进行房颤消融。现在鱼精蛋白的应用剂量是将最后一次 ACT 除以 10 得到的数值，例如，ACT 为 300 s，那么鱼精蛋白的使用剂量为 30 mg。应用 NPH 胰岛素的患者或对鱼过敏的患者应避免或慎用鱼精蛋白，因为他们可能会对鱼精蛋白过敏并产生过敏反应。

7. 手术后，何时恢复使用华法林或 DOAC？

指南建议术后 4 ～ 6 h 恢复使用抗凝药物[11]。若患者手术全过程一直服用华法林，则没有问题。如果华法林停药并正在使用低分子量肝素桥接剂恢复，建议使用低分子肝素，以避免出血并发症（0.5 mg/kg，每天 2 次）。接受 DOACs 治疗的患者通常在术后上午恢复各自常用的抗凝剂量，但在许多中心，每天 2 次服用 DOACs，达比加群和阿哌沙班，通常在术后 3 ～ 4 h 恢复。有研究支持这两种方法的安全性[17-18]。

8. 若手术成功，患者需接受多长时间的 AC 治疗？

不同风险评分是否适用于那些不再有房颤的患者[19]？如上所述，我们不知道这个问题的答案。诸如 ASSERT[20] 和 Crstal-AF[21] 研究已改变我们长期以来对房颤的“停药观察”方法，即房颤发作时开始计时，随时间进展，血栓栓塞风险增加。我们现在不得不将房颤考虑为炎症、纤维化或其他使心房更易形成血栓过程的标志物。

目前指南建议所有患者消融术后进行 2 个月的抗凝治疗[10]，根据患者的临床病程与卒中风险评分（CHA_2DS_2-VASc 或 ATRIA）决定随后继续抗凝的时间。

9. 若患者是持续性房颤或是阵发性房颤，这些问题的答案是否会改变？

另一个未知！我们过去 2 ～ 3 年的研究表明，阵发性和持续性房颤患者的心房存在相似之处，我们已对所有房颤患者行冷冻消融术，然后应用高密度标测导管（HD，St. Jude Medical）对左心房进行非常详细的标测图。研究表明，90% 持续性房颤患者与 62% 阵发性房颤患者的左房瘢痕负荷均大于 75%。我们根据每个患者的临床病程、生活方式和卒中风险进行长期抗凝治疗。

总之，消融术前、术中、术后的抗凝方案有很多需要考虑。研究表明，整个导管消融术中持续使用华法林不仅安全，还可以避免肝素桥接。DOACs 也是有效的，但在消融术中需要更高剂量肝素。术中目标 ACT 范围取决于所使用的消融技术，似乎在左房放置的器械体积越大，ACT 的推荐范围越高。

正在进行的研究将试图筛选真正需要长期抗凝治疗的患者。

参考文献

1. Giudici MC, Barold SS, Paul DL, Bontu P. Pacemaker/ICD implantation without reversal of warfarin therapy. *Pacing Clin Electrophysiol*. 2004;27:368–370.
2. Wazni OM, Beheiry S, Fahmy T, et al. Atrial fibrillation ablation in patients with therapeutic international normalized ratio: comparison of strategies of anticoagulation in the periprocedural period. *Circulation*. 2007;116:2531–2534.
3. Lakkireddy D, Reddy YM, Di Biase L, et al. Feasibility and safety of dabigatran versus warfarin for periprocedural anticoagulation in patients undergoing radiofrequency ablation for atrial fibrillation: results from a multicenter prospective registry. *J Am Coll Cardiol*. 2012;59:1168–1174.
4. Maddox W, Kay GN, Yamada T, et al. Dabigatran versus warfarin therapy for uninterrupted oral anticoagulation

therapy during atrial fibrillation ablation. *J Cardiovasc Electrophysiol*. 2013;24:861–865.
5. Ren JF, Marchlinski FE, Callans DJ, et al. Increased intensity of anticoagulation may reduce risk of thrombus during atrial fibrillation ablation procedures in patients with spontaneous echo contrast. *J Cardiovasc Electrophysiol*. 2005;16:474–477.
6. Vazquez SR, Johnson SA, Rondina MT. Peri-procedural anticoagulation in patients undergoing ablation for atrial fibrillation. *Thromb Res*. 2010;126:e69–e77.
7. Di Biase L, Briceno DF, Trivedi C, et al. Is transesophageal echocardiogram mandatory in patients undergoing ablation of atrial fibrillation with uninterrupted novel oral anticoagulants? Results from a prospective multicenter registry. *Heart Rhythm*. 2016;13:1197–1202.
8. Armbruster HL, Lindsley JP, Moranville MP, et al. Safety of novel oral anticoagulants compared with uninterrupted warfarin for catheter ablation of atrial fibrillation. *Ann Pharmacother*. 2015;49:278–284.
9. Knight BP. Anticoagulation for atrial fibrillation ablation – what is the optimal strategy? *J Am Coll Cardiol*. 2012;59:1175–1177.
10. Dauod EG, Kalbfletch SJ, Hummel JD. Intracardiac echocardiography to guide transseptal left heart catheterization for radiofrequency catheter ablation. *J Cardiovasc Electrophysiol*. 1999;10:358–363.
11. Calkins H, Brugada J, Packer DL, et al. HRS/EHRA/ECAS Expert consensus statement on catheter and surgical ablation of atrial fibrillation: recommendations for personnel, policy, procedures, and follow-up. *Europace*. 2007;9:335–379.
12. Chen J, Todd DM, Hocini M, et al. Current periprocedural management of ablation for atrial fibrillation in Europe: results of the European Heart Rhythm Association survey. *Europace*. 2014;16:378–381.
13. Winkle RA, Mead RH, Engel G, et al. Atrial fibrillation ablation using open-irrigated tip radiofrequency: experience with intraprocedural activated clotting times < 210 seconds. *Heart Rhythm*. 2014;11:963–968.
14. Anselmino M, Gaita F. Unresolved issues in transcatheter atrial fibrillation ablation – silent cerebrovascular ischemias. *J Cardiovasc Electrophysiol*. 2013;24:129–131.
15. Su W, Kowal R, Kowalski M, et al. Best practice guide for cryoablation in atrial fibrillation: the compilation experience of more than 3000 procedures. *Heart Rhythm*. 2015;12:1658–1666.
16. Conte G, de Asmundis C, Baltogiannis G, et al. Periprocedural outcomes of prophylactic protamine administration for reversal of heparin after cryoballoon ablation of atrial fibrillation. *J Interv Card Electrophysiol*. 2014;41:129–134.
17. Stepanyan G, Badhwar N, Lee RJ, et al. Safety of new oral anticoagulants for patients undergoing atrial fibrillation ablation. *J Interv Card Electrophysiol*. 2014;40:33–38.
18. Maan A, Heist EK, Ruskin JN, Mansour M. Practical issues in the management of novel oral anticoagulants – cardioversion and ablation. *J Thorac Dis*. 2015;7:115–131.
19. Chao T, Lin Y, Chang S, et al. Can oral anticoagulants be stopped safely after successful atrial fibrillation ablation? *J Thorac Dis*. 2015;7:172–177.
20. Healey JS, Connolly SJ, Gold MR, et al. Subclinical atrial fibrillation and the risk of stroke. *N Engl J Med*. 2012;366:120–129.
21. Sanna T, Diener H, Passman RS, et al. Cryptogenic stroke and underlying atrial fibrillation. *N Engl J Med*. 2014;370:2478–2486.

第十一章

左心耳的外科手术及植入装置

SANDEEP GAUTAM，MD，MPH • JOSHUA PAYNE，MD，MPH
谷云飞　刘彤　译

心房颤动（atrial fibrillation，AF）的非药物治疗，尤其是左心耳（left atrial appendage，LAA）去除或封堵的日益增多的原因如下。众所周知，房颤与血栓栓塞性脑血管事件相关，可使栓塞和卒中的风险增加 3 ～ 5 倍[1-2]。此外，尽管房颤导致卒中的确切机制仍未完全阐明，但两方面独立的证据表明房颤相关卒中与 LAA 中的血栓形成相关。其中，第一方面包括临床试验数据，这些研究证实房颤进行抗凝治疗（使用 VKA[3-6] 和直接口服抗凝剂[7-10]）能够成功预防卒中发生。第二方面是经食管超声心动图（transesophageal echocardiography，TEE）发现大多数左心房血栓的来源为 LAA。基于上述证据，理论上认为去除 LAA 可消除或显著降低 AF 患者卒中风险。

此外，尽管口服抗凝剂（oral anticoagulant，OAC）是预防和治疗 AF 血栓栓塞事件的主要手段，但一些研究表明 OAC 临床应用不足，尤其是在一些 $CHADS_2$ 和 $CHAD_2VASc$ 评分较高的卒中高危患者中，常见的原因为患者既往出血史、患者拒绝应用、出血风险高、经常跌倒或虚弱[3, 11]。简言之，由于多种原因，许多患者没有接受抗凝治疗。因此，促使对于减少非瓣膜性房颤相关卒中非药物治疗的探索，理论上这种非药物治疗可以降低全身抗凝治疗的出血风险。

心房颤动凝血的生理学

Kamel 等最近使用 Hill 的因果关系标准对 AF 中的血栓栓塞性卒中进行了分析，认为 AF 和卒中之间符合关联强度、一致性和合理性的准则，但不满足其他准则，例如特异性、时序性、生物梯度以及实验结果准则。他们为房颤卒中机制提出一个更新的模型（图 11.1），重点是全身性因素和心房基质[2]，提出了多管齐下的方法来降低房颤的血栓栓塞风险。Lip 等同样提出，血流、血管壁和血液成分的异常改变共同在 AF 中形成血栓前状态[4]，尤其是在 LAA 区域（图 11.2）。

这些数据表明，不能通过单一策略或方法来预防房颤的血栓栓塞。去除 LAA 是一种降低（即使不能消除）房颤卒中风险的结构性干预策略。

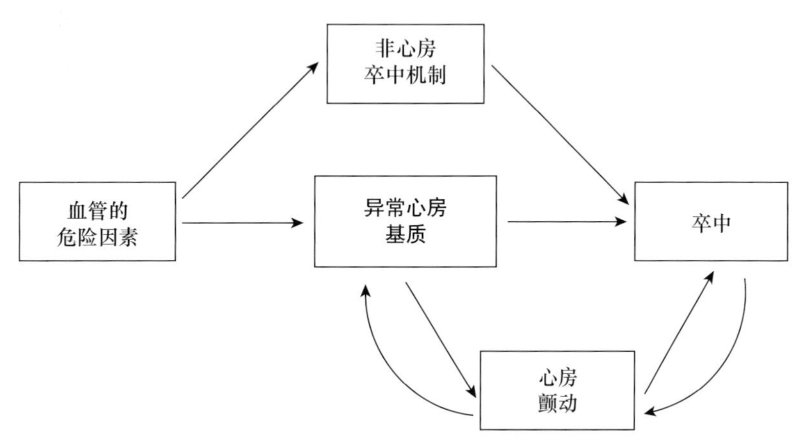

图 11.1　更新的血栓栓塞性卒中模型[2]

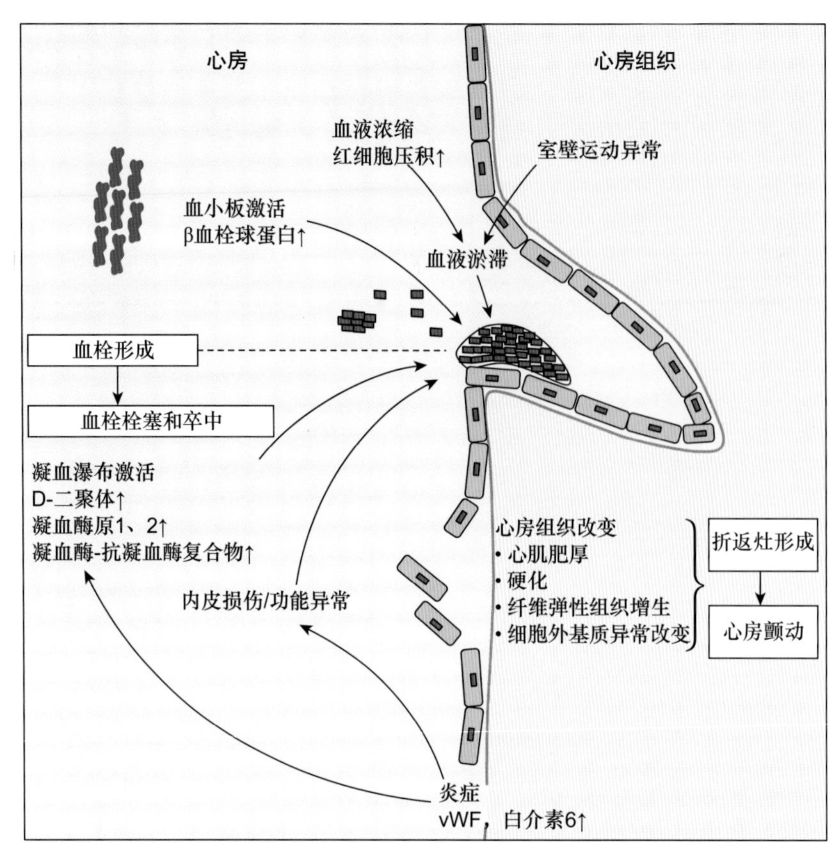

图 11.2 AF 血栓形成的 Virchow 三要素[4]

LAA 在房颤相关血栓形成中的重要性

LAA 是位于左心房侧面、左上肺静脉和左心室之间的手指状盲端结构。LAA 是妊娠的第三周内发育的原始胚胎左心房的残余，光滑内壁的左房后来从肺静脉生长而来。LAA 是一个长的，管状，弯曲结构，内有梳状肌并覆盖内皮细胞。梳状肌之间为“分叶”和“细枝”状[5]。慢性 AF 时常常出现 LAA 重构，可以导致心耳扩张和拉伸伴随心内膜的纤维化[5-6]。LAA 颈部窄，体部大，加上小梁结构，导致局部血液淤滞，尤其在 AF 期间。尽管 AF 可能存在非心律失常的血栓栓塞原因，但 AF 时至少有 90% 的血栓位于 LAA[7-9]。

一项药物治疗无效接受导管消融的 932 例 AF 患者研究中，Di Biase 等利用心脏 CT 或 MRI 描述了四种不同的 LAA 形态，即鸡翅型（48%），仙人掌型（30%），风向袋型（19%）和花椰菜型（3%）。鸡翅型 LAA 患者的卒中 / 短暂性脑缺血发作（TIA）发生率最低（图 11.3）。将鸡翅型 LAA 作为卒中 /TIA 多元模型的参照组，其他类型 LAA 发生卒中 /TIA 的风险在仙人掌型为 4.08 倍，风向袋型为 4.5 倍，而花椰菜型则为 8 倍[10]。相反，Kosiuk 等在 2570 例接受导管消融的 AF 患者中发现鸡翅型 LAA 围手术期血栓栓塞风险最高[12]。而 Nedios 等报道，在莱比锡心脏中心 AF 消融注册研究中的 2069 名患者中并未发现不同 LAA 形态存在围手术期血栓栓塞事件的差异[13]。

总之，特定的 LAA 形态可能在局部血栓形成中具有作用，但数据混杂，需要更多研究结果。然而在放置 LAA 封堵装置时，LAA 形态的分类可能更加有用。

封堵左心耳的外科技术

虽然经过多次改良，心耳切除（左 / 两侧）已成为外科 Maze 手术治疗 AF 中不可或缺的一部分。Je 等荟萃 565 篇外科消融 AF 研究的综述中指出，对于 LAA 的切除 / 结扎，开胸 Cox-Maze 手术中的比例为 100%，相比之下，心外膜“Mini-Maze”手

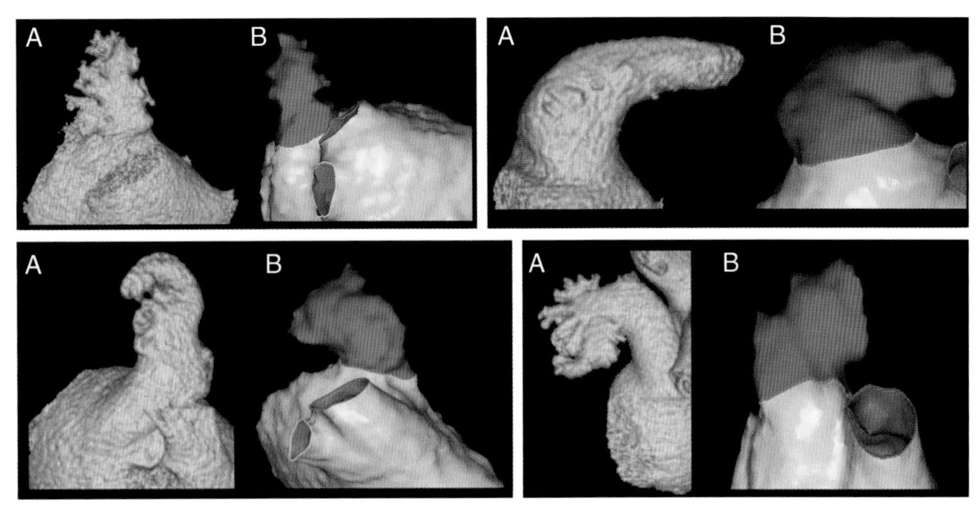

图 11.3　心脏 CT（**A**）和 MRI（**B**）的 LAA 形态亚型：仙人掌型（左上），鸡翅型（右上），风向袋型（左下），花椰菜型（右下）[10]

术中的比例约 77%，而外科 / 导管消融杂交手术中的比例仅为 30%，提示在外科 AF 消融过程中，是否去除 LAA 取决于术者的喜好以及假定存在的额外手术风险[14]。左心耳封堵研究（LAAOS）证实了冠状动脉搭桥术围手术期 LAA 缝合 / 吻合结扎的安全性[15]。

Cox 等对 265 名患者随访 11.5 年仅有 1 例出现晚期卒中，他将这种低事件发生率归功于 AF 外科术后复发率极低并联合了 LAA 的切除治疗[16]。Prasad 等在类似的一项长期随访研究中，对 198 位接受 Maze 手术（单独或联合）中的 177 例患者进行了随访，发现尽管 90% 以上的患者停用了口服抗凝治疗，但仅有 1 例血栓栓塞卒中的发生[17]。Tsai 等对 7 项研究进行了荟萃分析，纳入 3653 例接受左心耳封堵的患者，发现左心耳封闭组患者急性期和长期卒中和死亡率得到改善，且不伴随围手术期出血风险增加[18]。相反，最近对非房颤相关心脏手术患者进行预防性 LAA 切除的单中心，大规模，倾向性匹配分析发现 LAA 切除组患者长期卒中风险无显著差异（未校正风险比为 1.08；95% CI 0.74 ～ 1.60）。研究中每组只有 45% 的患者既往有房颤史[19]。该研究的局限性为随访期间缺乏抗凝治疗的相关资料，并且没有评估左心耳是否完全切除。

为了预防 LAA 形成血栓，理论上讲，手术切除或封堵可使得血液无法从左心房流入左心耳。但是，外科 LAA 封堵治疗的有效性取决于封堵使用的技术。Kanderian 等回顾分析 137 例行 LAA 手术的患者，经过术后食管超声确认，行左心耳切除的患者有 73% 达到了左心耳完全封闭，而左心耳缝合的患者中仅有 23% 达到左心耳完全封闭。有趣的是，在所有 12 例吻合结扎的患者中，LAA 都存在残余血流。更为重要的是，在没有成功封闭 LAA 的患者中，有 41% 发现 LAA 血栓，而切除组无一例血栓发生（图 11.4）[20]。

AtriClip 装置是一种自动闭合的，无菌的，可植入的吻合器，放置于心外膜 LAA 基底部（图 11.5）。EXCLUDE 试验在 71 例接受开胸心脏手术的患者中评价了 AtriClip 装置，70 例患者成功置入，3 个月后最终 61 例患者接受了 TEE 或心脏 CT 检查，其中 98.4% 的患者达到了左心耳的完全封闭[21]。基于该试验的研究结果，AtriClip 装置于 2011 年获得 FDA 批准。尽管随后的研究也证实了 AtriClip 装置左心耳封闭的有效性[22]，并且器械闭

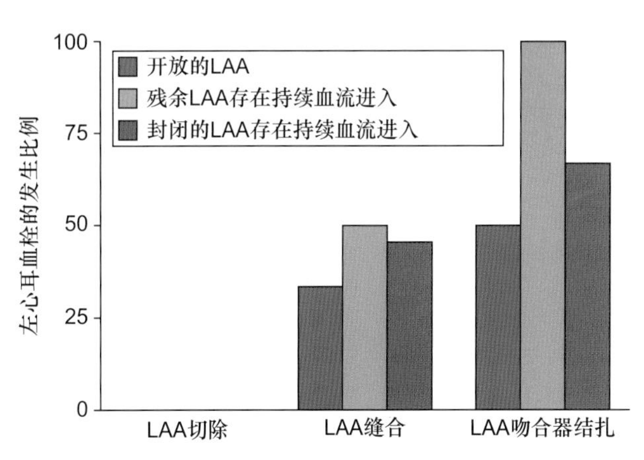

图 11.4　左心耳切除、缝合及吻合器结扎三种技术的 LAA 未完全封闭及心耳血栓的发生比例[20]

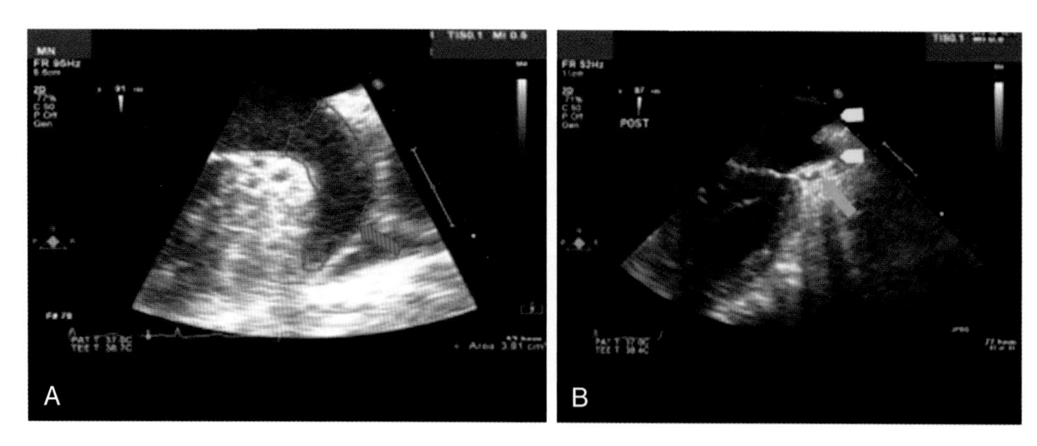

图 11.5 术中经食管超声心动图显示（**A**）放置 AtriClip 装置前明确的 LAA 存在（红色箭头）和（**B**）放置 AtriClip 后超声心动图显示 LAA 封闭（橙色箭头）；黄色箭头表示肺静脉[21]

合 LAA 已成为主流选择[23]，但该技术需要开胸或胸腔镜心外膜途径置入的局限性限制了其在临床中的广泛应用。

总结 LAA 闭合的外科技术，完全的 LAA 切除应视为金标准技术。术中 TEE 的左心房影像检查对于确保完全的 LAA 闭合（无恢复 / 无残端）至关重要。AtriClip 装置中期（3 个月）随访左心耳闭合结果良好，前景广阔。由于缺乏前瞻性研究以及有关 LAA 闭合完整性的数据不足，外科 LAA 闭合手术后终止抗凝治疗的安全性数据令人困惑且难以完全确信。

LARIAT 装置

LARIAT 装置（SentreHEART，Redwood City，加利福尼亚州）是经皮替代胸腔镜或开胸途径夹闭 LAA 的产品。这种基于导管的装置由一个圈套器和一条预先设置的缝合线组成，可以经心外膜途径到达 LAA。该装置由一个 15 mm 顺应性封堵球囊导管、带磁吸头端的导丝和一个 12F 缝合输送装置组成。手术过程需要经皮心外膜和穿间隔入路，然后将心内膜磁吸导丝放置 LAA 尖部，心外膜和心内膜磁吸导丝稳定连接于 LAA，再用心外膜的圈套器进行 LAA 的套扎（图 11.6）。

Bartus 等[24]报道了 LARIAT 装置的初步临床应用经验，89 例患者中有 85 例成功完成植入，3 月后 TEE 检查提示 95% 的患者达到了完全左心耳封闭。术中 3 例患者出现并发症，2 例为穿刺心包相关（1 例右心室穿孔和 1 例血管出血），1 例为穿刺房间隔相关（心包穿孔），均通过经皮引流治疗。随后对 154 例行 LARIAT 装置治疗的患者进行了多中心回顾性研究，结果更加令人警醒，手术成功率为 94% 但存在 9.7% 的严重手术并发症，同时 63 例 TEE 随访患者中存在 4.8% 的 LAA 残端血栓和 20% 的残余分流，2 例患者出现缺血性卒中[25]。LARIAT 装置最初由 FDA 批准，用于外科手术中协助软组织的封闭，目前被适应证外使用于左心耳封堵。2015 年 7 月，FDA 发布了一份安全通讯，提醒医疗人员和患者注意 LARIAT 装置用于左心耳封闭治疗时的死亡和其他严重不良事件[26]。

持续性 AF 行导管肺静脉隔离时应用 LARIAT 装置的一项随机对照研究正在进行，旨在探讨应用 LARIAT 装置对于 12 个月时 AF 复发的影响[27]。

LARIAT 装置急性期的左心耳封闭成功率尚可，但手术需要心外膜途径、手术相关并发症和远期持久左心耳封闭效果的可变性限制了其在临床中的应用。

左心耳封堵装置

在认识到 AF 射频消融过程中可以轻松到达 LAA 后，对血管内 LAAO 的探索便开始了[28]。2001 年首次尝试使用经皮左心耳导管封堵装置（Appriva Medical Inc）来进行心内途径的 LAAO，降低非瓣膜性 AF 卒中风险。PLAATO 左心耳封堵器以自膨胀的镍钛记忆合金笼为骨架，骨架上有数个锚状结构用于固定于左心耳，封堵器心房侧表面覆盖聚四氟乙烯膜。一项针对 111 名患者的非随机研究显

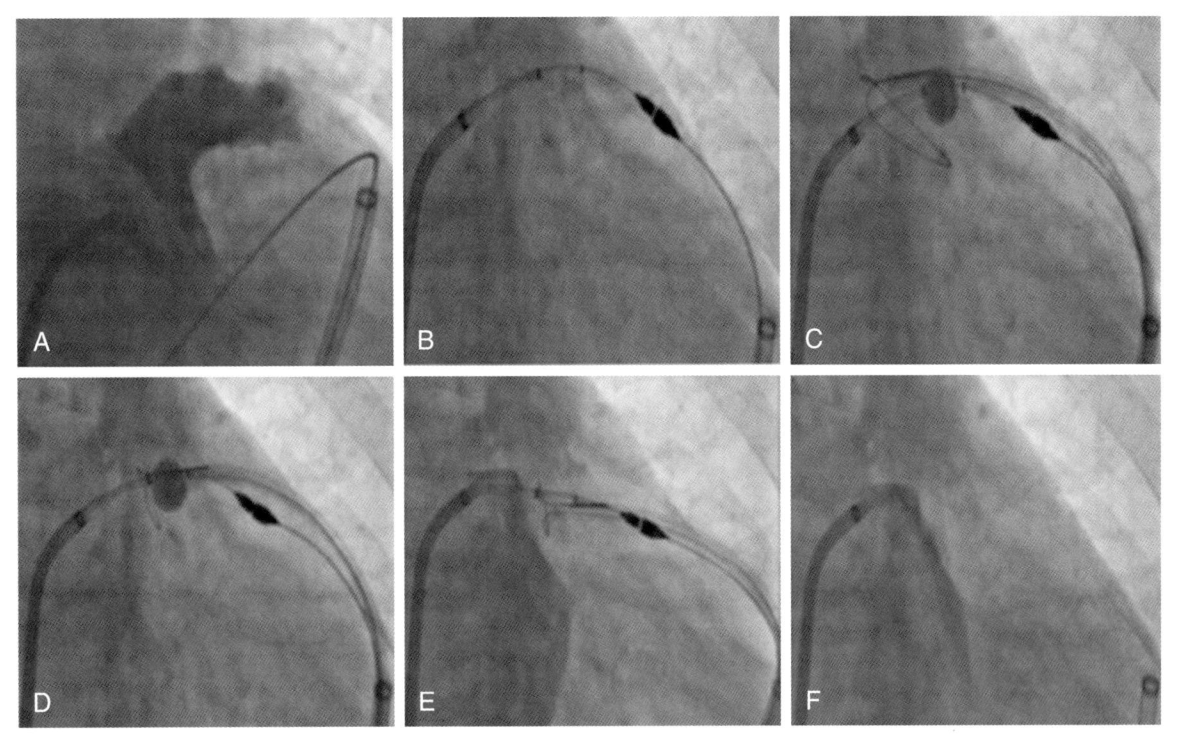

图 11.6 左心房血管造影可识别左心耳（LAA）的口部和体部（**A**）。带有磁铁的心内膜和心外膜导丝（**B**）通过磁吸导丝引导 LARIA 输送装置到达 LAA 上方（**C**）。用球囊导管确认圈套器位置正确（**D**），在释放缝合线之前进行左心房造影，以排除残留分流存在（**E**）。进行最终的左房造影以验证 LAA 封闭（**F**）[24]

示，LAA 的手术成功率及左心耳封闭率较高[29]。另一项纳入 64 例 $CHADS_2$ 评分 ≥ 2 患者的多中心、前瞻性、观察性研究显示，与预期年卒中发生率 6.6% 相比，PLAATO 装置植入后降低了 3.8% 的年卒中发生率[30]。尽管有限的数据令人振奋，但该设备已退出市场。

此后陆续研发了多种装置，它们具有相似的植入和结构特征。植入过程通常包括穿刺房间隔，通过静脉导管输送系统将人工装置植入 LAA。人工装置植入后会隔绝血液流入 LAA，随着时间推移，人工装置被内皮化后形成 LAA 和左心房之间的屏障，理论上可以消除左心耳血栓导致卒中的风险。迄今为止，研究证据最多的装置是 Watchman 封堵器。

Watchman 封堵器

Watchman（Bston Scientific，Marlborough，马萨诸塞州）由自膨胀镍钛合金框架组成，心房侧覆盖聚对苯二甲酸乙二醇酯半透膜，心耳侧有 10 个锚定倒刺，用于固定装置。该装置提供 21 ～ 33 mm 不同尺寸，以适应不同尺寸的 LAA，在 X 线和超声引导下，穿刺房间隔并经 14F 鞘管输送到左心房[31]。Watchman 装置在完成两项大型随机试验（PROTECT-AF 和 PREVAIL）后，结果均显示手术成功率高，且与华法林相比临床效果更好，因此在 2015 年获得 FDA 批准[26]。

PROTECT-AF 研究在 CHADS 评分 > 1 的患者中比较了 Watchman 装置与华法林的标准治疗（INR 目标值为 2 ～ 3）。707 例患者以 2∶1 的比例被随机分配，其中 463 例患者接受装置植入，244 例患者为华法林对照组。装置植入后，该组患者每天接受 325 mg 阿司匹林和华法林治疗至少 45 天。随后患者接受 TEE 检查评估封堵的成功率、装置的稳定性、残留分流以及装置相关血栓。在确认达到完全封闭后停用华法林，给予氯吡格雷每天 75 mg，治疗 6 个月，然后接受终身阿司匹林治疗。如果检查发现残余分流，则继续使用华法林直至 TEE 检查残余分流消失。

该装置成功植入 91% 接受封堵的患者中。在 45 天的随访期中，有 86% 的患者符合转换为阿司匹林加波立维的双联抗血小板治疗（dual antiplatelet therapy，DAPT）标准。而在 6 个月时这个比例提高到 92%。两组的卒中、TIA、心血管死亡和系统性栓塞的主要疗效指标相似，符合非劣效性检验（图 11.7A）。但在 Watchman 封堵组中，大出血、心包积液和装置栓塞的主要安全终点更为常见（图 11.7B）。植入相关的最常见不良事件是需要引流的严重心包积液，有 22 名患者（4.8%）出现。随着术者经验的积累，不良事件发生率呈下降趋势[32]。对于所有卒中和全因死亡率，Watchman 封堵器植入组不劣于对照（华法林治疗）组（图 11.7C 和图 11.7D）。

PROTECT-AF 试验结束后持续进行的 CAP 注册研究进一步确认随着术者经验增加而安全性提高的趋势。在平均 3.8 年的随访中，主要疗效终点仍保持非劣性，且达到了预先设定的优效性标准（2.3 事件 /100 患者–年 *vs.* 3.8 事件 /100 患者–年，RR ＝ 0.60，95% CI 0.41 ～ 1.05）。植入组的心血管和全因死亡率均有降低。此外随时间的推移，华法林组有更多的出血事件发生，因此两组患者的不良事件发生率相似，这进一步增加了装置安全性的证据[33]。

出于对 PROTECT-AF 试验中入选患者风险较低以及手术风险相对较高的考虑，后来进行了第二项大型随机试验，即 PREVAIL 研究（Watchman 左心耳封堵器在房颤患者与长期华法林治疗患者的前瞻性随机评估）。该研究以 2∶1 的比例将 407 例患者随机分为封堵器植入组（269 例）和对照组（138 例）。封堵器的植入和术后抗凝方案与 PROTECT-AF 相同。与 PROTECT-AF 研究相比，PREVAIL 的手术成功率从 90.9% 提高到 95.1%。在随访的 18 个月中，卒中、系统性栓塞和心血管死亡的主要复合终点相似，但未达到非劣效性标准。然而，7 天后的卒中和系统性栓塞这个共同主要终点达到了非劣性标准。此外，与 PROTECT-AF 相

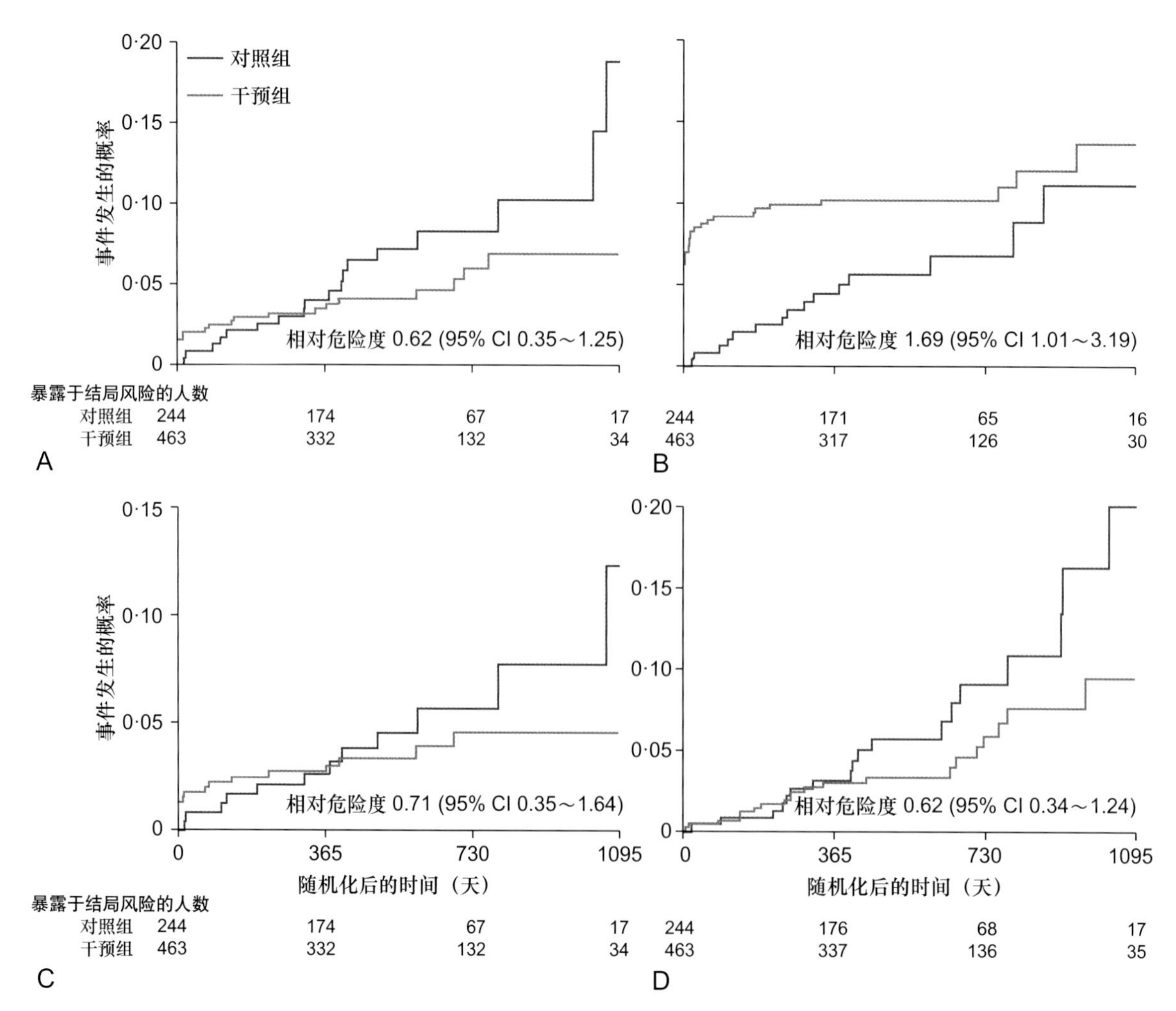

图 11.7 PROTECT-AF 试验中比较对照组和干预组（Watchman 装置）的 Kaplan-Meier 曲线[32]。（**A**）主要疗效终点；（**B**）主要安全终点；（**C**）所有卒中；（**D**）全因死亡率

比，PREVAIL 的安全性终点事件发生率显著降低，需要经皮或外科引流的心包积液，以及围手术期卒中发生率更低。有趣的是，在这项研究中，有 39.1% 的封堵器是由新术者放置，并且有经验的术者和新术者之间的手术成功率或并发症发生率均无明显差异[34]。随后又报告了其他长期随访数据，Watchman 组另外有 8 例缺血性卒中发生，因此未达到非劣效疗效终点[35]。

在对上述研究结果分析之后，2015 年 3 月 FDA 批准 Watchman 封堵器用于非瓣膜性 AF 患者，这些患者需要① $CHADS_2$ 或 CHA_2DS_2-VASc 评分具有卒中和系统性栓塞风险；②被其医生认为适合使用华法林治疗；③存在合适原因寻求华法林以外的非药物替代治疗。

与 PROTECT-AF 相似，在 PREVAIL 研究后开始的 CAP2 注册研究对患者进行了更长期的随访。除了进行中的 CAP 和 CAP2 注册研究外，还有一项大型的前瞻性国际注册研究（EWOLUTION），其中包含 1021 名接受 Watchman 植入的患者。植入术后 30 天的数据已经公布，显示手术成功率（98.5%）高于 PROTECT-AF 和 PREVAIL，且不良事件发生率较低（2.7%）[36]。

最近，生产商收集了 FDA 批准后的病例数据，发布了最大样本量的 Watchman 手术结果[37]。在 15 个月内，共有 169 个中心的 382 位医生完成了 3822 例 Watchman 植入。报告的植入成功率为 95.6%。尽管有 50% 的植入由新术者完成，但手术并发症发生率仍然很低。与其他研究一样，最常见的并发症是需要经皮或外科引流的心包积液（1%）。虽然观察到的并发症发生率很低，但需要警惕不良反应报道的不足，因为这些数据仅基于制造厂商临床专家的报告[38]。

新型 / 直接口服抗凝剂（NOAC）已广泛应用，但尚无 LAAO 与 NOAC 抗凝治疗比较的随机对照试验。通过荟萃分析间接比较了包括 PROTECT-A 和 PREVAIL 在内的几项大型随机试验结果，发现在出血性卒中的预防方面，NOAC 和 Watchman 均优于华法林。NOAC 和 Watchman 的临床结局无差异，但 Watchman 组缺血性卒中发生率有增加趋势［OR ＝ 2.60（0.60 ～ 13.96）］，NOAC 组的出血性卒中发生率有增高趋势［OR ＝ 0.44（0.09 ～ 2.14）］[39]。

患者选择和批准

2015 年，在发布 PROTECT-AF 长期随访和 PREVAIL 结果后，FDA 批准 Watchman 装置用于 $CHADS_2$ 或 $CHADS_2VASc$ 评分有卒中高风险、适合长期抗凝治疗、存在合适理由需要非药物替代治疗的非瓣膜性房颤患者[40]。一年后，医疗保险和医疗补助服务中心也做出类似批准，但做出部分修改。如果患者 $CHADS_2 \geq 2$ 或 $CHADS_2VASc \geq 3$，并且适合使用华法林进行短期抗凝治疗，但被独立的非介入医师认定不适合进行长期抗凝治疗，则符合植入标准。另外，规定该手术必须在具有结构性心脏病和（或）电生理专科的中心内完成，并且必须由厂商培训过的，且有房间隔穿刺经验的介入心脏病学家、电生理学家或心血管外科医生进行手术。患者也将被纳入国家注册系统[41]。

这些批准符合欧洲心脏病学会指南，该指南建议卒中风险高且存在长期抗凝禁忌的非瓣膜房颤患者可进行经皮左心耳封堵治疗（ⅡB 类指证，B 类证据）[42]。图 11.8 概述了非瓣膜性房颤患者减少卒中发生的流程建议。美国心脏病学会尚未将 LAAO 植入装置的使用纳入其指南当中，但预计将在未来更新中采用。

Amplatzer 装置

Amplatzer 封堵器（ACP，St.Jude Medical，Minneapolis，明尼苏达州，美国）（图 11.9C，图 11.9D）于 2008 年推出，其设计基于其公司以前的房间隔封堵器。作为非 LAA 专用封堵器，其最初在适应证外使用，植入成功率高，但装置栓塞率也较高[43]。

ACP 为自膨胀、镍钛合金网状“叶片”结构，其具有六对钩子的固定盘用于左心耳内锚定，心房侧的封堵盘通过纤细腰部与固定盘连接。该设备的宽度范围为 16 ～ 30 mm，长度均为 6.5 mm。灵活的叶状设计可适合各种 LAA 深度和解剖结构，而封堵盘楔形叶设计用于密封左心耳口部，称为“奶嘴原则”[28，44-46]。

在一项纳入 1047 名患者的多中心回顾性研究中，ACP 植入成功率较高，为 97%，手术不良事件发生率为 4.98%，最严重的并发症是心脏压塞

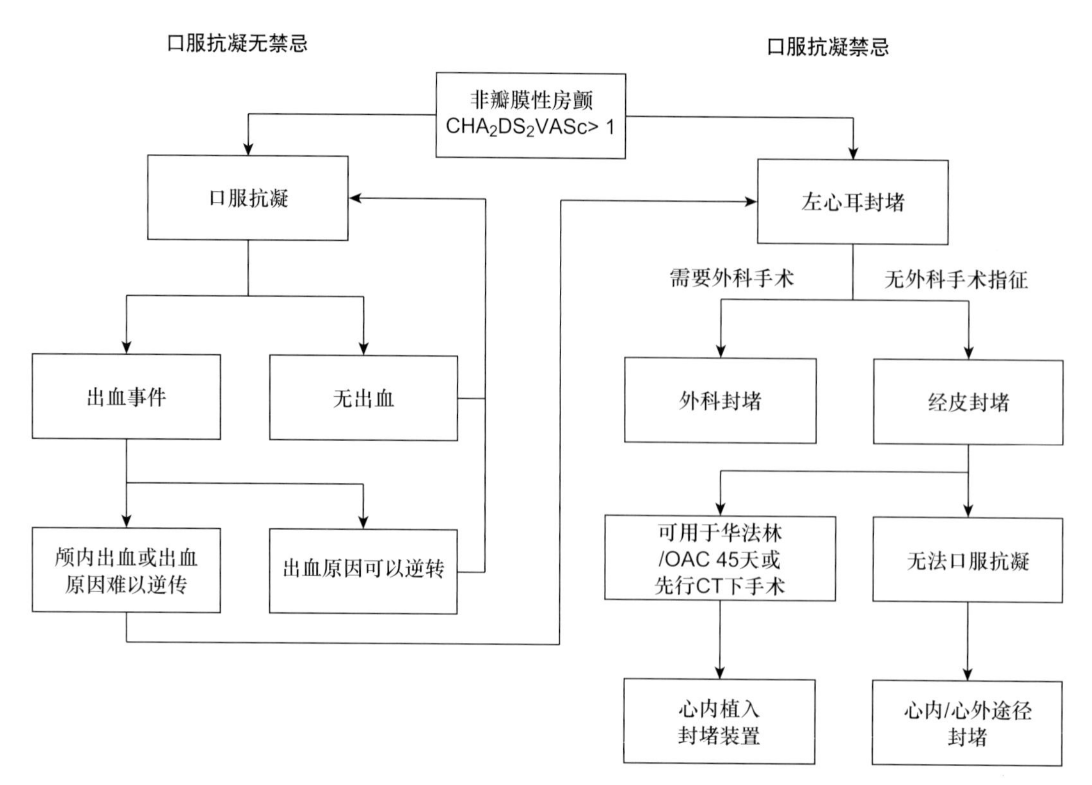

图 11.8 非瓣膜性房颤患者减少卒中发生的流程建议[44]

（n = 13）。年卒中发生率为 2.3%，相较于 CHA_2DS_2-VASc 得分所确定的预期卒中发生率降低了 59%。此外，每年的严重出血发生也降低了 61%[45]。与其他研究相同，采用术后 TEE 来检测封堵器周围渗漏情况并确定其在 LAA 内的位置。第二代 ACP 封堵器（Amulet）目前已经上市，其设计旨在最大限度地减少并发症以及简化植入过程。与第一代 ACP 不同，二代封堵器已预装在输送系统中，节省了手术时间，减少了体内操作，从理论上减少了空气栓塞的风险。

有关 Amulet 的结果和疗效数据仅限于观察性研究，例如 Kleinecke 等统计了 11 个月内植入封堵器的 50 名患者。49 例患者有 47 例（98%）手术成功。4 例（8%）患者发生了严重的围手术期不良事件，包括 1 例装置栓塞，2 例需要穿刺的心包积液以及 1 例 TEE 引起的咽后血肿。在随访 12 个月中，3 例发生缺血性卒中。阿司匹林联合氯吡格雷的 DAPT 治疗期间有 8 例患者发生出血并发症，包括消化道出血和蛛网膜下腔出血。一项来自 64 个国际中心，纳入 1073 例患者的上市后观察研究的初步结果表明，该封堵器植入成功率为 98.8%。植入后 7 天内的主要不良事件发生率较低，3 例（0.3%）患者发生缺血性卒中，5 例（0.5%）出现需要引流的心包积液，1 例（0.1%）栓塞，10 例出血（0.9%）。有 3 例患者死亡，其中 1 例与封堵器植入无关[48]。

目前正在进行一项前瞻性研究，将患者 1∶1 随机分配到 Amplatzer Amulet 或 Watchman 封堵器组，研究设计为不劣于既往左心耳封堵器研究终点。主要疗效指标是植入 18 个月的缺血性卒中或系统性栓塞。主要的安全指标是植入后 12 个月内全因死亡，手术相关并发症和大出血。植入后 45 天时通过 TEE 评估封堵器周围残余分流来确定植入成功率。植入后患者将接受 5 年的随访（ClinicalTrials.gov 注册号：NCT02879448）[49]。

Wavecrest 封堵器

WaveCrest（Coherex Medical，Salt Lake City，犹他州，美国）是最新研发的封堵器，其真实世界数据有限。与其他 LAAO 设备类似，它由镍钛合金框架组成，在心房侧覆盖聚四氟乙烯涂层。用于固定的泡沫层由可伸展、灵活的镍钛合金锚定固件组成。它较短的独特设计，可以在 LAA 的近端固定，当患者心耳较小，其他类型封堵器太大

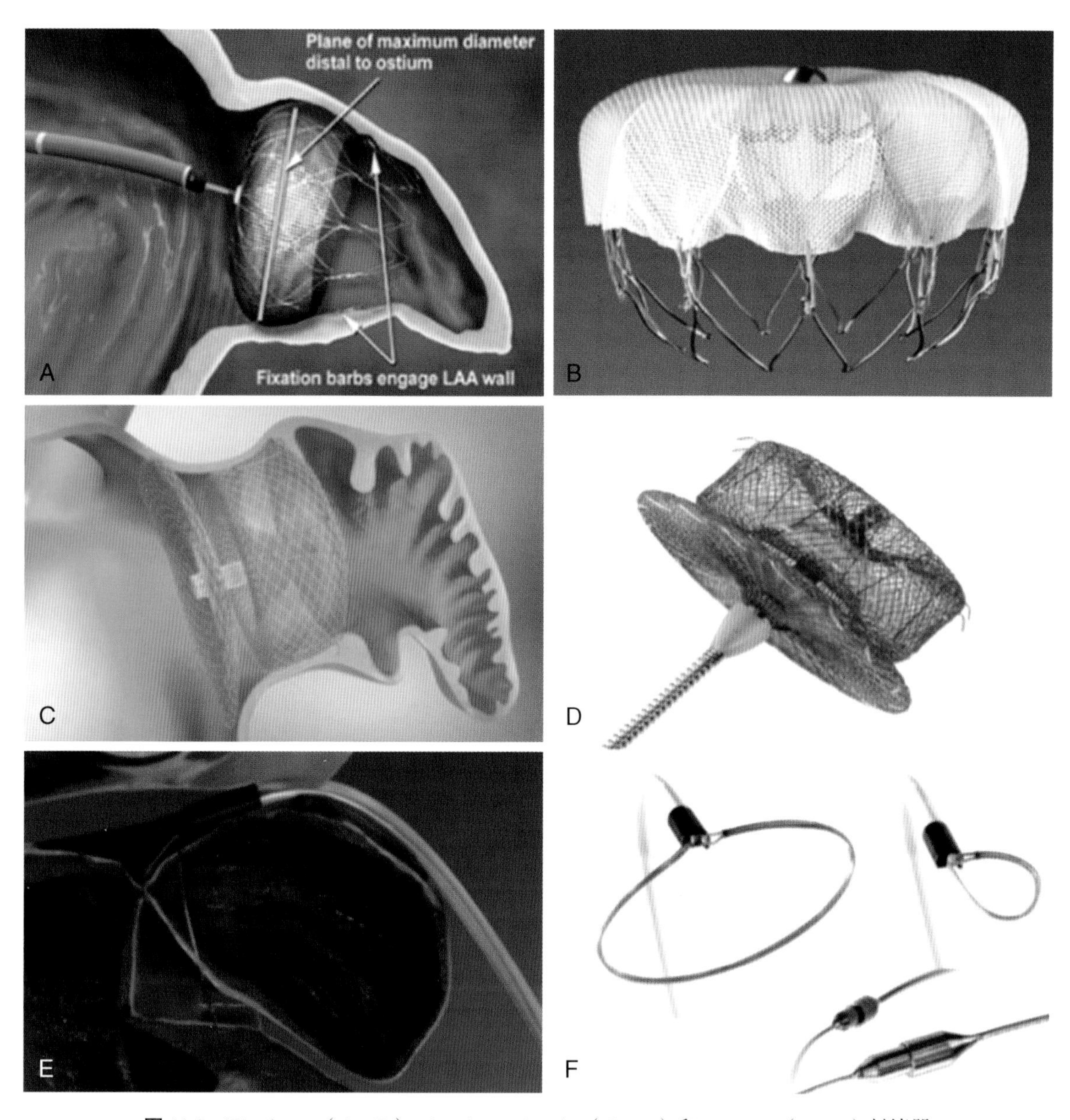

图 11.9　Watchman（**A**，**B**），Amplatzer Amulet（**C**，**D**）和 LARIAT（**E**，**F**）封堵器

时可能是个选择[28，44]。关于其安全和可行性的 WAVECREST I 研究已于 2015 年完成。73 例平均 $CHADS_2$ 评分为 2.5 且使用华法林禁忌证患者给予 WaveCrest 植入治疗，手术成功率为 96%（70/73），其中有 2 例患者出现心脏压塞（2.7%）[44，50]。

围手术期和长期抗凝治疗

尽管大量的随机临床试验和注册研究支持在不适合长期抗凝治疗的患者中使用 LAAO 装置，但关于抗凝治疗绝对禁忌患者植入的证据很少。通常封堵器在肝素充分抗凝的情况下进行植入，目标 ACT ≥ 250 s。此外，WATCHMAN 的标准手术后方案包括 45 天的华法林治疗期，随后 DAPT 治疗 6 个月，然后终身服用阿司匹林。Enomoto 等在一项回顾性队列研究中发现，与接受不间断华法林的对照组相比，Watchman 植入后接受 NOAC 治疗的患者出血事件、封堵器血栓以及血栓栓塞事件发生率相似，该研究表明 Watchman 植入后可以安全使用 NOAC 代替华法林治疗[51]。

有证据表明，在华法林绝对禁忌证患者中，Watchman 植入后给予 6 个月 DAPT 治疗可能是合理的（图 11.10）。在 ASAP 研究中，存在抗凝禁忌的患者在 Watchman 封堵器植入后未接受华法林治疗，进行 6 个月 DAPT 治疗，随后改为阿司匹林单抗应用。研究中 150 例非瓣膜性房颤患者平均随访

封堵器/患者类型	肝素(ACT≥250)	低分子量肝素	阿司匹林	华法林	氯吡格雷	注释
Watchman/低出血风险	穿刺房间隔前或穿刺房间隔后立即	术后直到INR≥2	如果未服用过，术前负荷量500 mg，然后每天100～325 mg持续	术后立即服用，INR 2～3应用45天或持续应用至食管超声提示心耳封闭完全[a]	停用华法林后立即服用，持续治疗6个月	一些中心不停用华法林，在治疗窗的INR下植入（没有研究结果支持或反对这种方法）
Watchman/高出血风险	穿刺房间隔前或穿刺房间隔后立即	无	如果未服用过，术前负荷量500 mg，然后每天100～325 mg持续	无	未服用者术前负荷量300～600 mg，持续1～6个月至确认心耳封闭完全[a]	严重出血高危情况下常缩短氯吡格雷疗程如果耐受更好，氯吡格雷可替代长期阿司匹林
ACP	穿刺房间隔前或穿刺房间隔后立即	无	如果未服用过，术前负荷量500 mg，然后每天100～325 mg持续	无	未服用者术前负荷量300～600 mg，持续1～6个月至确认心耳封闭完全[a]	严重出血高危情况下常缩短氯吡格雷疗程如果耐受更好，氯吡格雷可替代长期阿司匹林

ACT, activated clothing time; INR, international normalized ratio.
[a] 残余分流＜5mm。

图 11.10　左心耳封堵器植入的口服抗凝治疗方案[28]

14个月，13例（8.7%）患者发生围手术期不良事件，3例患者发生了缺血性卒中（1.7%/年），1例患者发生出血性卒中（0.6%/年）。研究中缺血性卒中发生率低于根据人群$CHADS_2$评分得到的预期发生率（7.3%/年），同时也低于PROTECT-AF研究中的封堵器植入组（2.2%）。虽然在缺乏对照组的情况下，很难得出关于非劣性的结论。然而，这些结果确实表明，该抗栓策略可能是这些华法林绝对禁忌患者的合理选择[52]。

没有用于ACP封堵器植入后的正式抗栓方案，但是患者一般需要DAPT治疗3～6个月，然后终身阿司匹林治疗，不使用华法林[46-47]。ELIGIBLE研究旨在比较既往有消化道出血病史的AF患者，接受经皮LAA封堵与OAC治疗的效果。但是由于入选病例不足，该试验被终止[53]。在未进行LAAO治疗的患者中进行的注册研究结果显示，该人群的胃肠道再出血和死亡率较高[54]。

综上所述，所有LAAO植入装置在手术过程中都需要进行充分抗凝，因此要求患者能够耐受短暂的抗凝治疗。ACP封堵器植入后的药物治疗主要为数月DAPT，并且似乎逐渐向Watchma封堵器的术后药物方向发展（目前需要45天的华法林或等同效果的NOAC）。

左心耳封堵的成本效益分析

关于非瓣膜性房颤LAAO装置的一个主要问题是与华法林或NOACs药物抗凝治疗相比的成本分析。有一篇论文解答了上述问题，该文章基于PROTECT-AF、PREVAIL以及华法林和NOAC荟萃分析的数据，使用了质量调整生存年的20年预测模型。该模型预测：与华法林相比，LAA封堵在第7年具有成本效益，10年后优于华法林。同样，该模型预测LAA封堵5年后的成本效益超过NOACs。到目前为止，该模型已经反映了前面提到的长期随访数据。手术有相关的前期成本，以及客观存在的较低的并发症发生率。随着时间的推移，封堵LAA降低长期出血风险，从而改变了成本效益比（图11.11）[55]。

结论

LAA似乎是左心房中血栓形成的重要解剖区域，外科手术和植入装置可以降低部分患者卒中风险。鉴于大量高卒中风险的患者不愿或不能接受口服抗凝治疗，尽管需要更多的研究结果来支持，但这些预防卒中的非药物治疗可能对此类患

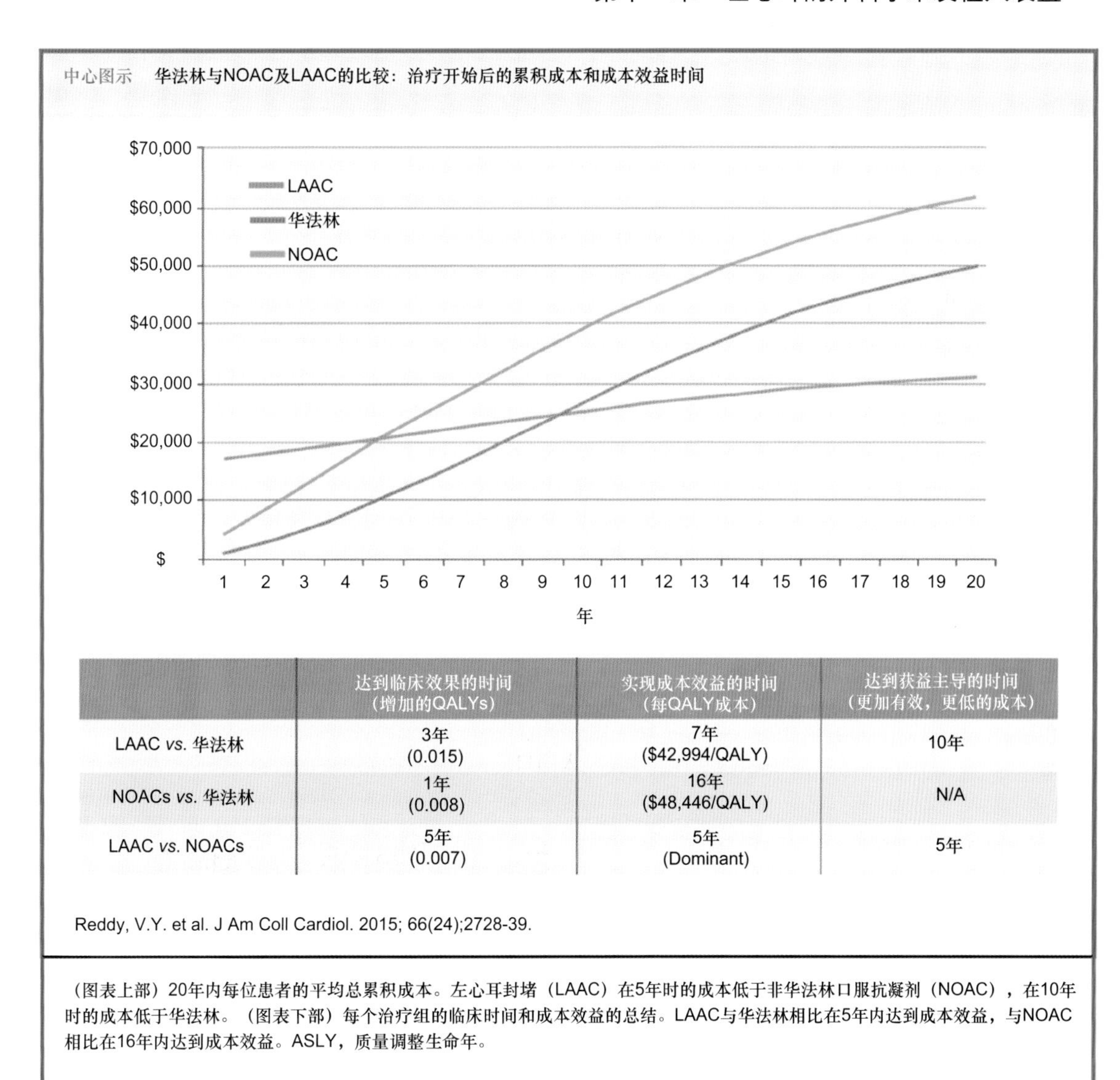

	达到临床效果的时间（增加的QALYs）	实现成本效益的时间（每QALY成本）	达到获益主导的时间（更加有效，更低的成本）
LAAC *vs.* 华法林	3年 (0.015)	7年 ($42,994/QALY)	10年
NOACs *vs.* 华法林	1年 (0.008)	16年 ($48,446/QALY)	N/A
LAAC *vs.* NOACs	5年 (0.007)	5年 (Dominant)	5年

Reddy, V.Y. et al. J Am Coll Cardiol. 2015; 66(24);2728-39.

（图表上部）20年内每位患者的平均总累积成本。左心耳封堵（LAAC）在5年时的成本低于非华法林口服抗凝剂（NOAC），在10年时的成本低于华法林。（图表下部）每个治疗组的临床时间和成本效益的总结。LAAC与华法林相比在5年内达到成本效益，与NOAC相比在16年内达到成本效益。ASLY，质量调整生命年。

图 11.11　左心耳封堵器和口服抗凝剂的成本效益分析[55]

者有益。LAA形态对于决定个体发生血栓栓塞事件可能较为重要。目前已经开发了多种用于预防AF血栓栓塞的LAAO装置。其中，Watchman设备目前已获得FDA的批准，用于替代$CHADS_2$或CHADS VASc评分较高的非瓣膜性AF患者的口服抗凝治疗，否则这些患者需要华法林长期抗凝治疗。初步研究表明，这些装置的手术植入成功率很高，并发症发生率逐渐降低，并且具有长期的成本效益。确认左心房和LAA之间的血流完全隔绝是LAAO的关键。应用目前的研究结果来决定长期卒中预防方案，可能受房颤卒中非心房性全身因素的限制。然而，正在进行的LAAO术后不抗凝的相关研究将为绝对抗凝禁忌的患者带来新的希望。

参考文献

1. De Caterina R, Hylek EM. Stroke prevention in atrial fibrillation: current status and near-future directions. *Am J Med*. 2011;124(9):793–799.
2. Kamel H, Okin PM, Elkind MS, Iadecola C. Atrial fibrillation and mechanisms of stroke. *Stroke*. 2016;47(3):895–900.
3. O'Brien EC, Holmes DN, Ansell JE, et al. Physician practices regarding contraindications to oral anticoagulation in atrial fibrillation: findings from the outcomes registry for better informed treatment of atrial fibrillation (ORBIT-AF) registry. *Am Heart J*. 2014;167(4):609.e1. https://doi.org/10.1016/j.ahj.2013.12.014. http://www.ncbi.nlm.nih.gov/pubmed/24655711.
4. Watson T, Shantsila E, Lip GY. Mechanisms of thrombogenesis in atrial fibrillation: Virchow's triad revisited. *Lancet*. 2009;373(9658):155–166.
5. Stollberger C, Schneider B, Finsterer J. Elimination of the left atrial appendage to prevent stroke or embolism?: Anatomic, physiologic, and pathophysiologic considerations. *CHEST J*. 2003;124(6):2356–2362.

6. Shirani J, Alaeddini J. Structural remodeling of the left atrial appendage in patients with chronic non-valvular atrial fibrillation: implications for thrombus formation, systemic embolism, and assessment by transesophageal echocardiography. *Cardiovasc Pathol*. 2000;9(2):95–101.
7. Blackshear JL, Odell JA. Appendage obliteration to reduce stroke in cardiac surgical patients with atrial fibrillation. *Ann Thorac Surg*. 1996;61(2):755–759.
8. Cresti A, Garca-Fernndez MA, De Sensi F, et al. Prevalence of auricular thrombosis before atrial flutter cardioversion: a 17-year transoesophageal echocardiographic study. *Europace*. 2015;18(3):450–456.
9. Ussia GP, Mulè M, Cammalleri V, et al. Percutaneous closure of left atrial appendage to prevent embolic events in high-risk patients with chronic atrial fibrillation. *Cathet Cardiovasc Interv*. 2009;74(2):217–222.
10. Di Biase L, Santangeli P, Anselmino M, et al. Does the left atrial appendage morphology correlate with the risk of stroke in patients with atrial fibrillation? results from a multicenter study. *J Am Coll Cardiol*. 2012;60(6):531. http://www.ncbi.nlm.nih.gov/pubmed/22858289.
11. Hsu JC, Maddox TM, Kennedy KF, et al. Oral anticoagulant therapy prescription in patients with atrial fibrillation across the spectrum of stroke risk: insights from the NCDR PINNACLE registry. *JAMA Cardiol*. 2016;1(1):55–62. https://doi.org/10.1001/jamacardio.2015.0374.
12. Kosiuk J, Nedios S, Kornej J, et al. Impact of left atrial appendage morphology on peri-interventional thromboembolic risk during catheter ablation of atrial fibrillation. *Heart Rhythm*. 2014;11(9):1522–1527. https://doi.org/10.1016/j.hrthm.2014.05.022. http://www.ncbi.nlm.nih.gov/pubmed/24858813.
13. Nedios S, Kornej J, Koutalas E, et al. Left atrial appendage morphology and thromboembolic risk after catheter ablation for atrial fibrillation. *Heart Rhythm*. 2014;11(12):2239–2246. https://doi.org/10.1016/j.hrthm.2014.08.016. http://www.ncbi.nlm.nih.gov/pubmed/25128733.
14. Je HG, Shuman DJ, Ad N. A systematic review of minimally invasive surgical treatment for atrial fibrillation: a comparison of the cox-maze procedure, beating-heart epicardial ablation, and the hybrid procedure on safety and efficacy. *Eur J Cardiothorac Surg*. 2015;48(4):531–541.
15. Healey JS, Crystal E, Lamy A, et al. Left atrial appendage occlusion study (LAAOS): results of a randomized controlled pilot study of left atrial appendage occlusion during coronary bypass surgery in patients at risk for stroke. *Am Heart J*. 2005;150(2):288–293.
16. Cox JL, Ad N, Palazzo T. Impact of the maze procedure on the stroke rate in patients with atrial fibrillation. *J Thorac Cardiovasc Surg*. 1999;118(5):833–840.
17. Prasad SM, Maniar HS, Camillo CJ, et al. The cox maze III procedure for atrial fibrillation: long-term efficacy in patients undergoing lone versus concomitant procedures. *J Thorac Cardiovasc Surg*. 2003;126(6):1822–1827.
18. Tsai Y, Phan K, Munkholm-Larsen S, Tian DH, La Meir M, Yan TD. Surgical left atrial appendage occlusion during cardiac surgery for patients with atrial fibrillation: a meta-analysis. *Eur J Cardiothorac Surg*. 2014;47(5):847–854.
19. Melduni R, Schaff H, Lee H, et al. Impact of left atrial appendage closure during cardiac surgery on the occurrence of early postoperative atrial fibrillation, stroke, and mortality: a propensity score–matched analysis of 10 633 patients. *Circulation*. 2017;135(4):366–378. https://doi.org/10.1161/CIRCULATIONAHA.116.021952.
20. Kanderian AS, Gillinov AM, Pettersson GB, Blackstone E, Klein AL. Success of surgical left atrial appendage closure: assessment by transesophageal echocardiography. *J Am Coll Cardiol*. 2008;52(11):924–929.
21. Ailawadi G, Gerdisch MW, Harvey RL, et al. Exclusion of the left atrial appendage with a novel device: early results of a multicenter trial. *J Thorac Cardiovasc Surg*. 2011;142(5): 1009.e1.
22. Slater AD, Tatooles AJ, Coffey A, et al. Prospective clinical study of a novel left atrial appendage occlusion device. *Ann Thorac Surg*. 2012;93(6):2035–2040.
23. Cox JL. Mechanical closure of the left atrial appendage: is it time to be more aggressive? *J Thorac Cardiovasc Surg*. 2013;146(5):1027.e2.
24. Bartus K, Han FT, Bednarek J, et al. Percutaneous left atrial appendage suture ligation using the LARIAT device in patients with atrial fibrillation: initial clinical experience. *J Am Coll Cardiol*. 2013;62(2):108–118.
25. Price MJ, Gibson DN, Yakubov SJ, et al. Early safety and efficacy of percutaneous left atrial appendage suture ligation. *J Am Coll Cardiol*. 2014;64(6):565–572.
26. US Food and Drug Administration, Use of LARIAT Suture Delivery Device for left atrial appendage closure: FDA safety communication, 2015.
27. Lee RJ, Lakkireddy D, Mittal S, et al. Percutaneous alternative to the maze procedure for the treatment of persistent or long-standing persistent atrial fibrillation (aMAZE trial): rationale and design. *Am Heart J*. 2015;170(6):1184–1194. https://doi.org/10.1016/j.ahj.2015.09.019. http://www.ncbi.nlm.nih.gov/pubmed/26678640.
28. Meier B, Blaauw Y, Khattab AA, et al. EHRA/EAPCI expert consensus statement on catheter-based left atrial appendage occlusion. *Europace*. 2014;16: euu174.
29. Ostermayer SH, Reisman M, Kramer PH, et al. Percutaneous left atrial appendage transcatheter occlusion (PLAATO system) to prevent stroke in high-risk patients with non-rheumatic atrial fibrillation: results from the international multi-center feasibility trials. *J Am Coll Cardiol*. 2005;46(1):9–14.
30. Block PC, Burstein S, Casale PN, et al. Percutaneous left atrial appendage occlusion for patients in atrial fibrillation suboptimal for warfarin therapy: 5-year results of the PLAATO (percutaneous left atrial appendage transcatheter occlusion) study. *JACC Cardiovasc Interv*. 2009;2(7):594–600.
31. Saw J, Lempereur M. Percutaneous left atrial appendage closure: procedural techniques and outcomes. *JACC Cardiovasc Interv*. 2014;7(11):1205–1220.
32. Holmes DR, Reddy VY, Turi ZG, et al. Percutaneous closure of the left atrial appendage versus warfarin therapy for prevention of stroke in patients with atrial fibrillation: a randomised non-inferiority trial. *Lancet*. 2009;374(9689):534–542.
33. Reddy VY, Sievert H, Halperin J, et al. Percutaneous left atrial appendage closure vs warfarin for atrial fibrillation: a randomized clinical trial. *JAMA*. 2014;312(19):1988–1998.
34. Holmes DR, Kar S, Price MJ, et al. Prospective randomized evaluation of the watchman left atrial appendage closure device in patients with atrial fibrillation versus long-term warfarin therapy: the PREVAIL trial. *J Am Coll Cardiol*. 2014;64(1):1–12.
35. Masoudi FA, Calkins H, Kavinsky CJ, et al. 2015 ACC/HRS/SCAI left atrial appendage occlusion device societal overview. *J Am Coll Cardiol*. 2015;66(13):1497–1513. https://doi.org/10.1016/j.jacc.2015.06.028. http://www.ncbi

.nlm.nih.gov/pubmed/26133570.
36. Boersma LV, Schmidt B, Betts TR, et al. Implant success and safety of left atrial appendage closure with the WATCHMAN device: peri-procedural outcomes from the EWOLUTION registry. *Eur Heart J*. 2016;37(31):2465–2474.
37. Reddy VY, Gibson DN, Kar S, et al. Post-approval US experience with left atrial appendage closure for stroke prevention in atrial fibrillation. *J Am Coll Cardiol*. 2017;69(3):253–261.
38. Saw J, Price MJ. Assessing the safety of early U.S. commercial application of left atrial appendage closure. *J Am Coll Cardiol*. 2017;69(3):262–264. https://doi.org/10.1016/j.jacc.2016.10.019. http://search.proquest.com/docview/1861146115.
39. Koifman E, Lipinski MJ, Escarcega RO, et al. Comparison of watchman device with new oral anti-coagulants in patients with atrial fibrillation: a network meta-analysis. *Int J Cardiol*. 2016;205:17–22.
40. Kavinsky CJ, Kusumoto FM, Bavry AA, et al. SCAI/ACC/HRS institutional and operator requirements for left atrial appendage occlusion. *Cathet Cardiovasc Interv*. 2016;87(3):351–362.
41. Waksman R, Pendyala LK. Overview of the food and drug administration circulatory system devices panel meetings on WATCHMAN left atrial appendage closure therapy. *Am J Cardiol*. 2015;115(3):378–384. https://doi.org/10.1016/j.amjcard.2014.11.011. http://www.ncbi.nlm.nih.gov/pubmed/25579887.
42. Kirchhof P, Benussi S, Kotecha D, et al. 2016 ESC guidelines for the management of atrial fibrillation developed in collaboration with EACTS the task force for the management of atrial fibrillation of the european society of cardiology (ESC) developed with the special contribution of the european heart rhythm association (EHRA) of the ESCEndorsed by the european stroke organisation (ESO). *Eur J Cardiothorac Surg*. 2016;50: ezw313.
43. Nietlispach F, Gloekler S, Krause R, et al. Amplatzer left atrial appendage occlusion: single center 10-year experience. *Cathet Cardiovasc Interv*. 2013;82(2):283–289.
44. Piccini JP, Sievert H, Patel MR. Left atrial appendage occlusion: rationale, evidence, devices, and patient selection. *Eur Heart J*. 2017;38(12):869–876.
45. Tzikas A, Shakir S, Gafoor S, et al. Left atrial appendage occlusion for stroke prevention in atrial fibrillation: multicentre experience with the AMPLATZER cardiac plug. *EuroIntervention*. 2015;10(10): 20140801–20140825.
46. Freixa X, Chan JLK, Tzikas A, Garceau P, Basmadjian A, Ibrahim R. The amplatzer™ cardiac plug 2 for left atrial appendage occlusion: novel features and first-in-man experience. *EuroIntervention*. 2013;8(9):1094–1098. https://doi.org/10.4244/EIJV8I9A167.
47. Kleinecke C, Park J, Gdde M, Zintl K, Schnupp S, Brachmann J. Twelve-month follow-up of left atrial appendage occlusion with amplatzer amulet. *Cardiol J*. 2017;24(2):131–138.
48. Hildick-Smith D. Results from the AMULET OBSERVATIONAL STUDY reported at TCT 2016. *Biotech Bus Week*. 2016;165.
49. St. Jude medical launches global clinical trial of amplatzer amulet in patients at an increased risk of stroke due to atrial fibrillation, M2 Pharma, September 1, 2016.
50. Reddy VY, Franzen O, Worthley S. Clinical experience with the wavecrest LA appendage occlusion device for stroke prevention in AF: acute results of the WAVECREST I trial. In: *The Heart Rhythm Society's 35th Annual Scientific Sessions.San Francisco*. 2014.
51. Enomoto Y, Gadiyaram VK, Gianni C, et al. Use of nonwarfarin oral anticoagulants instead of warfarin during left atrial appendage closure with the watchman device. *Heart Rhythm*. 2017;14(1):19–24. https://doi.org/10.1016/j.hrthm.2016.10.020.
52. Reddy VY, Möbius-Winkler S, Miller MA, et al. Left atrial appendage closure with the watchman device in patients with a contraindication for oral anticoagulation: the ASAP study (ASA plavix feasibility study with watchman left atrial appendage closure technology). *J Am Coll Cardiol*. 2013;61(25):2551. http://www.ncbi.nlm.nih.gov/pubmed/23583249.
53. V.M. Yuste, ELIGIBLE (efficacy of left atrIal appendage closure after GastroIntestinal BLEeding), 2017.
54. Martin-Yuste V. Outcomes from gastrointestinal hemorrhage in oral anticoagulated patients with atrial fibrillation. Is there a target for left atrial appendage closure? *Gastroenterol Hepatol Open Access*. 2016;5(6). https://doi.org/10.15406/ghoa.2016.05.00163.
55. Reddy VY, Akehurst RL, Armstrong SO, Amorosi SL, Beard SM, Holmes DR. Time to cost-effectiveness following stroke reduction strategies in AF: warfarin versus NOACs versus LAA closure. *J Am Coll Cardiol*. 2015;66(24):2728–2739.
56. Chanda A, Reilly JP. Left atrial appendage occlusion for stroke prevention. *Prog Cardiovasc Dis*. 2017;59(6):626–635.

拓展阅读

1. Petersen P, Godtfredsen J, Boysen G, Andersen E, Andersen B. Placebo-controlled, randomised trial of warfarin and aspirin for prevention of thromboembolic complications in chronic atrial fibrillation: the copenhagen AFASAK study. *Lancet*. 1989;333(8631):175–179.
2. Site HG. Clopidogrel plus aspirin versus oral anticoagulation for atrial fibrillation in the atrial fibrillation clopidogrel trial with irbesartan for prevention of vascular events (ACTIVE W): a randomised controlled trial. *Lancet*. 2006;367:1903–1912.
3. Stroke Prevention in Atrial Fibrillation Investigators. Warfarin versus aspirin for prevention of thromboembolism in atrial fibrillation: stroke prevention in atrial fibrillation II study. *Lancet*. 1994;343(8899):687–691.
4. Stroke Prevention in Atrial Fibrillation Investigators. Adjusted-dose warfarin versus low-intensity, fixed-dose warfarin plus aspirin for high-risk patients with atrial fibrillation: stroke prevention in atrial fibrillation III randomised clinical trial. *Lancet*. 1996;348(9028):633–638.
5. Connolly SJ, Ezekowitz MD, Yusuf S, et al. Dabigatran versus warfarin in patients with atrial fibrillation. *N Engl J Med*. 2009;2009(361):1139–1151.
6. Granger CB, Alexander JH, McMurray JJ, et al. Apixaban versus warfarin in patients with atrial fibrillation. *N Engl J Med*. 2011;365(11):981–992.
7. Patel MR, Mahaffey KW, Garg J, et al. Rivaroxaban versus warfarin in nonvalvular atrial fibrillation. *N Engl J Med*. 2011;365(10):883–891.
8. Giugliano RP, Ruff CT, Braunwald E, et al. Edoxaban versus warfarin in patients with atrial fibrillation. *N Engl J Med*. 2013;369(22):2093–2104.

第十二章

服用口服抗凝剂且合并复杂疾病的房颤患者的处理

WILLIAM J. HUCKER, MD, PHD • MITUL KANZARIA, MD • JOHN U. DOHERTY, MD, FACC

陈子良　谷云飞　译

不伴复杂疾病的非瓣膜性房颤患者的管理相对明确。重要临床试验所纳入患者的抗凝决策常常较为简单：评估抗凝治疗预防血栓事件的风险和获益。但在临床实践中，服用抗凝剂的房颤患者常有其他合并症。常见合并症，如冠状动脉或外周动脉疾病、慢性肾病、活动期恶性肿瘤、既往脑血管事件、肥胖或既往出血事件均会使抗凝决策复杂化，而对此类患者的治疗建议通常有限。下述病例及相关讨论将呈现一些可能具有抗凝指征的患者存在上述常见合并症时复杂的决策过程。

抗凝剂联合抗血小板治疗的管理

在冠状动脉疾病（coronary artery disease，CAD）或外周动脉疾病患者中，使用单一或双联抗血小板药物（dual antiplatelet therapy agents，DAPTs）会增加出血风险并可能影响抗凝风险收益比。此类患者颇具挑战性。正在进行或已经完成的临床研究将有助于明确接受冠脉支架植入患者如何联合使用直接口服抗凝血剂和抗血小板治疗。目前正在制定可以使此类患者取得最大临床获益、并竭力降低风险的方案。因为当稳定性冠心病患者具有抗凝指征时，联合阿司匹林治疗的增量效益有待商榷，因此需要重新审视既往的治疗认知[1]。

病例

一名67岁老年男性患者，既往有永久性房颤、两次TIA、高血压、缺血性心肌病植入ICD（植入型心脏复律除颤器）、冠心病行冠状动脉旁路移植术病史，1年前于右冠状动脉隐静脉桥（saphenous vein bridge，SVG）植入2枚裸金属支架（bare metal stent，BMS），此次因心绞痛发作（步行时出现，服用硝酸甘油可缓解）就诊，肌钙蛋白阴性。患者目前正在服用华法林和氯吡格雷，既往服用阿司匹林时发生严重鼻出血。患者行心导管术：可见右冠状动脉SVG内支架再狭窄，并在SVG植入第二代依维莫司药物洗脱支架（drug eluting stent，DES）。出院时予阿司匹林、氯吡格雷及华法林治疗。

病例解析：众所周知，抗血小板药物联合抗凝治疗可增加出血风险。在RE-LY（使用达比加群或华法林的非瓣膜性房颤患者的长期抗凝治疗随机评估）研究中，抗血小板药物联合华法林治疗时大出血风险从2.8%增加至4.8%。类似的，达比加群（每日2次，每次150 mg）的大出血风险为2.6%/年，但加入抗血小板药物后风险增加至4.4%/年[2]。ARISTOTLE（阿哌沙班减少房颤卒中和其他血栓栓塞事件）研究同样得出类似结论，虽然阿司匹林联合华法林的出血风险高于阿司匹林联合阿哌沙班，但阿司匹林与华法林或阿哌沙班联合治疗均会增加出血[3]。使用利伐沙班或艾多沙班同样存在类似问题[4-5]。

需要植入支架的冠心病患者和需要抗凝治疗的房颤患者存在几种不同的临床情况。第一种，近期接受冠脉支架治疗的患者可能出现新发房颤。第二种，既往接受房颤抗凝治疗的患者行择期支架植入。第三种，服用抗凝剂的房颤患者发生急性冠脉综合征。第四种，植入BMS超过1个月或DES超过5个月的患者可能发生房颤，为调整治疗提供了机会。第五种，正在接受抗凝治疗的房颤患者发生急性冠脉综合征并进行药物保守治疗（图 12.1）。

当考虑预防事件再发及出血风险时，抗血小板药物的选择及剂量至关重要。首选低剂量阿司匹林（75 ～ 100 mg）；相比高剂量，低剂量阿司匹林提供缺血性保护的同时出血风险更低。替格瑞洛和普拉格雷是更为强效的抗血小板药物，但也会增加非 CABG 相关出血。因此，许多专家考虑氯吡格雷作为首选药物[6]。在 TRITON-TIMI 38（通过使用普拉格雷优化血小板抑制评估治疗结局改善试验——心肌梗死溶栓 38）研究中，相比氯吡格雷组，普拉格雷组的 TIMI 大出血、威胁生命及致死性出血发生率较高，缺血性事件有所改善，两组间死亡率未见差异[7]。DES 相比 BMS 的获益显而易见，但往往需要更长的 DAPT 时间。对于需要三联治疗的患者而言，BMS 相比 DES 可能更为安全，但在某些情况和解剖因素（支架内再狭窄、分叉病变、小血管）下 DES 可能获益。近期研究显示，在植入二代 DES 患者中，更短的 DAPT 时间可能是安全的。在需要同时服用口服抗凝剂（oral anticoagulant，OAC）的患者中，需要权衡 DES 的获益和更长时间 DAPT 所导致的出血风险。

即使未合并使用 OAC，最佳 DAPT 时间依然是备受争议的话题。在 ISAR-TRIPLE（冠状动脉内支架植入及抗血栓治疗）研究中，植入 DES 的房颤患者被随机分配接受 6 周或 6 个月三联治疗[8]，其主要复合终点（死亡、急性心肌梗死、支架血栓形成、卒中或 TIMI 主要出血）未见明显差异。WOEST 研究（在口服抗凝治疗的冠脉支架患者中何为最佳抗血小板和抗凝治疗）是一项开放标签、随机研究，研究显示，三联治疗（华法林＋氯吡格雷 75 mg ＋低剂量阿司匹林）相比双联治疗（华法林＋氯吡格雷），后者出血率更低（虽然主要是轻微出血）。此外，双联治疗组死亡率更低[9]。2014ACC/AHA 指南将氯吡格雷联合华法林而不使

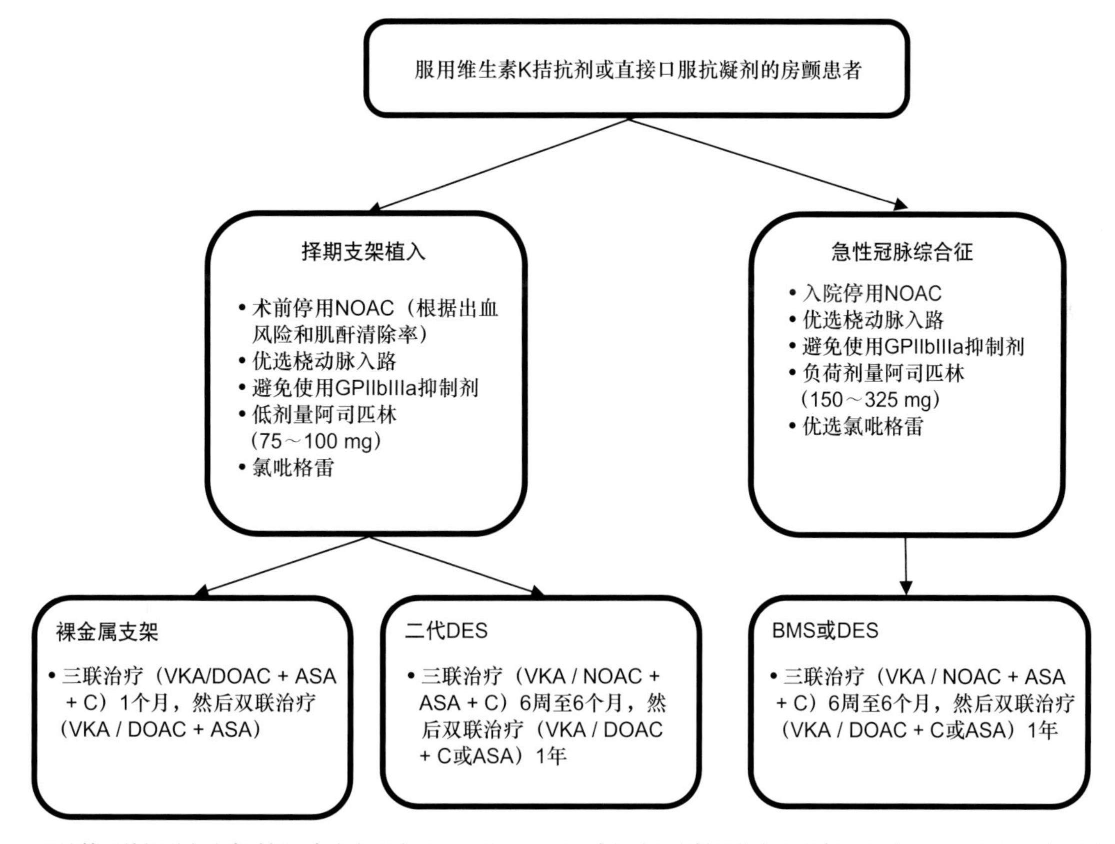

图 12.1　房颤抗凝患者冠状动脉支架植入选择［Adapted from Kovacs RJ，Flaker GC，Saxonhouse SJ，et al. Practical management of anticoagulation in patients with atrial fibrillation. J Am Coll Cardiol. 2015；65（13）：1340-1360.］

用阿司匹林作为Ⅱb类推荐[10]。

决定抗血小板治疗时间的因素需要评估患者的出血风险、支架血栓形成风险和缺血风险。具体包括患者出血风险、临床表现（稳定型心绞痛 *vs.* 急性冠脉综合征）、多次心肌梗死病史、房颤卒中风险、支架大小、支架位置、支架类型、支架内再狭窄等。

最近一项共识声明建议下列情况支持缩短三联治疗时间。包括高出血风险及低动脉粥样硬化血栓形成风险的择期 PCI（由 REACH 或 SYNTAX 评分评估）以及 GRACE 评分＜118 的 ACS 患者。相反，支持延长三联治疗的因素包括：使用第一代 DES、动脉粥样硬化血栓形成风险评分高、左主干 / 左前降支近端 / 分叉近端支架、再发心肌梗死（MI），或低出血风险[11]。

直接口服抗凝剂（direct oral anticoagulants，DOACs）相关三期临床试验证据表明：相比华法林，阿哌沙班、艾多沙班以及低剂量达比加群的大出血显著降低。PIONEER-AF-PCI 是一项开放标签的多中心随机对照研究，其探究了在接受经皮冠状动脉介入治疗（percutaneous coronary intervention，PCI）的房颤患者中，基于利伐沙班和剂量调整的口服维生素 K 拮抗剂（vitamin K antagonists，VKA）两种三联抗栓策略对出血风险的影响。在该研究中，利伐沙班组复合出血终点（包括在 12 个月随访时大出血、小出血以及需要药物干预的出血）有所降低，但组间主要不良心血管事件未见差异[12]。RE-DUAL PCI（接受经皮冠状动脉介入治疗的非瓣膜性房颤患者使用达比加群双联抗栓治疗对比华法林三联治疗的随机评估）研究评估了 110 mg 或 150 mg 达比加群（每日 2 次）＋一种 P2Y12 抑制剂（氯吡格雷 / 替格瑞洛）双联治疗组，或华法林＋一种 P2Y12 抑制剂（氯吡格雷 / 替格瑞洛）＋阿司匹林（≤ 100 mg，每日 1 次）三联治疗组的临床疗效（BMS 患者治疗 1 个月；DES 患者治疗 3 个月）。研究显示达比加群治疗方案相比华法林方案在复合终点（死亡、血栓性事件或计划外血运重建）上具有非劣效性。在两种达比加群治疗方案中出血事件均较为少见，而且大出血及临床相关非大出血均明显降低[13]。阿哌沙班（AUGUSTUS）和艾多沙班（ENTRUST-AF-PCI）的相关研究正在进行之中。

既往脑血管意外和颅内出血患者

包括缺血性卒中和颅内出血（intracranial hemorrhage，ICH）在内卒中患者的管理是一项极具挑战性的难题。这些患者或是尽管已经给予抗凝治疗仍然发生急性缺血性卒中，或是在既往抗凝治疗后发生 ICH。此外，对于外伤性 ICH 或者硬膜下血肿的患者存在这样的问题：抗凝治疗应当停用多长时间？我们将列举两个案例说明在这些情况下抗凝治疗的细微差异。

病例：缺血性卒中

一名 90 岁高龄女性患者因气短入院并被诊断为肺炎，既往行膝关节置换术时有短阵房颤发作病史、憩室病所致下消化道（gastrointestinal，GI）出血史，以及潜在的高血压病史。其家庭用药包括阿司匹林、美托洛尔和他汀类药物。心电图（ECG）示房颤伴正常心室率。患者在入院第四天出现言语含糊不清及左侧偏瘫。紧急头颅 CT 提示急性右脑中动脉缺血性卒中。在症状出现后 2 h 内患者接受了组织型纤溶酶原激活物（tissue plasminogen activator，tPA）治疗，最终遗留左侧轻度偏瘫。

病例解析：该病例引出了抗凝治疗中几个常见的管理难题，而且由于两个不同的原因，患者可能未接受抗凝治疗。首先，患者既往唯一一次房颤发作是在进行手术时，而手术通常可以诱发房颤。临床中继发性房颤较为常见，如术后状态、肺炎、酗酒或心包疾病均可诱发房颤。虽然有关继发性房颤长期临床意义的证据相对较少，但通常认为这一情况不同于无明确诱因的房颤。最近一项对弗明翰心脏研究患者的分析表明，继发性房颤患者和无明确诱因的房颤患者具有相似的卒中率和死亡率[14]。在继发性房颤队列中，房颤复发率较低；而排除心脏外科手术诱发的房颤患者之后，房颤复发率相似。这一观察结果提示：除直接损伤心房肌的心脏手术因素之外，当存在其他继发性诱因时，房颤发生可能表明存在相应的房颤基质；因此，类似于没有明确可逆性病因的房颤患者，此类患者复发性房颤及相应并发症的长期风险随之升高。上述病例中的患者因为肺炎入院，而肺炎是房颤常见的继发因素。所以该患者出现房颤再发并不奇怪，但不幸的是其因此罹患卒中。

导致该患者就诊时没有接受抗凝治疗的第二个因素是其消化道出血史。出血事件后停用口服抗凝剂通常与不良结局相关：这些不良结局是不再重启抗凝治疗的直接后果。这种情况在消化道出血后尤其如此。虽然在GI出血后部分临床医生和患者对于重启抗凝治疗可能存在担忧，但相比未重启抗凝的患者，口服抗凝相关的GI出血患者在重启抗凝治疗后的血栓栓塞及死亡风险较低。有趣的是，两者在复发性出血方面未见有统计学意义的差异[15]。上述病例中，患者既往抗凝时无GI出血；尽管该患者存在GI出血史，但从出血角度及其存在卒中和潜在性房颤来看，其接受抗凝治疗很可能是安全的。

抗凝治疗期间的卒中

如果上述病例中患者接受了抗凝治疗，其卒中风险可能有所降低，但并不会完全消失。房颤抗凝时发生卒中或短暂性脑缺血发作（transient ischemic attack，TIA）相对少见；但CHA_2DS_2-VASc评分较高的患者接受抗凝治疗依然存在残余卒中风险，因此需要相应治疗策略以管理此类患者。抗凝治疗时发生卒中的可能原因之一是服药依从性差或华法林抗凝治疗剂量不足。尽管接受抗凝治疗的患者发生卒中的确表明治疗失败。幸运的是，如果事件发生时患者正接受抗凝治疗，卒中严重程度则通常较轻[16]。

在紧急情况下对服用DOACs并伴有缺血性卒中患者的治疗存在困难，即是否行溶栓治疗。如果存在药物残余效应，可能不应该进行溶栓治疗；使用传统方法如PT/INR或PTT确定是否存在残余药物并不可靠，因此可能需要特异性检验。如果患者服用华法林，当国际标准化比值（international standardized ratio，INR）≤1.7，则使用tPA的ICH风险较低[17]。

缺血性卒中后确定启动抗凝的时机同样存在困难。虽然缺血性卒中发生后数周内卒中风险依然较高，但出血转化风险同样升高。出血转化危险因素包括：大的梗死灶、未控制的高血压、既往ICH以及最初影像学提示出血转化。上述任何因素或其他情况均可能增加出血风险从而延迟启动抗凝。无相关危险因素时，可能需要在卒中后14天内启动抗凝治疗[18]。对于此类患者，美国心脏协会/美国卒中协会指南推荐华法林（Ⅰ类适应证，A级证据）、阿哌沙班（Ⅰ类适应证，A级证据）、达比加群（Ⅰ类适应证，B级证据）或利伐沙班（2A类推荐）治疗。这些指南是在FDA批准艾多沙班之前发布的[18]。服用华法林且INR达标的患者发生卒中或TIA时，可考虑使用DOACs替代。此类患者在开始DOAC治疗之前应等待华法林药物的代谢。

隐源性卒中

我们很容易联想到与上述病例类似的情况，即患者未发现房颤，但高度怀疑存在心律失常。对于临床医生而言，因为并非总能记录到房颤发作，所以既往未接受抗凝治疗但推测可能为心源性栓塞导致的卒中或TIA患者的管理存在挑战。对于此类患者，通过植入型事件记录仪（implantable event recorder，ILR）长时程监测可能记录到房颤[19]。在推测为栓塞但未能记录到房颤的不明原因缺血性卒中患者中，目前正在进行利伐沙班、达比加群、阿哌沙班相关临床研究。

病例：颅内出血

一名68岁男性患者，既往持续性房颤病史（CHA_2DS_2-VASc评分为5分：高血压，既往缺血性脑血管病，腹主动脉瘤）并服用利伐沙班治疗，后出现言语困难及意识障碍。急诊室初始血压为220/110 mmHg，急诊头颅CT提示丘脑ICH及脑室扩张，肾小球滤过＞60 ml/min。

病例解析：ICH是OAC治疗最可怕的并发症。幸运的是，此类事件罕见，但其30天死亡率接近50%[20]。在紧急情况下，任何抗凝剂均会使治疗复杂化并可能加重出血。部分逆转抗凝作用是有指征的；确切的抗凝逆转剂根据抗凝剂的不同而不同。目前唯一批准的DOACs逆转剂是达比加群逆转剂：idarucizumab。其他针对因子Ⅹa抑制剂的逆转剂正在研发之中或等待批准。凝血酶原复合物浓缩剂或新鲜冷冻血浆可用于逆转华法林抗凝作用。

急性期之后如果仍然存在抗凝适应证，便需要考虑决定是否重启抗凝治疗。鉴于颅内出血相关死亡风险，ICH后需要仔细评估可能增加未来出血风险的因素，从而采取谨慎且个体化的方法以重启抗凝。首先，ICH 发生的原因能够预测未来出血事件，外伤性 ICH 相比自发性出血再发可能性小。其次，需要仔细评估出血部位。脑叶 ICHs 提示淀粉样血管病，而丘脑出血提示高血压可能。淀粉样脑血管病患者服用 OAC 时的出血风险特别高，因而此类患者通常应当避免抗凝治疗。第三，MRI 中的微出血及其数量可以预测未来出血风险。最后，抗凝本身也是一个危险因素。此外，严格控制可能导致出血的危险因素（如高血压）极为必要。

ICH 后重启 OAC 的证据有限，而且重启 OAC 取决于前文讨论的相关因素。但是，非脑叶 ICH 后可以考虑重启抗凝治疗。值得注意的是，相比中断抗凝，华法林相关 ICH 患者重启抗凝后的血栓形成和缺血性卒中风险较低、死亡风险较低，而且复发性出血风险并未显著增加[21]。继发于脑淀粉样血管病的脑叶 ICH（自发性或服用华法林时）以及自发性硬膜下血肿患者的出血风险较高；因此在这些情况下应当避免重启抗凝，或与神经病学或神经外科专家共同决定是否重启抗凝。DOACs 相比华法林的 ICH 风险较低，但目前尚未评估 ICH 患者从华法林转换为 DOAC 的安全性。在观察性研究中，何时重启抗凝治疗存在很大差异（72 h ～ 30 周），这提示缺乏共识。然而，对于没有机械心脏瓣膜的患者，指南推荐避免抗凝治疗至少 4 周[22]。图 12.2 提出了一种针对缺血性卒中和 ICH 患者的抗凝治疗方案。

房颤合并潜在肿瘤的患者：抗栓治疗的意义

潜在肿瘤患者使用华法林时往往难以维持在治疗范围之内。除房颤抗凝适应证之外，此类患者也处于深静脉血栓形成高危状态。营养状态和药物相互作用使得华法林的剂量管理尤为困难。

病例

一名 76 岁女性患者，既往高血压、心力衰竭、非胰岛素依赖型糖尿病及持续性房颤病史（CHA_2DS_2-VASc 评分为 6 分），服用阿哌沙班 5 mg bid。患者出现肉眼血尿及排尿困难 2 周，化验提示贫血（血红蛋白 9.7 g/dl；正常 12 ～ 13 g/dl），泌尿科检查提示肌层浸润性尿路上皮癌。患者正在接受根治性膀胱切除术及化疗评估。患者目前血红蛋白正常，但仍有规律性血尿。

病例解析：潜在恶性肿瘤患者需要抗凝时，其治疗决策尤为困难。肿瘤诊断和房颤之间的关系尤为复杂。在房颤患者中，许多可以诱发血栓事件的合并症同样存在于老年肿瘤患者中，如心力衰竭、高血压、潜在血管疾病以及糖尿病。目前已被充分认识到是：许多潜在肿瘤及其相关治疗均与

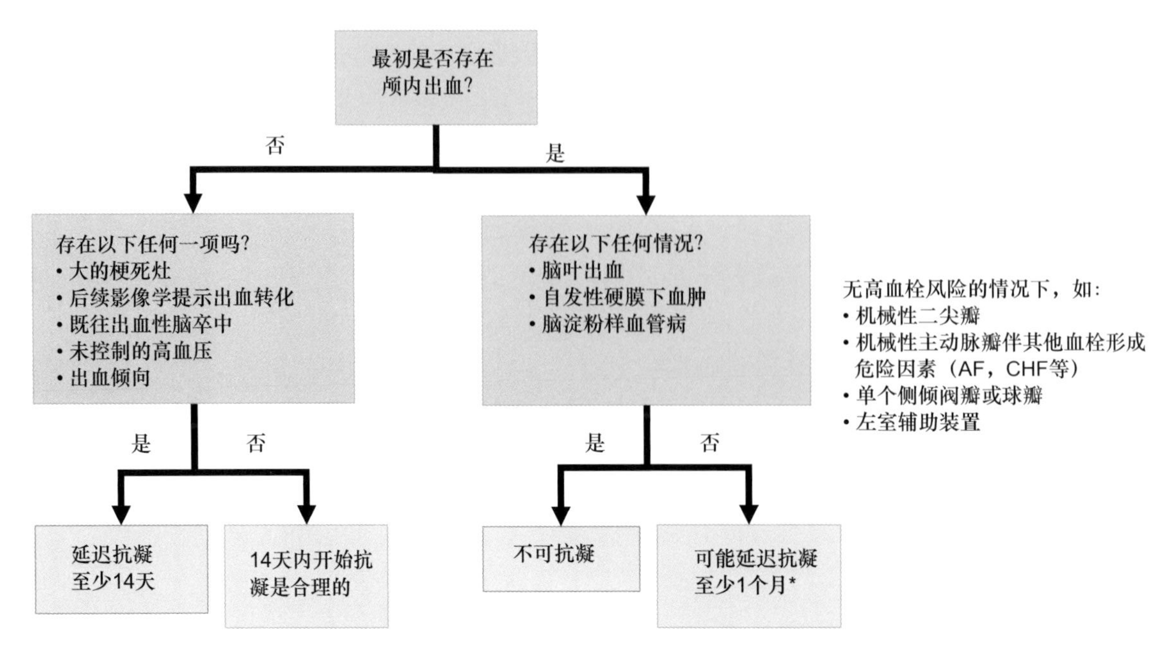

图 12.2 房颤患者卒中后抗凝治疗

血栓前状态相关。肿瘤患者也更容易出血，其可能出现治疗相关血小板减少症，或者肿瘤扩散至对于出血事件耐受较差的区域（如大脑）。我们通常使用 CHA_2DS_2-VASc 评分评估血栓风险，但尚不清楚在恶性肿瘤患者中这些危险因素的相对重要性[23]。但已经明确的是：初诊肿瘤患者既往因房颤接受 DOAC 治疗的可能性更大[24]。

在肿瘤患者中，大多数抗凝剂的使用经验源于静脉血栓栓塞（venous thromboembolism，VTE）和肺栓塞（pulmonary embolism，PE）治疗。DOACs 虽然在此类非肿瘤患者中具有重要作用，但在肿瘤患者中的使用经验有限。低分子肝素（low molecular weight heparin，LMWH）已经成为标准治疗选择。当然，使用 LMWH 预防房颤血栓栓塞事件的经验很少。从 VTE 及抗凝治疗的经验中，我们知道虽然治疗对于肿瘤患者有效，但也可导致较高的 VTE 复发性及抗凝相关出血发生率。因为在肿瘤患者中维持治疗窗的 INR 存在困难，所以 LMWH 优于华法林并已成为此类患者的标准抗凝选择[25-26]。

肿瘤患者的房颤管理存在困难。抗心律失常药物与肿瘤靶向治疗之间存在药物相互作用。包括依鲁替尼在内的肿瘤靶向治疗可导致房颤发生率升高[27]。DOACs 治疗房颤的相关临床试验通常排除了肿瘤患者，因此临床经验依然有限。一些靶向治疗药物也与 QT 间期延长及心动过缓相关。另一方面，许多抗心律失常药物可能与靶向治疗相互作用，因此需要密切关注药物相互作用。传统风险分层工具例如 CHA_2DS_2-VASc 评分尚未在潜在肿瘤患者中加以验证。大多数接受抗凝的肿瘤患者出血风险的确增加；而此类患者的抗凝治疗也更为困难。例如，一项纳入存在非瓣膜性房颤的新确诊恶性肿瘤患者的回顾性研究发现：在服用 VKA 的患者中，只有 12% 能够维持治疗窗的 INR[28]。因此，即使支持 DOACs 临床应用的证据有限，但 DOACs 在此类患者中的应用极具吸引力。

正如最近一篇关于肿瘤患者房颤治疗的综述[23]所言：治疗需要个体化。颅内肿瘤、潜在血小板减少症以及其他可能出现于血液系统恶性肿瘤之中的凝血功能缺陷，均可能使抗凝治疗的平衡存在风险。相反，即使 CHA_2DS_2-VASc 等工具评估为低风险，合并房颤且存在极高血栓栓塞风险的肿瘤患者也可能从抗凝治疗中获益。

特殊患者群体以及因房颤抗凝治疗存在困难而排除于临床试验的患者

临床研究数据指导我们日常实践决策；然而，临床中所遇到的复杂患者常常与临床研究纳入的患者并不一致。年龄、肾功能、肝功能及体重指数（body mass index，BMI）极端的患者在临床试验中常常被低估，因此临床医生从针对这些患者的研究中可以得出的结论往往有限。同样服用强效 CYP3A4 或 P- 糖蛋白抑制剂或诱导剂的患者常被排除在外。显然，许多情况下，上述几个因素可能同时存在于一个患者；但当同时存在年龄、肾损害以及 BMI 极端值时其相互作用程度更不清楚。我们所知道的是这些效应呈累积性。当检测极高龄（＞ 90 岁）、体重＜ 40 kg 或肌酐清除率（CrCl）≤ 30 ml/min 患者的利伐沙班血药浓度时，其浓度更高、持续时间更长，尤其在体重＜ 40 kg 的高龄（＞ 90 岁）患者中[29-31]。因此，阿哌沙班的推荐剂量要考虑年龄、肾功能和体重[32]，利伐沙班和艾多沙班需根据肾功能进行剂量调整。

病例

一名 68 岁男性患者，既往药物滥用、慢性阻塞性肺疾病、丙型肝炎（近期服用雷迪帕韦 / 索非布韦治疗后复发）、高血压、糖尿病、射血分数保留的心力衰竭、慢性肾病Ⅲ期、病态肥胖（BMI：43）、阵发性心房扑动及房颤病史，此次就诊讨论其房性心律失常的抗凝选择。患者既往长期服用香豆素类药物，但监测依从性差、INR 波动大、治疗窗内时间不足。近期开始服用利伐沙班。

病例解析：就栓塞风险而言，患者 CHA_2DS_2-VASc 评分为 4，即年卒中风险为 4.8%，所以需要抗凝治疗。但抗凝药物的选择需要些许考量。患者服用香豆素类药物存在困难，因此使用 DOACs 合情合理。为该患者选择药物时，应当考虑其病史中的几个因素，即肾功能、肝功能及肥胖。

肾功能

所有 DOACs 或多或少都会经肾清除，而临床情况较为复杂患者的肾功能会有明显波动。此外，由于晚期肾病患者（CrCl ＜ 30 ml/min）通常被排除于临床试验，所以可用于指导临床的数据有限。但所有DOACs说明书均建议根据肾功能进行剂量调整，如果患者发生肾功能波动而没有调整剂量，则会存在出血风险。就患者的合并症而言，肾功能可能是决定使用何种DOACs的决定性因素。例如，达比加群是DOACs中最为依赖肾清除的药物，而阿哌沙班近期被批准用于血液透析患者。但在透析患者中，绝大多数的OAC经验源于华法林。因此，OAC的选择应当根据患者肾功能而定。

该患者存在服用华法林INR控制不佳病史，因此即使其确实有慢性肾脏病且华法林不受肾功能影响，该药仍然不是一种理想的选择。鉴于患者的肾功能，达比加群可能不是一种好的选择。所以因子Ⅹa抑制剂可能是最好的选择，针对患者肾功能不全水平，利伐沙班、阿哌沙班和艾多沙班均有推荐的调整剂量。这也需要进行监测，而且如果患者肾功能严重恶化，则需要调整剂量，或者换用其他药物。

肝功能障碍

临床中通常密切关注肾功能，而常常没有系统评估肝功能。临床医生习惯于监测服用华法林患者的肝功能障碍，却往往不考虑监测服用DOACs治疗的患者。例如，我们知道利伐沙班经肝肾双通道消除，而其药效学和药代学特性在轻度肝损伤时改变有限，但在中度或更严重肝病时显著改变[29]。Child-Pugh C级肝功能不全患者应当避免使用因子Ⅹa抑制剂，而B级肝功能不全患者应当避免使用大多数此类药物，或者慎重使用阿哌沙班。此外，任何患有凝血障碍相关肝功能不全的患者均应避免使用因子Ⅹa抑制剂。对于达比加群（主要在肾清除），在美国尚无特殊说明提示在肝功能障碍患者中其应当调整剂量或避免使用。

在上述病例中，患者有丙型肝炎病史且接受了雷迪帕韦/索非布韦治疗，但其在治疗后肝炎复发。患者没有腹水证据，白蛋白在正常范围之内，也没有脑病。患者INR轻微升高，但这可能是服用利伐沙班所致。INR升高即便归因于肝功能障碍，患者也属于Child-Pugh A级，因而根据此时的肝功能，其无需调整利伐沙班治疗。

体重变化

高体重及低体重患者都存在临床困难，尤其在使用DOACs时，因为不进行常规血液检查，所以很难确定是否达到药物治疗浓度。关于抗凝治疗的安全性及有效性，我们对肥胖或病态肥胖患者了解多少呢？从不同正常体重志愿者的药代学（药物测量）和药效学（药物作用）之中，我们可以得到一些认识。在一项关于利伐沙班的研究中，肥胖和正常体重个体的最大血药浓度相似，但体重＜ 50 kg的个体更高。这导致凝血酶原时间略有增加，但其临床意义并不明显[31]。在EINSTEIN-DVT和EINSTEIN-PE试验中[33-34]，利伐沙班对于肥胖和非肥胖患者同样有效。诊断肥胖的临界值为100 kg或更高。然而，目前尚不清楚是否这些结果是否可以外推至病态肥胖患者。国际血栓和止血协会指南建议：BMI ＞ 40或体重＞ 120 kg的患者应当避免使用DOACs。如果使用此类药物，应当通过药物特异性检验测定其峰谷浓度。如果血药浓度低，建议改用VKA[35]。在上述病例中，该患者BMI高，因此检测因子Ⅹa峰谷浓度是合理的；根据上述EINSTEIN试验相关数据，使用利伐沙班治疗可能是合理的。

药物相互作用

关于DOACs相关的药物相互作用，我们似乎关注不够。最需要引起关注的情况是合并使用CYP3A4和P-糖蛋白的强效诱导剂或强效抑制剂时。对于利伐沙班而言，针对两种途径的强效抑制剂意味着更强的药效。相反，两种途径的强效诱导剂会降低利伐沙班的药代学和药效学效应。针对一种途径的强效抑制剂或两种途径的中效抑制剂作用较小。达比加群不受CYP3A4途径的影响，但由于达比加群是P-糖蛋白底物，因此单独使用P-糖蛋白抑制剂对增加达比加群血药浓度的抑制作用很明显。阿哌沙班不应与强效CYP3A4抑制剂同时使用，但不受P-糖蛋白转运竞争影响（表12.1）。上述病例中的患者存在多种合并症，因此需要仔细检查服用的其他药物，以评估任何可能影响利伐沙班浓度的药物相互作用。

存在复杂疾病患者的抗凝治疗将会持续成为临床挑战。冠脉介入治疗中，针对如何联合使用抗凝

表 12.1 DOACs 与常用药物之间的相互作用

药物	机制	达比加群	阿哌沙班	艾多沙班	利伐沙班
胺碘酮	P 糖蛋白竞争	↑↑	?	↑↑	－（除非 CrCl < 50 ml/min）
决奈达隆	P 糖蛋白竞争和 CYP3A4 抑制	↑↑↑	?	↑↑	↑
奎尼丁	P 糖蛋白竞争	↑↑	?	↑↑	?
地尔硫䓬	P 糖蛋白竞争和弱效 CYP3A4 抑制	－	↑↑	－	－（CrCl < 50 ml/min 时慎用）
维拉帕米	P 糖蛋白竞争和弱效 CYP3A4 抑制	↑↑（减少剂量并同时服用）	?	↑↑（减少 50% 剂量）	－（CrCl < 50 ml/min 时慎用）
抗真菌药（氟康唑对 DOAC 浓度影响可能较小）	P 糖蛋白和 BCRP 竞争，CYP3A4 抑制	↑↑	↑↑	↑↑	↑↑
环孢霉素和他克莫司	P 糖蛋白竞争	X（禁用）	?	↑↑	?
利福平 卡马西平苯巴比妥苯妥英钠 圣约翰草	P 糖蛋白和 BCRP 竞争以及 CYP3A4/CYP2 诱导	↓	↓	↓（与利福平禁用）	↓

↑，具有增强药效的作用；↑↑，具有进一步增强药效的作用；↑↑↑，具有最大程度增强药效的作用；↓，具有减弱药效的作用；－，无相互作用；？，药效不明或无相关研究；X，禁用。DOAC，直接口服抗凝剂。

剂与抗血小板药物将出台一些声明。正在进行的卒中相关临床研究也将为此类患者提供证据。鉴于肿瘤患者的复杂性以及所接受药物治疗的多样性，此类患者的抗凝治疗依然充满挑战。对于这些药物代谢情况、与其他药物相互作用，以及临床研究范围外患者个体化治疗的充分理解，是患者安全抗凝的关键所在。

参考文献

1. Lambert M, Gislason GH, Lip GY, et al. Antiplatelet therapy for stable coronary artery disease in atrial fibrillation patients taking an oral anticoagulant: a nationwide cohort study. *Circulation*. 2014;129(15):1577–1585.
2. Connolly SJ, Ezekowitz YS, Yusuf S, et al. Dibigatran versus warfarin in patients with atrial fibrillation. *N Engl J Med*. 2009;361:1139–1151.
3. Granger CB, Alexander JH, Mcmurray JJ, et al. Apixaban versus warfarin in patients with atrial fibrillation. *N Engl J Med*. 2011;369:981–992.
4. Patel MR, Mahaffey KW, Garg J, et al. Rivaroxaban versus warfarin in nonvalvular atrial fibrillation. *N Engl J Med*. 2011;365:883–891.
5. Giugliano RP, Ruff CT, Braunwald E, et al. Edoxaban versus warfarin in patients with atrial fibrillation. *N Engl J Med*. 2013;369:2093–2104.
6. Li GY, Windecker S, Huber K, et al. Management of antithrombic therapy in atrial fibrillation patients presenting with acute coronary syndrome and/or undergoing percutaneous coronary or valve interventions: a joint consensus document of the European Society of Cardiology Working Group on Thrombosis, EHRA, EAPCI, and European Association of Acute Cardiac Care (ACCA) endorsed by the Heart Rhythm Society (HRS) and Asia-Pacific Heart Rhythm Society (APHRS). *Eur Heart J*. 2014;35:3155–3179.
7. Wivott SD, Braunwald E, McCabe CH, et al. Prasugrel versus clopidogrel in patients with acute coronary syndromes. *N Engl J Med*. 2007;357:2001–2015.
8. Fielder KA, Maeng M, Mehilli J, et al. Duration of triple therapy in patients requiring oral anticoagulation after drug-eluting stent implantation: the ISAR-TRIPLE trial. *J Am Coll Cardiol*. 2015;65(16):1619–1629.
9. Dewilde WJ, Oirbans T, Verheugt FW, et al. Use of clopidogrel with or without aspirin in patients taking oral anticoagulant therapy and undergoing percutaneous coronary intervention: an open-label, randomised, controlled trial. *Lancet*. 2013;381(9872):1107–1115.
10. Amsterdam EA, Wenger NK, Brindis RG, et al. 2014 AHA/ACC guideline for the management of patients with non-ST-elevation acute coronary syndromes: executive summary. *J Am Coll Cardiol*. 2014;64(24):2645–2687.
11. Heidbuchel H, Verhamme P, Alings M, et al. Updated Europeon Heart Rhythm Association Practical Guide on the use of non-vitamin K antagonist anticoagulants in patients with non-valvular atrial fibrillation. *Europace*. 2015;10:1467–1507.
12. Gibson CM, Mehran R, Bode C, et al. Prevention of bleeding in patients with atrial fibrillation undergoing PCI. *N Engl J Med*. 2016;375:2423–2434.
13. Cannon CO, Bhatt DL, Oldgren J, et al. Dual antithrombotic therapy with dabigatran after PCI in atrial fibrillation. *N Engl J Med*. 2017;377:1513–1524.
14. Lubitz SA, Yin X, Rienstra M, et al. Long-term outcomes of secondary atrial fibrillation in the community: the Framingham Heart Study. *Circulation*. 2015;131(19):1648–1655.
15. Chai-Adisaksopha C, Hillis C, Monreal M, et al. Thrombo-

embolic events, recurrent bleeding and mortality after resuming anticoagulant following gastrointestinal bleeding. A meta-analysis. *Thromb Haemost*. 2015;114(4):819–825.
16. Xian Y, O'Brien EC, Liang L, et al. Association of preceding antithrombotic treatment with acute ischemic stroke severity and in-hospital outcomes among patients with atrial fibrillation. *JAMA*. 2017;317(10):1057–1067.
17. Xian Y, Liang L, Smith EE, et al. Risks of intracranial hemorrhage among patients with acute ischemic stroke receiving warfarin and treated with intravenous tissue plasminogen activator. *JAMA*. 2012;307:2600–2608.
18. Kernan WN, Ovbiagele B, Black HR, et al. Guidelines for the prevention of stroke in patients with stroke and transient ischemic attack: a guideline for healthcare professionals from the American Heart Association/American Stroke Association. *Stroke*. 2014;45(7):2160–2236.
19. Tommaso S, Diener HC, Passman RS, et al. Cryptogenic stroke and underlying atrial fibrillation. *N Engl J Med*. 2014;370:2478–2486.
20. Cervera A, Amaro S, Chamorro A. Oral anticoagulant-associated intracerebral hemorrhage. *J Neurol*. 2012;259(2):212–224.
21. Nielsen PB, Larsen TB, Skjøth F, et al. Restarting anticoagulant treatment after intracranial hemorrhage in patients with atrial fibrillation and the impact on recurrent stroke, mortality, and bleeding: a nationwide cohort study. *Circulation*. 2015;132(6):517–525.
22. Hemphill 3rd JC, Greenberg SM, Anderson CS, et al. Guidelines for the management of spontaneous intracerebral hemorrhage: a guideline for healthcare professionals from the American Heart Association/American Stroke Association. *Stroke*. 2015;46(7):2032–2060.
23. Farmakis D, Parissis J, Filippatos G. Insights into onco-cardiology: atrial fibrillation and cancer. *J Am Coll Cardiol*. 2014;63:945–953.
24. Short NJ, Connors JM. New oral anticoagulants and the cancer patient. *Oncologist*. 2014;19:82–93.
25. Letai A, Kuter DJ. Cancer, coagulation, and anticoagulation. *Oncologist*. 1999;4:443–449.
26. Linkins LA. Management of venous thromboembolism in patients with cancer: role of dalteparin. *Vasc Health Risk Manag*. 2008;4(2):279–287.
27. Asnani A, Manning A, Mansour M, et al. Management of atrial fibrillation in patients taking targeted cancer therapies. *Cardiooncology*. 2017;3:2.
28. Lee YJ, Park JK, Uhm JS, et al. Bleeding risk and major adverse events in patients with cancer on oral anticoagulation therapy. *Int J Cardiol*. 2016;203:372–378.
29. Mueck W, Schwers S, Stampfuss J. Rivaroxban and other novel oral anticoagulants: pharmacokinetics in healthy subjects, specific patient populations and relevance of coagulation monitoring. *Thromb J*. 2013;11:10.
30. van Es N, Coppens M, Schulman S, Middeldorp S, Büller HR. Direct oral anticoagulants compared with vitamin K antagonists for acute venous thromboembolism: evidence from phase 3 trials. *Blood*. 2014;124:1968–1975.
31. Kubitza D, Becka M, Zuehlsdorf M, Mueck W. Body weight has limited influence on the safety, tolerability, pharmacokinetics, or pharmacodynamics of rivaroxaban (BAY 59-7939) in healthy subjects. *J Clin Pharmacol*. 2007;47:218–226.
32. Agnelli G, Buller HR, Cohen A, et al. Oral apixaban for the treatment of acute venous thromboembolism. *N Engl J Med*. 2013;369:799–808.
33. Bauersachs R, Berkowitz SD, Brenner B, et al. Oral rivaroxaban for symptomatic venous thromboembolism. *N Engl J Med*. 2010;363:2499–2510.
34. Buller HR, Prins MH, Lensin AW, et al. Oral rivaroxaban for the treatment of symptomatic pulmonary embolism. *N Engl J Med*. 2012;366:1287–1297.
35. Martin K, Beyer-Westendorf J, Davidson BL, Huisman MV, Sandset PM, Moll S. Use of the direct oral anticoagulants in obese patients: guidance from the SSC of the ISTH. *J Thromb Haemost*. 2016;14(6):1308–1313.
36. Kovacs RJ, Flaker GC, Saxonhouse SJ, et al. Practical management of anticoagulation in patients with atrial fibrillation. *J Am Coll Cardiol*. 2015;65(13):1340–1360.

卒中与心房颤动：神经内科专家的观点

LUCIANA CATANESE，MD • ROBERT G. HART，MD
王玥莹　谷云飞　译

引言

心房颤动与心源性栓塞性卒中关系密切，预计未来这种相关性将成倍增加。虽然发展中国家的危险因素控制较好，但心源性卒中的发病率仍不断上升。这类卒中的致残率和死亡率高，是主要公共卫生问题之一。房颤可能以卒中为首发表现，但即使确诊房颤，全世界范围内也只有约一半房颤患者给予口服抗凝剂处方。因此，在全球人口老龄化趋势下，最大限度开展房颤筛查和二级预防是公共卫生领域的当务之急。

流行病学

房颤是主要公共卫生问题之一，随着世界人口老龄化、危险因素日益普遍，再加上先进筛查工具的使用，预计房颤的负担将进一步加重[1]。房颤是缺血性卒中的危险因素之一，使卒中风险增加 3 ～ 5 倍[2]。据报道，16% ～ 39% 的缺血性卒中与房颤有关，虽然房颤导致缺血性卒中的归因危险度为 17%，但与年龄高度相关，50 ～ 59 岁房颤导致缺血性卒中的归因危险度为 4.6%，80 岁以上将高于 20%[3-5]。多数房颤相关卒中为心源性（70%），也有部分为非心源性，例如共同危险因素引起的腔隙性卒中（15%）和大动脉硬化性卒中（15%）[6]。虽然缺血性卒中的总发病率在下降，但在高收入国家，过去 25 年内房颤相关心源性卒中发生率增加了 3 倍，预计到 2050 年，心源性卒中发病率将继续以类似的速度攀升，年龄≥ 80 岁患者更为明显[7]。房颤还与双侧经颅多普勒超声检测到的无症状脑栓塞、神经影像学观察到的无症状脑梗死以及短暂性脑缺血发作（transient ischemic attacks，TIA）有关[8-10]。针对全美范围内住院患者进行回顾性研究，TIA 患者的房颤患病率为 12% ～ 17%，自 2004 年以来增加了 38%[10]。

最近的研究热点是持续时间短的无症状房颤（也称亚临床房颤，subclinical atrial fibrillation，SCAF）相关卒中风险。持续超过 24 h 的亚临床房颤使缺血性卒中和系统性栓塞的风险增加 3 倍以上[11]。已有多个以持续时间＜ 24 h 为截断值的亚临床房颤研究表明其与卒中风险增加相关[12]。合并心血管危险因素的老年人群 SCAF 总患病率很高，其卒中后心脏监测捕捉到持续时间＜ 24 h 的 SCAF 是否卒中病因或是否与卒中相关，目前尚不明确。

房颤发病的危险因素与缺血性卒中的危险因素有部分重叠。常见的危险因素包括高龄、男性、高血压、糖尿病、吸烟、酗酒、肥胖、睡眠呼吸暂停、炎症标志物升高、慢性肾病以及合并潜在心脏疾病[3，13]。种族方面，尽管欧洲血统白人个体中房颤的患病率较高，但西班牙裔人和黑人一旦被诊断房颤，卒中风险似乎更高[14]。值得注意的是，心源性栓塞性卒中患者往往多见于年龄较大并具有潜在心脏疾病的女性[15]。已有经过验证的预测模型，例如 $CHADS_2$ 和 $CHAD_2DS$-VASc 评分，可以基于一些主要的心血管危险因素来预测卒中风险。一年内卒中复发风险约为 15%，使用口服抗凝剂可使风险显著降低约 70%[16]。遗憾的是，即使能够早期诊断心律失常，据估计全世界也只有不到 50% 的房颤患者接受口服抗凝治疗[1]。这对老年人影响巨大，他们较为脆弱，虽然没有禁忌证，但发生各种并发症的风险较高，同时血栓栓塞风险也高[1]。

病理生理学

多个证据确凿的研究已证实房颤与卒中具有显

著相关性，但两者并非线性因果关系。几个病理生理机制可以说明房颤与卒中的相关的病理生理机制如下：早期研究表明房颤可导致心房局部或左心耳（left atrial appendage，LAA）血液淤滞、血栓形成，继而导致脑栓塞，这一假说被认定为卒中和房颤相关的唯一原因。然而反复发作房颤可导致心房重塑，继之心律失常进展为持续状态，而心房心肌病（包括纤维化、充盈压升高和心腔扩张）即使在没有房颤的情况下也与血栓栓塞风险增加相关[17-18]。的确心房异常与隐源性而非心源性栓塞事件有关，这提示一种独立于房颤之外的潜在血栓形成机制[19]。血栓前标志物异常（如C反应蛋白、D-二聚体、血浆vWF，凝血酶原片段1＋2升高）与房颤和非房颤患者心房和左心耳功能异常、血管事件和卒中相关[17]。血浆vWF和D-二聚体可改善房颤患者的风险分层评分[20-21]。对于心源性栓塞性卒中患者而言，心律失常导致的血流淤滞、高凝状态和异常心房基质相结合，组成血栓形成的Virchow-Robin三角[17]。

另一方面，少数情况下卒中也可诱发房颤，“神经源性房颤”的概念源于动物研究。在动物实验中，卒中可同时引发房颤和房扑[22]。卒中影响大脑自主调节中心（更常见的是kinsular区），在超声心动图未见慢性房颤或潜在心脏疾病异常改变基础下，提示卒中与新发房颤有关[23]。自主神经功能下调，或中央自主神经对内在心脏通路的调节完全缺失，都可能引发心律失常，若这种神经调节紊乱持续存在，就会诱发阵发性房颤[24]。此外，卒中引起的神经细胞死亡可激活炎性级联反应，进而促进心房重塑，导致房颤的发生和持续[25]。自主神经功能障碍和炎症反应在卒中急性期达到高峰，这一时期正好是卒中再发风险最高和卒中后房颤检出最多的时期[24, 26-27]。

因此，房颤相关心源性栓塞性卒中的病理生理学机制较复杂，涉及多个因素，除了心律失常本身之外，还包括遗传倾向、心房基质异常、血液学及炎症紊乱、卒中后自主神经调节和炎症改变。深入了解导致心源性栓塞性卒中的多种病理生理机制对未来采取更有效卒中预防策略至关重要。

临床表现

一旦症状发作，与动脉粥样硬化性卒中相比，房颤相关心源性栓塞性卒中可导致意识水平降低、大脑半球综合征[15]。与大脑大动脉闭塞相关的半球综合征多种多样，临床均可识别（表13.1）。一项大型回顾性研究报道，心源性卒中导致半球综合征的上肢无力更多表现为均匀分布，而不是近端或远端无力[15]。与脑血管动脉粥样硬化性卒中相比，心源性栓塞性卒中导致语言障碍和视觉障碍更为常

表13.1 房颤相关大血管缺血性卒中的典型症状

症状	症状特点	累及动脉
右侧MCA	左侧偏瘫，左侧感觉减退或麻痹，右眼斜视，左侧空间忽略/失用症/失认症，左侧同向性偏盲。可有躁动、谵妄	M1段或两个M2段或终末颈动脉闭塞（如果ACOM未闭）
左侧MCA	右侧偏瘫，右侧感觉减退或麻痹，左眼斜视，失语症（一般起病时为全身性失语症），右侧同向性偏盲	M1段或两个M2段或终末颈动脉闭塞（如果ACOM未闭）
ACA	腿部无力/麻木、意志减退、缄默、去抑郁、意识障碍、持续言语、失用症。强握反射。左侧受累时可见皮质运动性失语	ACA
ICA	合并MCA＋ACA的表现	从分叉到床上节段的颈内动脉
PCA	对侧同向性偏盲。梗死面积较大时，对侧运动感觉丧失，视线偏离，颅神经Ⅲ麻痹，失语症。左侧胼胝体受累可见失读症（不合并失写）	PCA
基底（上）	嗜睡、昏迷，皮质盲，动眼神经麻痹，记忆丧失，谵妄，幻视，共济失调	基底动脉顶部或基底化椎动脉
基底（中）	闭锁综合征：水平凝视麻痹，四肢瘫痪，感觉完整	基底中动脉

ACA，大脑前动脉；ICA，颈内动脉；MCA，大脑中动脉；PCA，大脑后动脉。

见[28]。房颤相关卒中通常累及大脑皮质，出现失语症、失用症和失认症等大脑皮质征象高度提示心源性卒中[29]。与动脉粥样硬化性血栓形成和小血管疾病引起的卒中相比，心源性栓塞性卒中起病急，发病时症状严重，可在几分钟内达到高峰[28]。血栓移动引起症状的迅速改善也提示为心源性栓塞卒中（称为神经缺失恢复）[30]。虽然临床症状及体征支持房颤是卒中的潜在病因，但仍缺乏敏感性和特异性，临床诊断及治疗需要借助神经和血管影像学。

与脑血管动脉粥样硬化相比，房颤患者发生TIA的频率较低。与动脉来源栓塞相比，房颤相关TIA通常持续时间较长（＞60 min），且与磁共振成像（magnetic resonance imaging，MRI）显示弥散受限有关[31]。

诊断

临床可根据神经功能缺损的发作特点和性质可初步判断心源性栓塞性卒中，但需要结合神经影像学［CT和（或）MRI］、颅外和颅内血管检查、超声心动图和心电监测来寻找血栓来源并确诊。完整的卒中检查还包括详细的病史和体格检查、危险因素分析以及包括心肌酶在内的血液学检查。

急性卒中发病时，非增强CT可见沿大脑中动脉（middle cerebral artery，MCA）近端分布的线性高密度影，也称为高密度血管征（hyperdense vessel sign，HVS），约49%的急性心源性栓塞性卒中可出现此征象（图13.2）[32]。HVS提示富含红细胞的血凝块，富含纤维蛋白的血凝块也具有相似影像学增强[33]。虽然神经影像学（尤其是脑CT）可能在急性神经疾病发作几个小时后才能显示缺血区，但突然出现神经功能缺损时，神经影像学可有效排除出血性卒中。ASPECT（Alberta Stroke Program Early CT）评分可根据初始CT影像快速评估血管重建治疗对卒中患者的疗效，总分为10分[34]。ASPECT评分对不同大脑中动脉供血区域赋值，若该区域显示缺血，则从10分中减1分（图13.3）。ASPECT评分为6分及6分以上的患者对紧急血管再通治疗有效，3个月后功能恢复较好，出血率较低[35]。卒中亚急性期时，CT和MRI有助于确定梗死区位置、面积以及出血转化程度。房颤相关卒中的梗死面积通常较大，多位于皮质。由于涉及不同脑血管供应区域，所以房颤相关卒中以双侧多见（图13.1）[36-38]。闭塞血管再通后，梗死区域再灌注和血脑屏障破坏可导致出血，高达70%大面积心源性栓塞性卒中患者可见出血[39]。阵发性房颤引起的急性卒中，有15%～26%的患者可以发现无症状皮质卒中，这进一步支持心源性栓塞性卒中的诊断[40]。急性期无论是CT还是MRI的血管成像通常显示颅内大血管闭塞（large vessel occlusion，LVO）且无明显动脉粥样硬化改变（图13.4）[15]。

多数卒中患者需要CT或磁共振血管成像（magnetic resonance angiography，MRA）来排除大动脉粥样硬化斑块。对于无颅内动脉疾病的患者，使用颈动脉超声评估颈动脉狭窄程度已足够。存在心源性卒中危险因素的患者应常规行经胸超声心动图（transthoracic echocardiogram，TTE）。相比之下，在高度怀疑心源性栓塞且已排除大血管病变，同时TTE未发现异常的患者中仅有约20%接受了经食管超声心动图（transesophageal echocardiogram，TEE）检查[29]。对于隐源性卒中患者而言，虽然TEE灵敏度高于TTE，但常规应用TEE的成本效益仍不确定。卒中后心电监测的持续时间、顺序和类型存在争议。单次心电图、24～48 h动态心电图、30天事件触发记录器和植入式心电记录器分别可检测到7.7%、3.2%～4.5%、16%和17%的卒中患者合并房颤[4, 26, 41]。隐源性卒中患者使用30天事件触发记录器优于常规监测，EMBRACE和CRYSTAL-AF研究显示其对房颤的诊断率与长期植入式心电记录仪相似[26, 41]。近期，FIND-AF研究也得出类似结论，60岁及以上卒中患者在6个月时加强和延长心电监测发现卒中患者的房颤总体患病率较高。一项荟萃分析表明，对于缺血性卒中以及TIA后新发房颤的诊断，多种心电监测方式相结合的方法优于单一心电监测方法[4]。SCAF持续时间较短，其临床意义仍不确定，尤其是卒中后几个月首次捕捉到SCAF。

尽管目前心源性卒中诊断检查方法仍存争议，大多数神经科医生选择依据指南建议，选择神经影像学，颈动脉血管检查，TTE和至少30天心电监测进行诊断[42]。依据典型临床表现、神经影像学

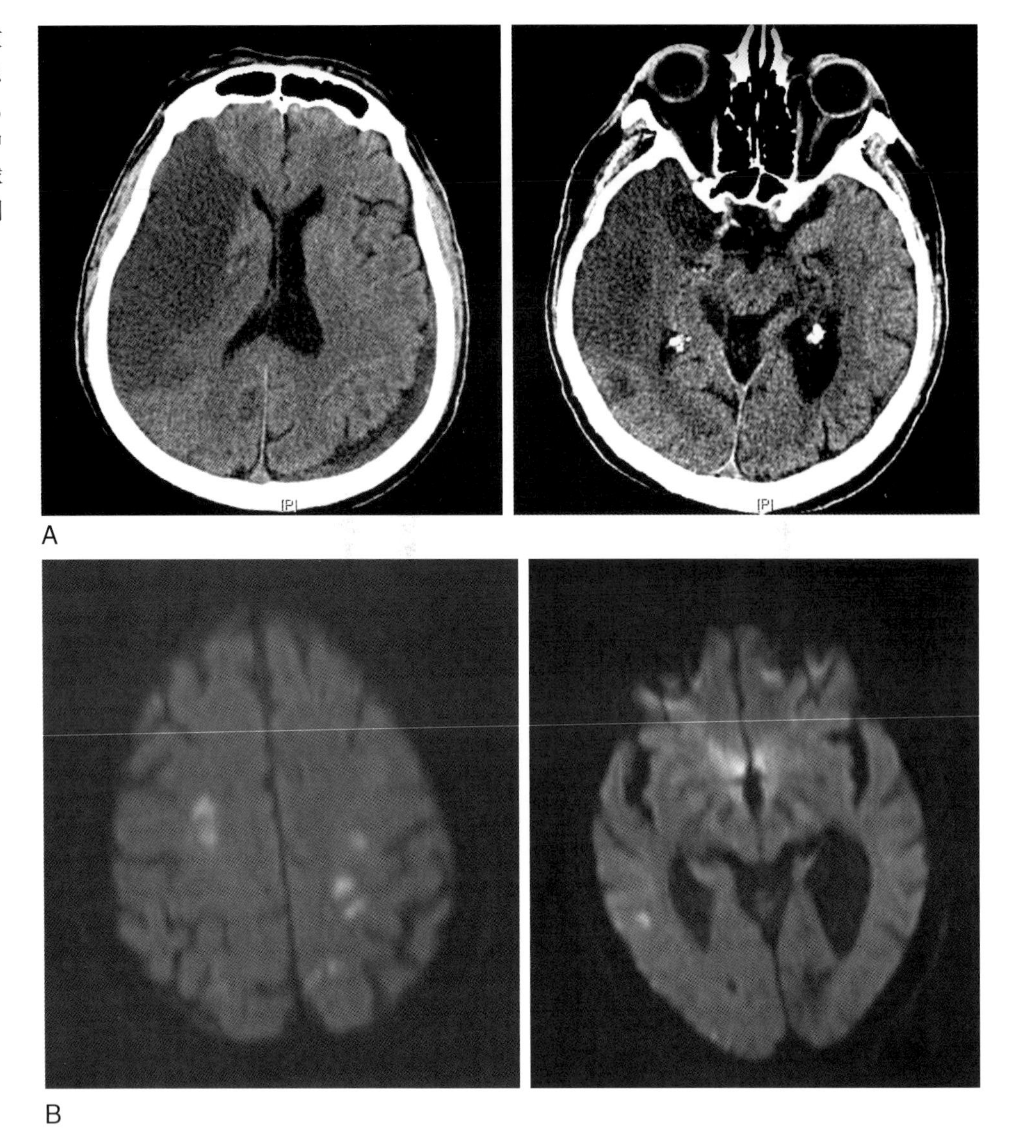

图 13.1 CT 和 MRI 的弥散加权成像序列显示房颤患者不同的心源性卒中形态。（**A**）CT 显示右侧大脑中动脉阻塞导致大面积半球卒中。（**B**）MRI-DWI 序列显示双侧多发性脑栓塞

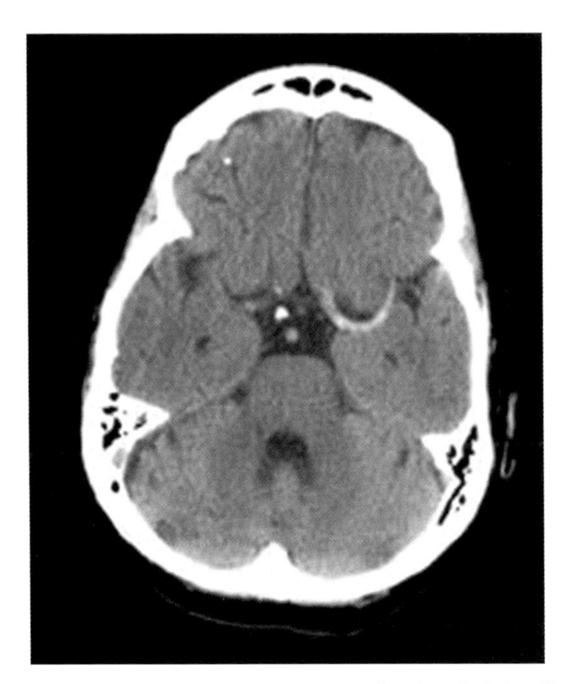

图 13.2 CT 显示房颤引起左侧大脑中动脉栓塞的高密度血管征

提示栓塞，存在心源性栓塞危险因素（尤其是房颤）以及无明显动脉粥样硬化性大血管疾病时可确诊心源性卒中。即使完成诊断检查，仍有 25% 的缺血性卒中栓子来源不明，其中 16% 神经影像学可见栓塞表现，提示隐匿的心脏来源[39，43]。非腔隙性隐源性卒中推测是栓塞性的，已重新归类为不明来源栓塞性卒中（embolic stroke of undetermined source，ESUS）[43]。尽管研究数据不多，但高达 29% ESUS 患者在随访中出现新发房颤[43]。对这类患者应加强监测，包括高凝状态、TEE 和长期心脏节律监测。RE-SPECT ESUS 研究和 NAVIGATE ESUS 研究目前正在招募患者，目的是确定 ESUS 患者的最佳二级预防策略。如果试验为阳性结果，直接口服抗凝剂（direct oral anti-coagulant，DOAC）的安全性和有效性得以证实，可能彻底取代复杂昂

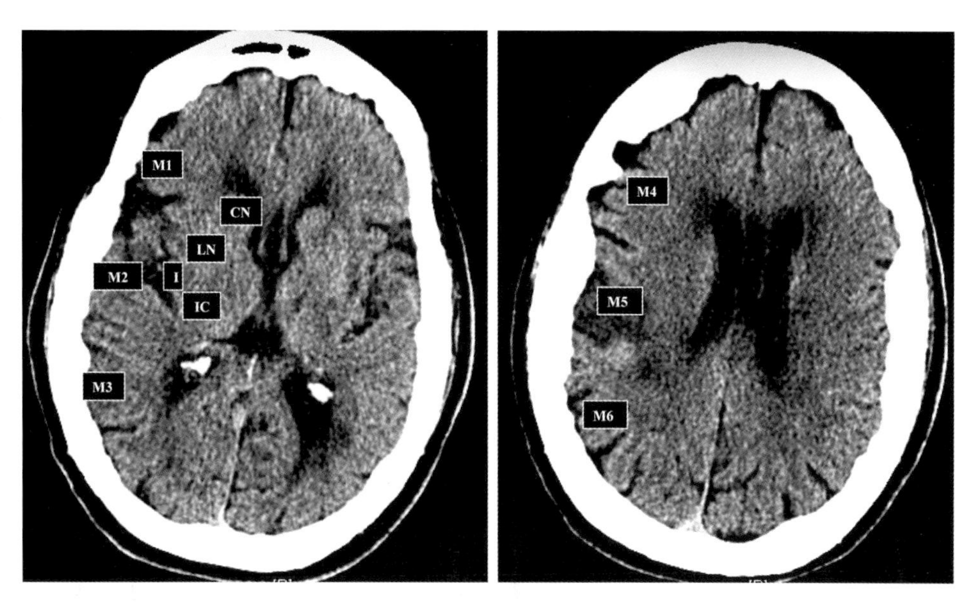

图 13.3　M5 区早期缺血改变，ASPECTS 评分减 1 分。CN，尾状核；I，岛叶；IC，内囊；LN，豆状核；M1-6，大脑中动脉。

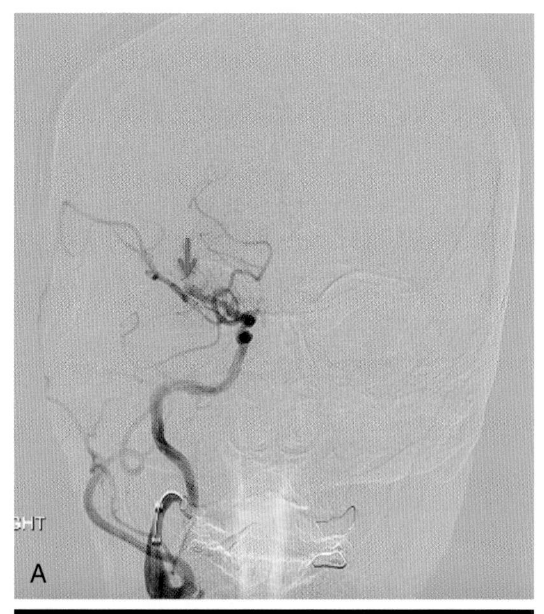

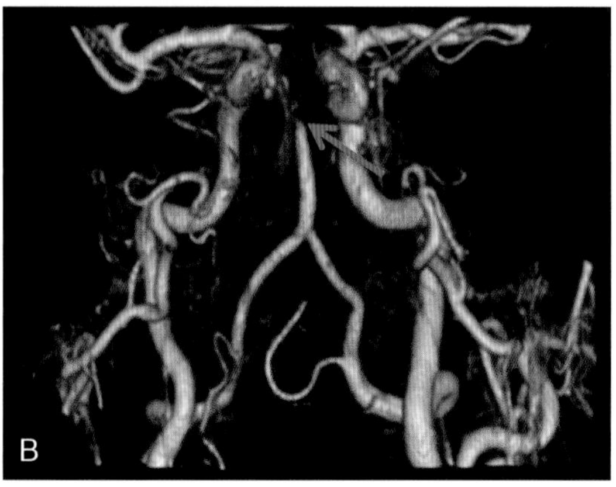

图 13.4　房颤患者前、后循环大血管闭塞。（**A**）数字减影血管造影显示右侧大脑中动脉急性闭塞（红色箭头）；（**B**）磁共振血管造影显示基底动脉闭塞（红色箭头）

贵的心源性卒中诊断检查。

房颤相关卒中的急性期治疗

LVO 卒中患者的急性期治疗包括使用 tPA 进行动、静脉溶栓，使用联合或不联合抽吸装置的一代支架进行血管内支架取栓术。目前动、静脉溶栓时间窗分别为 6 h 和 4.5 h[44-45]。选择合适适应证的患者进行急性期治疗十分重要，取决于以下几个因素：如发病时间明确且出现致残性卒中症状、年龄≥ 18 岁、基线卒中致残风险低、小面积梗死（ASPECT 评分≥ 6）以及神经影像学证实 LVO[44]。溶栓治疗也具有明显缺点：禁忌证范围较广。诸多禁忌证是为了排除高出血风险的患者，如在本次急性卒中前有近期卒中病史和（或）既往颅内出血（intracranial hemorrhage，ICH）患者不能进行溶栓，但这在房颤患者中并不少见。虽然抗血小板治疗不是溶栓的禁忌证，但若使用华法林且国际标准化比值（international normalized ratio，INR）＞ 1.7 则为溶栓禁忌。急性缺血性卒中溶栓前不推荐使用逆转 INR 的药物，这很可能扩大栓塞面积和（或）增加复发性血栓栓塞风险。具有争议的 MRI 影像特征是磁敏感加权成像（susceptibility weighted imaging，SWI）序列中出现圆、小而低强度的病灶，称为脑微出血（cerebral microbleed，CMB）。约 20% 的卒中患者可见 CMB，表现为继发于易出血小血管渗漏的血管周围含铁血黄素沉积[46]。荟萃分析表明，急性缺血性卒中治疗前出现CMB与溶栓后症状性ICH风险增加有关[46]。治疗前影像学发现中、重度的白质疏松症（小血管疾病的另一个征象）同样可能与溶栓后症状性ICH风险增加有关[47]。目前，对于存在影像学提示出血倾向的小血管疾病的急性卒中患者，tPA溶栓仍是治疗选择之一，虽然可能增加ICH风险，但其获益更加明显[46]。

静脉溶栓后LVO再通率约为30%～40%，而tPA静脉溶栓联合血管内取栓术后LVO再通率可达90%[48]。图13.5所示为房颤导致LVO患者行血管内取栓术，术后完全再通。探讨存在房颤与再通率相关性的研究比较有限。两个大型前瞻性研究报道，既往房颤史是急性卒中患者血管再通的独立预测因子[49-50]。然而，由于基线时梗死面积和低灌注范围较大，以及溶栓后严重出血转化和实质性血肿的风险，溶栓治疗对患者功能恢复并无获益[51]。急性期治疗尤其是血管内取栓术对LVO患者非常有效，虽然房颤卒中患者影像学表现较严重，但在获得更多研究证据之前，它仍然是治疗的选择。

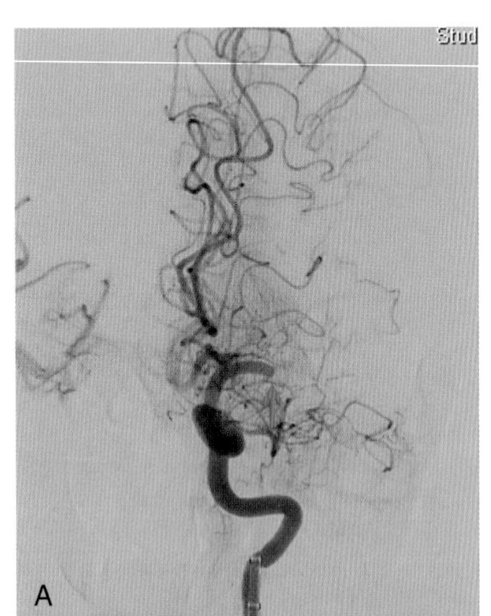

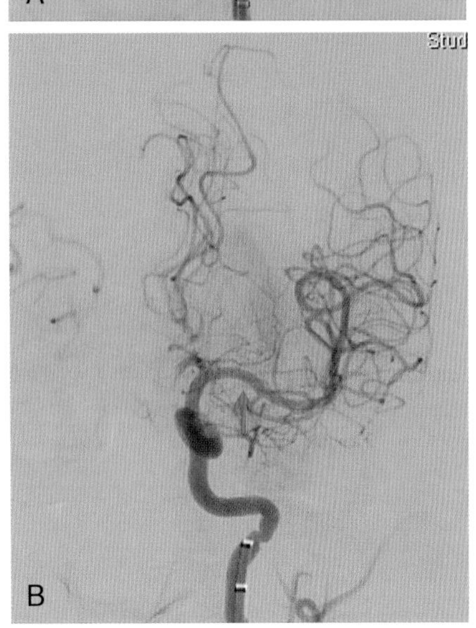

图13.5 取栓术前（**A**）和术后（**B**）。数字减影血管造影显示左侧大脑中动脉急性闭塞，取栓术后，血流完全恢复

房颤相关卒中的预后

与非房颤患者相比，房颤患者发生卒中即使行紧急溶栓，30天（22%）和1年（约40%）死亡率和出院时致残率仍然较高[51-52]。除了具有更严重的卒中、更差的影像学表现以及更高的症状性ICH发生率外，房颤卒中患者住院期间并发症风险（OR 1.61）以及死亡率较高（约2.14%）[53]。这种不良效应在卒中后的一段时期内将持续存在，房颤卒中患者中位生存期为1.8年，而非房颤患者中位生存期为5.7年（HR 2.8）[54]。此外，与非房颤患者相比，房颤卒中住院时间更长，医疗费用更高[1]。女性卒中患者较男性更严重，其重症卒中比例更高，卒中后长期机体功能丧失也与女性性别相关[55]。

房颤相关卒中的二级预防：抗凝治疗

针对大多数有卒中或TIA史的房颤患者二级预防相对简单，使用DOAC或维生素K拮抗剂（vitamin K antagonists，VKA）进行抗凝治疗即可。房颤患者如果给予阿司匹林，其卒中年复发风险为10%，而使用DOAC或VKA治疗可显著降低复发风险（相对风险降低60%～70%）[56]。

如前所述，约10%的房颤卒中患者患有同侧症状性颈动脉狭窄（程度70%～99%）。虽然没有随机试验证据，普遍推荐颈动脉内膜切除术后长期抗凝。根据SPAF Ⅲ期试验，颈动脉内膜切除术后房颤患者复发性缺血性卒中的发病率存在差异，随机使用阿司匹林的患者年发病率为11%，而接受抗凝治疗的患者为0（未发表数据，R.Hart，个人通讯）。出现腔隙性卒中的房颤患者也采取类似治疗方法。对于腔隙性卒中患者而言，相比于抗凝治疗，抗血小板治疗获益更不确定，因此目前对患小血管疾病的房颤患者停止抗凝治疗为时尚早[57]。区分皮质下小梗死的栓子来源具有一定挑战性，若不给予抗凝治疗，可能因治疗不足导致严重卒中再发。房颤患者若有卒中史，或有 TIA 合并颈动脉粥样硬化或腔隙性卒中，则不主张抗凝联合抗血小板治疗，因为大出血风险明显增加，而获益尚未确定。

房颤患者卒中后起始或恢复抗凝治疗的时间取决于梗死面积大小、卒中后出血转化或 ICH 等因素。对于 TIA、轻度和中度卒中分别建议行抗凝治疗 1 天、3 天和 6 天，对于重度卒中、卒中后出血转化或 ICH 患者建议最短 2 周后抗凝[58]。对于使用抗凝药物（主要是 VKA）的房颤卒中患者而言，虽然 MRI 影像出现 CMB 与脑出血风险增加 4 倍相关，但脑出血的绝对发生率仍然较低[59]。因此，即使是高危人群，抗凝在预防缺血性卒中方面的获益仍然超过 ICH 风险。CMB 只是大脑淀粉样血管病（cerebral amyloid angiopathy，CAA）的表现之一，CAA 还包括脑叶出血、皮质浅表铁沉着、后发性脑白质疏松和血管周围间隙扩大。所有这些影像学表现都与 ICH 的风险增加有关，其中皮质浅表铁沉着风险最高。随着年龄的增长，CAA 风险也随之增高，与房颤合并发生并不少见。因此，心脏专家应在复杂的抗凝决策过程中考虑 CAA 诊断的可能性。一些随机研究正在进行，如 NASPAF ICH 研究，目前仍然以非随机观察性研究为基础，进行 CAA 患者的个体化抗凝治疗决策。综上，针对有前脑叶 ICH、多发 CMB 和皮质表面铁沉着症的患者，应避免使用 VKA 进行卒中二级预防。

房颤与卒中：卒中预防的主要进展

认识到房颤相关卒中的重要性和发生率，使用抗凝药物预防卒中以及研发更为安全有效的 DOAC 是过去 25 年卒中预防领域的重大进展。房颤作为卒中的病因之一，曾经被忽视，而目前房颤是致残性缺血性卒中最可预防的病因。尽管为了运用这些知识仍有较多工作要做，但目前我们拥有多种手段，其挑战在于如何最大程度应用好目前这些手段和方法。

参考文献

1. Rahman F, Kwan GF, Benjamin EJ. Global epidemiology of atrial fibrillation. *Nat Rev Cardiol*. 2014;11:639–654.
2. Marini C, De Santis F, Sacco S, et al. Contribution of atrial fibrillation to incidence and outcome of ischemic stroke: results from a population-based study. *Stroke*. 2005;36:1115–1119.
3. Pistoia F, Sacco S, Tiseo C, Degan D, Ornello R, Carolei A. The epidemiology of atrial fibrillation and stroke. *Cardiol Clin*. 2016;34:255–268.
4. Sposato LA, Cipriano LE, Saposnik G, Ruiz Vargas E, Riccio PM, Hachinski V. Diagnosis of atrial fibrillation after stroke and transient ischaemic attack: a systematic review and meta-analysis. *Lancet Neurol*. 2015;14:377–387.
5. O'Donnell MJ, Xavier D, Liu L, et al. Risk factors for ischaemic and intracerebral haemorrhagic stroke in 22 countries (the INTERSTROKE study): a case-control study. *Lancet*. 2010;376:112–123.
6. Hart RG, Pearce LA, Miller VT, et al. Cardioembolic vs. noncardioembolic strokes in atrial fibrillation: frequency and effect of antithrombotic agents in the stroke prevention in atrial fibrillation studies. *Cerebrovasc Dis*. 2000;10:39–43.
7. Yiin GS, Howard DP, Paul NL, et al. Age-specific incidence, outcome, cost, and projected future burden of atrial fibrillation-related embolic vascular events: a population-based study. *Circulation*. 2014;130:1236–1244.
8. Ezekowitz MD, James KE, Nazarian SM, et al. Silent cerebral infarction in patients with nonrheumatic atrial fibrillation. The Veterans Affairs Stroke Prevention in Nonrheumatic Atrial Fibrillation Investigators. *Circulation*. 1995;92:2178–2182.
9. Cullinane M, Wainwright R, Brown A, Monaghan M, Markus HS. Asymptomatic embolization in subjects with atrial fibrillation not taking anticoagulants: a prospective study. *Stroke*. 1998;29:1810–1815.
10. Otite FO, Khandelwal P, Chaturvedi S, Romano JG, Sacco RL, Malik AM. Increasing atrial fibrillation prevalence in acute ischemic stroke and TIA. *Neurology*. 2016;87:2034–2042.
11. Van Gelder IC, Healey JS, Crijns HJ, et al. Duration of device-detected subclinical atrial fibrillation and occurrence of stroke in ASSERT. *Eur Heart J*. 2017;38(17):1339–1344.
12. Hess PL, Healey JS, Granger CB, et al. The role of cardiovascular implantable electronic devices in the detection and treatment of subclinical atrial fibrillation: a review. *JAMA Cardiol*. 2017;2:324–331.
13. Chang SN, Lai LP, Chiang FT, Lin JL, Hwang JJ, Tsai CT. The C-reactive protein gene polymorphism predicts the risk of thromboembolic stroke in atrial fibrillation: a more than 10-year prospective follow-up study. *J Thromb Haemost*. 2017;15(8):1541–1546.
14. Birman-Deych E, Radford MJ, Nilasena DS, Gage BF. Use and effectiveness of warfarin in Medicare beneficiaries with atrial fibrillation. *Stroke*. 2006;37:1070–1074.
15. Timsit SG, Sacco RL, Mohr JP, et al. Early clinical differentiation of cerebral infarction from severe atherosclerotic stenosis and cardioembolism. *Stroke*. 1992;23:486–491.
16. Freedman B, Potpara TS, Lip GY. Stroke prevention in atrial fibrillation. *Lancet*. 2016;388:806–817.
17. Watson T, Shantsila E, Lip GY. Mechanisms of thrombogenesis in atrial fibrillation: virchow's triad revisited. *Lancet*. 2009;373:155–166.

18. Heijman J, Voigt N, Nattel S, Dobrev D. Cellular and molecular electrophysiology of atrial fibrillation initiation, maintenance, and progression. *Circ Res*. 2014;114:1483–1499.
19. Kamel H, Hunter M, Moon YP, et al. Electrocardiographic left atrial abnormality and risk of stroke: Northern Manhattan study. *Stroke*. 2015;46:3208–3212.
20. Nozawa T, Inoue H, Hirai T, et al. D-dimer level influences thromboembolic events in patients with atrial fibrillation. *Int J Cardiol*. 2006;109:59–65.
21. Lip GY, Lane D, Van Walraven C, Hart RG. Additive role of plasma von Willebrand factor levels to clinical factors for risk stratification of patients with atrial fibrillation. *Stroke*. 2006;37:2294–2300.
22. Mihm MJ, Yu F, Carnes CA, et al. Impaired myofibrillar energetics and oxidative injury during human atrial fibrillation. *Circulation*. 2001;104:174–180.
23. Gonzalez Toledo ME, Klein FR, Riccio PM, et al. Atrial fibrillation detected after acute ischemic stroke: evidence supporting the neurogenic hypothesis. *J Stroke Cerebrovasc Dis*. 2013;22:e486–e491.
24. Sposato LA, Riccio PM, Hachinski V. Poststroke atrial fibrillation: cause or consequence? Critical review of current views. *Neurology*. 2014;82:1180–1186.
25. Chung MK, Martin DO, Sprecher D, et al. C-reactive protein elevation in patients with atrial arrhythmias: inflammatory mechanisms and persistence of atrial fibrillation. *Circulation*. 2001;104:2886–2891.
26. Gladstone DJ, Spring M, Dorian P, et al. Atrial fibrillation in patients with cryptogenic stroke. *N Engl J Med*. 2014;370:2467–2477.
27. Wachter R, Groschel K, Gelbrich G, et al. Holter-electrocardiogram-monitoring in patients with acute ischaemic stroke (Find-AFRANDOMISED): an open-label randomised controlled trial. *Lancet Neurol*. 2017;16:282–290.
28. Arboix A, Oliveres M, Massons J, Pujades R, Garcia-Eroles L. Early differentiation of cardioembolic from atherothrombotic cerebral infarction: a multivariate analysis. *Eur J Neurol*. 1999;6:677–683.
29. Kamel H, Healey JS. Cardioembolic stroke. *Circ Res*. 2017;120:514–526.
30. Minematsu K, Yamaguchi T, Omae T. 'Spectacular shrinking deficit': rapid recovery from a major hemispheric syndrome by migration of an embolus. *Neurology*. 1992;42:157–162.
31. Harrison MJ, Marshall J. Atrial fibrillation, TIAs and completed strokes. *Stroke*. 1984;15:441–442.
32. Forlivesi S, Bovi P, Tomelleri G, et al. Stroke etiologic subtype may influence the rate of hyperdense middle cerebral artery sign disappearance after intravenous thrombolysis. *J Thromb Thrombolysis*. 2017;43:86–90.
33. Froehler MT, Tateshima S, Duckwiler G, et al. The hyperdense vessel sign on CT predicts successful recanalization with the Merci device in acute ischemic stroke. *J Neurointerv Surg*. 2013;5:289–293.
34. Barber PA, Demchuk AM, Zhang J, Buchan AM. Validity and reliability of a quantitative computed tomography score in predicting outcome of hyperacute stroke before thrombolytic therapy. ASPECTS Study Group. Alberta Stroke Programme early CT score. *Lancet*. 2000;355:1670–1674.
35. Hill MD, Demchuk AM, Goyal M, et al. Alberta Stroke Program early computed tomography score to select patients for endovascular treatment: Interventional Management of Stroke (IMS)-III trial. *Stroke*. 2014;45:444–449.
36. Arquizan C, Lamy C, Mas JL. Simultaneous supratentorial multiple cerebral infarctions. *Rev Neurol (Paris)*. 1997;153:748–753.
37. Lodder J, Bamford JM, Sandercock PA, Jones LN, Warlow CP. Are hypertension or cardiac embolism likely causes of lacunar infarction? *Stroke*. 1990;21:375–381.
38. Nah HW, Lee JW, Chung CH, et al. New brain infarcts on magnetic resonance imaging after coronary artery bypass graft surgery: lesion patterns, mechanism, and predictors. *Ann Neurol*. 2014;76:347–355.
39. Ustrell X, Pellise A. Cardiac workup of ischemic stroke. *Curr Cardiol Rev*. 2010;6:175–183.
40. Hahne K, Monnig G, Samol A. Atrial fibrillation and silent stroke: links, risks, and challenges. *Vasc Health Risk Manag*. 2016;12:65–74.
41. Sanna T, Diener HC, Passman RS, et al. Cryptogenic stroke and underlying atrial fibrillation. *N Engl J Med*. 2014;370:2478–2486.
42. January CT, Wann LS, Alpert JS, et al. 2014 AHA/ACC/HRS guideline for the management of patients with atrial fibrillation: executive summary: a report of the American College of Cardiology/American Heart Association Task Force on practice guidelines and the Heart Rhythm Society. *Circulation*. 2014;130:2071–2104.
43. Hart RG, Catanese L, Perera KS, Ntaios G, Connolly SJ. Embolic stroke of undetermined source: a systematic review and clinical update. *Stroke*. 2017;48:867–872.
44. Demaerschalk BM, Kleindorfer DO, Adeoye OM, et al. Scientific rationale for the inclusion and exclusion criteria for intravenous alteplase in acute ischemic stroke. A statement for healthcare professionals from the American Heart Association/American Stroke Association. *Stroke*. 2016;47(2):581–641.
45. Powers WJ, Derdeyn CP, Biller J, et al. 2015 American Heart Association/American Stroke Association focused update of the 2013 guidelines for the early management of patients with acute ischemic stroke regarding endovascular treatment. A guideline for healthcare professionals from the American Heart Association/American Stroke Association. *Stroke*. 2015;46:3024–3039.
46. Charidimou A, Shoamanesh A, Wilson D, et al. Cerebral microbleeds and postthrombolysis intracerebral hemorrhage risk updated meta-analysis. *Neurology*. 2015;85:927–934.
47. Pantoni L, Fierini F, Poggesi A. Thrombolysis in acute stroke patients with cerebral small vessel disease. *Cerebrovasc Dis*. 2014;37:5–13.
48. Catanese L, Tarsia J, Fisher M. Acute ischemic stroke therapy overview. *Circ Res*. 2017;120:541–558.
49. Mendonca N, Rodriguez-Luna D, Rubiera M, et al. Predictors of tissue-type plasminogen activator nonresponders according to location of vessel occlusion. *Stroke*. 2012;43:417–421.
50. Vanacker P, Lambrou D, Eskandari A, et al. Improving the prediction of spontaneous and post-thrombolytic recanalization in ischemic stroke patients. *J Stroke Cerebrovasc Dis*. 2015;24:1781–1786.
51. Saposnik G, Gladstone D, Raptis R, Zhou L, Hart RG, Investigators of the Registry of the Canadian Stroke Network and the Stroke Outcomes Research Canada Working Group. Atrial fibrillation in ischemic stroke: predicting response to thrombolysis and clinical outcomes. *Stroke*. 2013;44:99–104.
52. Seet RC, Zhang Y, Wijdicks EF, Rabinstein AA. Relationship between chronic atrial fibrillation and worse out-

comes in stroke patients after intravenous thrombolysis. *Arch Neurol*. 2011;68:1454–1458.
53. Steger C, Pratter A, Martinek-Bregel M, et al. Stroke patients with atrial fibrillation have a worse prognosis than patients without: data from the Austrian Stroke Registry. *Eur Heart J*. 2004;25:1734–1740.
54. Fang MC, Go AS, Chang Y, et al. Long-term survival after ischemic stroke in patients with atrial fibrillation. *Neurology*. 2014;82:1033–1037.
55. Lang C, Seyfang L, Ferrari J, et al. Do women with atrial fibrillation experience more severe strokes? Results from the Austrian Stroke Unit Registry. *Stroke*. 2017;48:778–780.
56. Hart RG. Secondary prevention in patients with atrial fibrillation: what every neurologist should know. *Pract Neurol*. 2003:260–267.
57. Mohr JP, Thompson JL, Lazar RM, et al. A comparison of warfarin and aspirin for the prevention of recurrent ischemic stroke. *N Engl J Med*. 2001;345:1444–1451.
58. Heidbuchel H, Verhamme P, Alings M, et al. Updated European Heart Rhythm Association Practical Guide on the use of non-vitamin K antagonist anticoagulants in patients with non-valvular atrial fibrillation. *Europace*. 2015;17:1467–1507.
59. Charidimou A, Boulouis G, Shams S, Calvet D, Shoamanesh A, International M-MI. Intracerebral haemorrhage risk in microbleed-positive ischaemic stroke patients with atrial fibrillation: preliminary meta-analysis of cohorts and anticoagulation decision schema. *J Neurol Sci*. 2017;378:102–109.

第十四章

慢性肾病及透析患者的卒中和房颤

DAVID COLLISTER, MD • MICHAEL WALSH, MD, PHD
郭少华 谷云飞 译

引言

慢性肾病（chronic kidney disease，CKD）是一种常见的疾病，随着全世界人口老龄化以及糖尿病、高血压和肥胖症的增多，CKD 的发病率和患病率也不断增加。全球人口约有 8% ～ 16% 存在 CKD[1]，其中 60 岁以上的患者比例超过 20%[2]。与糖尿病相当[3]，CKD 与主要心血管事件之间存在显著、独立的相关性，因此需要引起高度关注。

心血管疾病（包括卒中）是 CKD 患者的主要死亡原因。肾功能受损表现为肾小球滤过率下降和（或）蛋白尿，是卒中的独立危险因素[4]。非瓣膜性心房颤动是缺血性卒中的独立危险因素，同时与 CKD 密切相关[5]，可能是导致 CKD 患者卒中风险增加的一个因素。

CKD 患者卒中的发病率，根据 CKD 的严重程度、对于卒中的定义［例如是否包括短暂性脑缺血发作、缺血性卒中和（或）出血性卒中］以及卒中诊断方法（例如，登记或行政数据库诊断编码、前瞻性临床评估或影像）的不同而有所差异。然而，对于严重 CKD 患者，即接受透析治疗的终末期肾病患者，卒中的总体风险比年龄匹配的无肾病对照组高出 10 倍[6-8]。由于口服抗凝剂多用于非进展期 CKD 患者，而用于晚期 CKD 和非瓣膜性心房颤动患者的获益和风险存在不确定性，因此尽管疾病负担很高，这类患者卒中风险的管理仍然存在争议。在这一章节，我们将探讨 CKD 和透析患者卒中的危险因素、卒中发生率、卒中预后，以及发生非瓣膜性心房颤动时卒中预防性治疗的潜在获益和风险。

慢性肾病和透析患者合并缺血性卒中

流行病学

缺血性卒中在 CKD 和终末期肾病患者中较为常见，年发病率约为（10 ～ 50）/1000[8-12]。发病率的差异主要与研究中的患者群体不同（CKD 与新发 / 长期透析患者、血液透析与腹膜透析患者、合并疾病）和缺血性卒中的检测方法不同有关。例如，一项来自格拉斯哥的 1382 名新发或长期透析患者的回顾性队列研究通过临床诊断、影像学或死亡证明确定是否存在缺血性卒中，并由两名医生独立审查，结果发现卒中在新发透析患者的年发病率为 50.1/1000，在长期透析患者为 41.5/1000[9]。一项前瞻性队列研究纳入了 1041 名新发透析患者，所有患者均进行了脑血管事件的筛查（仅在无法进行图表审查的情况下才使用 ICD-9 编码），研究显示，卒中年发病率为 49/1000，其中大多数为缺血性卒中[11]。相反，在使用行政健康数据确定卒中的队列中，中国台湾的卒中年发病率为 10.1/1000[8]，苏格兰为 11.2/1000[10]，美国为 21.1/1000[12]。

对于慢性肾病患者，前瞻性健康数据研究和行政健康数据研究之间存在的差异主要来源于两方面：第一，行政数据在没有确诊性影像资料情况下识别卒中的准确性；第二，能够获得影像资料的程度不同。但是，即使在裁定事件后，研究之间仍然存在异质性这一事实表明，研究人群的内在因素也导致了不同的发病率。此外，因为肾功能不全的程度与卒中风险相关，将肾功能显著不同的患者笼统归类为 CKD 会导致存在病例混合的显著差异[13]。

病因

卒中的传统危险因素包括高龄[8-9, 14-17]、CKD患病率较高的非高加索人[15, 17]、糖尿病[8-9, 14-17]、高血压[8, 15, 17]、吸烟及既往血管疾病[9, 15]，肾病患者容易合并以上危险因素。除了传统危险因素，终末期肾病患者还存在疾病特异性的危险因素，包括贫血[17]、促红细胞生成素类制剂的普遍应用、矿物质和骨代谢异常[18]伴有血管钙化[17]、营养不良和透析性低血压（无炎症）[19]。此外，CKD可导致高凝状态（内皮功能障碍和凝血酶激活增加）[20]（图 14.1）[21]。

大多数 CKD 患者除了合并有多种血管危险因素以外，其卒中发生可能还存在新的机制。一些研究显示基底动脉区域的卒中发生率不成比例地升高[22]，间接证实了上述观点。此外，在非 CKD 患者中较为少见的导致缺血性卒中的病因在 CKD 患者中更为多见，包括小血管疾病、心源性栓子，感染性心内膜炎[23]、左心室功能不全引起的血栓、卵圆孔未闭相关血管导管血栓[23]，以及罕见的医源性空气栓塞。缺血性卒中有多种潜在的机制，透析患者无论是否存在 CKD，缺血性，出血性和颈动脉源性卒中发生率是相似的。治疗终末期肾病患者的健康预后选择研究反映了上述观点[11]，1041 名新发透析的患者中，165 名患者在中位随访 2.7 年期间发生了卒中事件。其中 76% 为缺血性卒中，12% 为出血性卒中，12% 为颈动脉内膜切除术。缺血性卒中患者中，心源性卒中占 28%（其中大部分为非瓣膜性心房颤动），小血管闭塞占 20%，大动脉粥样硬化占 11%，多因素占 18%，其他或不明原因占 23%。

卒中预后

大多数 CKD 和透析研究中[26]，不管潜在发病机制如何，CKD 患者发生卒中可以明显增加并发症（认知功能障碍、功能状态差、生活质量下降、腹膜透析技术失败[24]）发生率[22]和死亡率。一项来自格拉斯哥的单中心研究[9]，自 2007 年至 2012 年共纳入 1382 名新发和长期透析患者，11.6% 的患者在随访中发生了卒中，其中 7 天死亡率为 18.8%，28 天死亡率为 26.9%，1 年死亡率为 56.3%，出血性卒中的预后比缺血性卒中更差。一

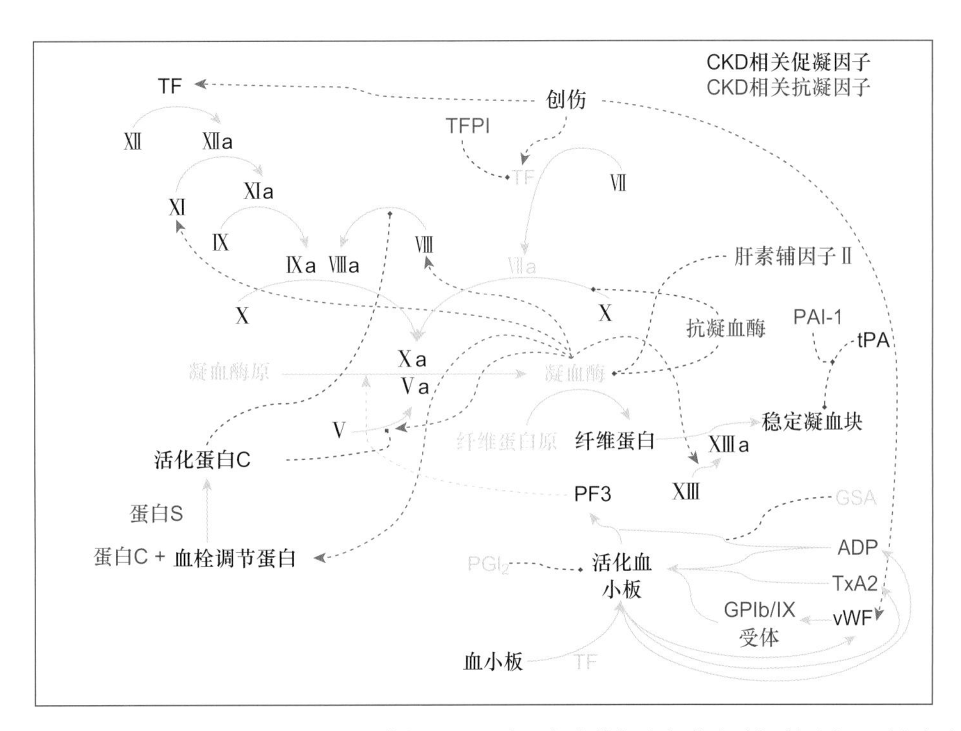

图 14.1　慢性肾病（CKD）对凝血因子的影响。经典凝血过程中红色虚线标注部分表示抑制反应，而蓝色虚线部分表示促进凝血反应或激活。CKD 患者，红色标记的因子减少，而黑色标记的因子增加。ADP，二磷酸腺苷；GPIB，糖蛋白 IB；GSA，胍基琥珀酸；PAI-1，纤溶酶原激活物抑制物 -1；PGI_2，前列环素；TF，组织因子；TFPI，组织因子途径抑制物；tPA，组织型纤溶酶原激活物；TXA2，血栓烷 A2；vWF，血管性血友病因子［From Ball T，Weelan K，McCullough PA. Chronic anticoagulation in chronic kidney disease. J Am Coll Cardiol. 2014；64（23）：2483-2485.］

项研究自2000年至2005年从美国肾脏数据系统数据库中纳入长期透析患者，根据ICD编码进行卒中评估。附加风险扩展的半参数马尔可夫模型显示缺血性卒中30天死亡率为17.9%，出血性卒中死亡率为53.4%，平均寿命损失为40.7个月和34.6个月[12]。CKD和透析患者合并卒中的预后不良可能与包括溶栓，血运重建和卒中康复的护理水平低下有关，此外还与标准药物治疗（如他汀类药物、β受体阻滞剂、肾素血管紧张素阻滞剂）无法改变的高心血管风险相关。例如，遵循指南-卒中项目评估了2009—2012年来自1564个美国中心679 827例患有缺血性卒中的患者，其中受100%无缺陷护理（由七个质量目标定义，包括急性护理、组织纤溶酶原激活物、抗血栓形成药、深静脉血栓形成和预防以及出院护理、抗凝、胆固醇治疗和戒烟咨询）的肾衰竭患者校正危险比为0.72（95% CI 0.68～0.76）[27]。

慢性肾病和透析患者合并心房颤动

流行病学

在透析依赖型CKD患者中，房颤的年发病率估计为27/1000，但个别研究估计为9.7/1000～59/1000，总患病率估计为11.6%，范围为5.4%～27%[5]。在非透析依赖型CKD患者中，非瓣膜性心房颤动的年发病率估计为37/1000，患病率为18%[28]，估计肾小球滤过率每降低10 ml/min，相对危险度增加6%～16%，尿白蛋白/肌酐比值每升高100 mg/g，相对危险度增加4%。CKD和透析患者发生非瓣膜性心房颤动与衰老、高血压、高血容量、左心室肥厚、舒张功能障碍和左心房异常有关，其发病率和患病率取决于诊断分型（诱发性、阵发性、持续性、永久性）和监测程度（常规心电图监测、根据症状进行的心电图监测、动态心电图监测、数据库筛选）。例如，在透析预后和实践模式研究中[29]，来自11个国家的国际血液透析患者样本显示，在开始透析之前通过医疗调查表确定的非瓣膜性心房颤动的总患病率为12.5%，从日本的5.6%到比利时的24.7%不等（美国为12.5%，加拿大为19.0%），根据住院诊断为非瓣膜性心房颤动，总年发病率为1%。非瓣膜性心房颤动与多种因素有关，包括年龄、民族、透析年限、体重指数、收缩压、透析时间、血清钙、透析液钾、冠心病、充血性心力衰竭以及其他心血管合并症和药物。

根据美国肾脏数据系统数据[30]，1995—2007年通过ICD-9或医疗保险索赔确定的非瓣膜性心房颤动在新发血液透析患者中的发病率为29%，未经校正的年发病率为148/1000。同样，使用美国肾脏数据系统数据，Winkelmayer等[31]发现非瓣膜性心房颤动的患病率为7.7%，其发病与年龄、男性、合并疾病和高加索人种有关。随着时间的推移，非瓣膜性心房颤动的患病率从1989年的3.5%上升到2007年的10.7%，这是因为合并非瓣膜性心房颤动的新发血液透析患者的增多，非瓣膜性心房颤动发病率的增高，以及透析患者生存率的改善[30]。

西班牙一项包括256名血液透析患者的前瞻性队列研究显示，非瓣膜性心房颤动的发生率为12.4%，5.9/100人年与年龄、体重指数、脉压、左心房大小、血红蛋白、钙、白蛋白、钙化、束支阻滞和既往短暂性脑缺血发作/脑血管事件有关[32]。

评价与心脏超声相关性的研究较少，2003年意大利伦巴第的一项研究显示，3年多的随访中，五个透析中心488名血液透析患者发生了心房颤动。心房颤动与心血管死亡率（HR 2.15，95% CI 1.27～3.64）和全因死亡率（HR 1.65，95% CI 1.18～2.31）增加有关，左心室肥厚是新发心房颤动的危险因素（HR 2.55，95% CI 1.04～6.26），左心房扩张是长期心房颤动的危险因素（OR 3，$P < 0.001$）[33]。

除了发病较多的非瓣膜性心房颤动和其他传统的卒中危险因素以外，血液透析过程本身也可能诱发卒中。在治疗终末期肾病患者的健康预后选择研究中[11]，大多卒中事件发生在开始长期透析之后。使用美国肾脏数据系统数据库和ICD编码，排除既往有卒中病史的患者，在透析开始前和透析12个月后评估新发血液透析和腹膜透析患者卒中风险。卒中风险在开始透析前90天开始增加，在透析后1个月达到峰值，并在随访中逐渐下降至总体基线风险的2倍左右[14]。目前认为血液透析引起血流动力学改变，导致脑部低灌注[34-35]和缺血，从而增加新发血液透析患者的卒中风险。透析对于大脑来说可能是一种“压力测试”，它会增加存在固定脑血管狭窄患者的事件，或导致高凝状态。日本一项跨越22年的单中心研究显示，39.5%的缺血性卒中和34.7%的出血性卒中发生在透析期间或透析开始后30 min[36]。由于容量和电解质转移，血管管路移动和局部缺血等潜在机制，血液透析也会促进非瓣膜性心房颤动发生，从而导致卒中风险不成比例地增加，尤其是对于通过超滤维持干重的患者。透析液冷却已被证实可以通过预防低血压（可能是通过增加前负荷）并保持脑灌注，从而预防脑损伤[37]。

心房颤动相关卒中风险

非瓣膜性房颤在CKD患者中很常见，并且与缺血性卒中有因果关系。一项研究系统回顾了接受透析的患者，其中合并心房颤动的患者总体卒中年发生率为52/1000，无心房颤动患者为19/1000[5]。在透析前已诊断心房颤动的患者，其全因死亡（HR 1.16，95% CI 1.08～1.25，$P < 0.001$）、卒中/脑血管事件导致的住院和死亡风险（HR 1.28，95% CI 1.01～1.63；$P < 0.048$）增加。因为心房颤动患者会警惕卒中的发生，而已经发生卒中的患者则会增加心房颤动的检测，那么需要关注确诊卒中和房颤的方法。同样，在不需要透析治疗的CKD患者中，一项纳入18项随机对照研究和观察性研究的系统回顾和荟萃分析（包括超过50万名患者，超过4万件脑血管事件）表明，与肾功能正常患者相比，估算的肾小球滤过率低于60 ml/（min・1.73 m^2）的患者卒中RR为1.6（95% CI 1.4～1.9）[38]。

准确预测非瓣膜性心房颤动的卒中和系统性栓塞风险对于明确治疗的可能获益、比较绝对风险降低与治疗的潜在危害、成本、治疗困难以及确定净临床获益至关重要。在普通人群中，风险预测工具包括CHADS[39]$_2$和CHAD-VASc[40]评分已得到广泛验证，并且由于其简便性和临床实用性，已被普遍采用。然而，由于CKD或透析患者的数量有限，这些传统风险预测工具没有将肾功能障碍（包括肾小球滤过率和蛋白尿）作为卒中和系统性栓塞的独立危险因素。

尽管合并非瓣膜性心房颤动的CKD和透析患者与无肾功能障碍的患者相比，卒中和系统性栓塞的风险增加，但在风险预测工具中纳入肾功能变量似乎并不能显著改善其判断效果[38]。这可能提示CKD与卒中和系统性栓塞其他危险因素的相关性，已经在这些风险预测工具中得到体现[29]。在将风险预测应用于治疗时，这一点具有潜在重要意义。例如，如果这些风险预测工具系统性地低估或高估了重症CKD患者的卒中发病率，可能会导致患者和医疗保健提供者错误地估计治疗的获益和风险。相反，这可能表明CKD患者发生卒中的病因学差异。口服抗凝剂对房颤和晚期CKD患者预防卒中的不确定性进一步凸显了这些局限性。

慢性肾病的出血风险

与CKD相关的出血凸显了卒中预测的局限性。肾病发生时，因为代谢物堆积[41]，GPIb[43-44]和GPⅡb～Ⅲa活性[45-46]改变导致血小板黏附缺陷[42]，最终引起血小板功能缺陷，导致出血时间延长，透析可以逆转上述情况[47]。这些凝血缺陷将影响CKD患者大出血事件的发生率。例如，在透析预后和实践模式研究中，透析患者大出血事件的年发生率为0.05～0.22件/人[48]。大出血的发生与阿司匹林和口服抗凝剂的使用有关，未应用上述两种药物治疗的出血事件年发生率为2.5%，使用维生素K拮抗剂的出血事件年发生率为3.1%，使用阿司匹林的出血事件年发生率为4.4%，联合应用阿司匹林和维生素K拮抗剂的出血事件发生率为6.3%/人年，HR分别为3.50、5.24和6.19[49]。

与一般人群相比，CKD和透析患者的胃肠道溃疡出血风险分别增加了5.24倍和1.95倍[50]。社区动脉粥样硬化风险研究[51]显示，CKD增加上消化道出血住院风险，根据肾小球滤过率的不同，风险增加1.51～7.06倍；根据蛋白尿类别的不同，风险增加1.36～2.13倍。CKD患者大出血风险除了与蛋白尿增加有关以外，还受肾小球滤过率下降程度的影响[52]。透析患者上消化道出血的年发生率为57/1000～328/1000，具体取决于不同研究对于上消化道出血的定义，目前发生频率在降低。上消化道出血不是良性事件，其30天死亡率为11.8%[53]。与普通人群相比，透析患者的非创伤性蛛网膜下腔出血发生率（未校正分析 73.5/10 万 *vs*. 11.3/10 万）和死亡率（38.4% *vs*. 21.9%，$P < 0.001$）增加[54]。

出血预测工具反映了出血与肾病之间的病理机制。根据出血预测工具，肾病是口服抗凝剂治疗非瓣膜性心房颤动患者出血的独立预测因子，出血风险的校正 OR 在 HAS-BLED[55]、ATRIA[56]、ORBIT-AF[57] 研究中分别为 2.86（1.33 ～ 6.18）、2.53、1.44（1.21 ～ 1.72）。肾病在这些研究中的定义不同，HAS-BLED 研究中定义为需要透析、移植或肌酐＞ 200 μmol/L，在 ATRIA 研究中定义为估计的肾小球滤过率＜ 30 ml/（min・1.73 m^2），在 ORBIT-AF 研究中定义为估计的肾小球滤过率＜ 60 ml/（min・1.73 m^2）。观察性研究的经验可以看出肾病患者存在出血倾向，比如 Sood 等对 11 173 名患者的研究表明，3 年内发生需要住院的大出血事件的累积风险为 14.4%[58]。

CKD 伴心房颤动患者的卒中预防治疗

在普通人群中，口服维生素 K 拮抗剂调整 INR 为 2.0 ～ 3.0，可将缺血性卒中和系统性栓塞的风险降低约 64%，而阿司匹林则可将风险降低 22%[59]。此外，与维生素 K 拮抗剂相比，直接口服抗凝剂（达比加群、利伐沙班、阿哌沙班）在缺血性卒中和系统性栓塞预防方面不劣于或优于维生素 K 拮抗剂，同时安全性更高，颅内出血较少[60]，而且不需要监测。在 CKD 和透析患者中，维生素 K 拮抗剂的获益尚不确定，它们可能会导致其他的不良事件，包括血管钙化、维生素 K 拮抗剂相关的肾病和钙中毒。

口服抗凝剂在 CKD 和透析患者中效果的研究仅限于回顾性观察研究，通常依赖于常规收集的健康数据或登记数据库，包括药房的开具口服抗凝剂处方和临床预后的住院记录，以及用于模型校正的协变量。不同研究之间的异质性源于研究人群（包括有没有根据肾小球滤过率进行分层的慢性肾病，血液透析，腹膜透析，移植、新发或现症透析患者，新增或长期的口服抗凝剂使用者），暴露于口服抗凝剂（是否处理作为随时间变化的协变量、INR 监测、依从性、与停药相关的检查）、预后（短暂性脑缺血发作、缺血性卒中、出血性卒中、任何卒中、大出血、小出血、心血管死亡、全因死亡、各种可定义净临床受益的指标），以及纳入的死亡、移植和 CKD 进展为终末期肾病等竞争性风险。考虑到人们倾向于有这样的偏见：给较健康、依从性较好的 CKD 和透析患者提供口服抗凝剂治疗，而不给予病情较重、依从性较差的患者口服抗凝剂治疗（一些研究显示口服抗凝剂与无口服抗凝剂相比可改善死亡），有研究试图使用严格的统计方法来调整各组之间预后变量的不平衡，包括倾向匹配、治疗的逆概率和截尾加权等方法，但仍存在因适应证和偏倚（错误分类、生存、确定、选择）造成的残留混杂。多个系统综述和荟萃分析均显示出显著的异质性，CKD 患者口服抗凝剂治疗可能有助于预防缺血性卒中 / 系统性栓塞，而终末期肾病患者并不能获益，但口服抗凝剂在这两种情况下都会增加出血风险。关于口服抗凝剂用于合并心房颤动的 CKD 和透析患者预防缺血性卒中和全身栓塞仍存在争议[61-62]。

由于这些局限性，晚期 CKD 患者口服抗凝剂或抗血小板药物治疗的有效性和安全性的总体证据非常有限。因此，合并 CKD 和心房颤动患者中进行预防卒中治疗的净临床获益尚未确定[63]。

CKD 和透析时的口服抗凝治疗

证明获益的研究

Hart 等[64]对心房颤动卒中预防Ⅲ研究中的 1936 名 CKD 3 期患者进行了后期分析，比较了每日口服维生素 K 拮抗剂 1 ～ 3 mg（INR 调整为 2.0 ～ 3.0，平均 INR 为 1.3）与每日口服阿司匹林 325 mg 两种方法，结果显示服用维生素 K 拮抗剂时卒中相对风险降低了 76%（95% CI 42% ～ 90%，$P = 0.001$），出血方面没有差异，但需要考虑由于研究早期终止导致的不确定疗效估计。

丹麦以人群为基础的注册资料中包括 1997—2008 年所有以非瓣膜性心房颤动为诊断出院的患者以及出院 7 天后的用药情况，Olesen 等[65]在针对注册资料中 CKD（3587 名患者，占队列 2.7%）和终末期肾病（901 名进行血液透析、腹膜透析或肾移植的患者，占总人数的 0.7%）患者进行时间相关的Cox回归分析，以确定阿司匹林、维生素K拮抗剂或两者联合治疗与卒中（缺血性卒中或出血性卒中）、系统性栓塞和经CHDS-VASc和HAS-BLED校正后的出血之间的关系。在CKD和终末期肾病组中，使用阿司匹林、维生素K拮抗剂和联合治疗的出血风险高于未治疗组，但仅透析组出现卒中和系统性栓塞减少，而CKD组无卒中和系统性栓塞减少。

Bonde等[66]进行了类似的分析，纳入了11 128名CKD患者（占队列的7.2%）和1728名终末期肾病患者（占队列的1.1%，其中血液透析多于腹膜透析者，腹膜透析多于移植者），研究卒中/出血/住院/心血管死亡率/死亡率的净临床效益。在$CHADS_2$评分≥2的高危CKD患者中，维生素K拮抗剂的使用与心血管死亡风险（HR 0.8，95% CI 0.74～0.88）和全因死亡风险（HR 0.64，95% CI 0.6～0.69）降低相关，而在$CHADS_2$评分为0～1的低/中风险慢性肾病患者中，使用维生素K拮抗剂与全因死亡风险显著降低相关（HR 0.62，95% CI 0.49～0.79），而应用维生素K拮抗剂的心血管死亡风险降低的趋势不明显。在高危终末期肾病患者中，使用维生素K拮抗剂与全因死亡率显著降低相关（HR 0.85，95% CI 0.72～0.99），心血管死亡风险与卒中/系统性栓塞/出血相关死亡/住院的复合终点风险降低的趋势不显著，而低/中风险终末期肾病患者，应用维生素K拮抗剂对所有终点均无显著影响。

SWEDEHEART注册研究包括瑞典2003—2010年72家医院因心血管疾病住院的患者数据，Carrero等[67]利用SWEDEHEART注册数据纳入各个阶段CKD合并非瓣膜性心房颤动患者，以出院时使用维生素K拮抗剂作为时间固定变量，研究其与死亡率、心肌梗死住院、缺血性卒中住院、出血住院（颅内出血、消化道出血、贫血等）之间的关系。这项研究中的24 317名患者，CKD 2期患者占41.7%，CKD 3期占8.1%，CKD 5期占2.0%，其中有21.8%的患者出院时接受维生素K拮抗剂治疗。除CKD 5期患者以外，其他CKD分期患者使用维生素K拮抗剂与未使用维生素K拮抗剂相比，死亡、心肌梗死或卒中复合事件降低，而在CKD 5期患者中出血风险无差异。

Friberg等[68]基于瑞典卫生注册数据，2005—2010年住院和诊所的非瓣膜性心房颤动患者中根据ICD-10编码纳入了13 435名肾衰竭患者，包括CKD、血液透析、腹膜透析和肾移植的患者。校正CHADS-VASc评分和HAS-BLED评分的多变量模型显示，应用维生素K拮抗剂（根据药物登记记录确定）能显著增加净临床获益，在这里净临床获益定义为缺血性卒中和颅内出血的复合终点（HR 0.85，95% CI 0.74～0.98）以及缺血性卒中、颅内出血、死亡（HR 0.76，95% CI 0.72～0.80）的复合终点。

Shen等[69]使用美国肾脏数据系统数据库比较了2007—2011年12 284名透析合并新发非瓣膜性心房颤动（根据ICD编码确定）患者中与维生素K拮抗剂治疗相关的结局指标。终点包括死亡、心血管死亡、与卒中相关的死亡、缺血性卒中、出血性卒中、消化道出血，使用倾向评分、治疗的反向概率、审查加权以及敏感性分析进行Cox回归分析，以及敏感性分析（停止服用维生素K拮抗剂后30天或60天进行意向性分析和审查）。结果显示，维生素K拮抗剂能降低全因死亡率，但是对任何单独或复合终点没有任何益处或危害，只有30%的维生素K拮抗剂使用者在1年后仍在接受治疗。

证明有害的研究

Shah等[70]在加拿大进行了一项基于人群的回顾性队列研究，包括204 210名非透析依赖患者和1626名透析依赖患者，年龄大于65岁，这些患者都是因非瓣膜性心房颤动（根据ICD编码1998—2007确定）住院，并在出院后30天内进行药物使用评估。研究终点是短暂性脑缺血发作/卒中和出血（颅内出血、消化道出血、眼出血、血尿及未分类的出血），除了将倾向评分作为协变量外，还将维生素K拮抗剂的使用作为时间固定变量进行多变量Cox比例风险模型评估。

相似的是，Keskar等[71]在加拿大进行了一项基于人群的回顾性研究，纳入6544名的研究对象，所有研究对象满足以下条件：年龄大于65岁，均为非透析依赖性的CKD患者，定义为门诊估计肾小球滤过率小于45 ml/（min · 1.73 m^2），在2002—2014年根据住院/急诊室就诊的ICD编码诊断为非瓣膜性心房颤动患者。追踪患者至2015

年。在住院 / 急诊就诊后 30 天内对药物进行评估，如果在 180 ＋ 100 天后未完成复查，则应进行检查。研究终点为因短暂性脑缺血发作 / 缺血性卒中、出血事件（颅内、胃肠道、非创伤性、输血）的住院或急诊就诊，以及采用倾向评分匹配后的 Cox 比例风险模型的死亡率。该 Cox 比例风险模型基于倾向评分、CKD 阶段和时间敏感性分析参数（即将竞争死亡风险、180 天截止时间和口服抗凝作为时依协变量纳入扩展的 Cox 模型中）按 1：1 进行配对分层。口服抗凝剂人群中缺血性卒中的发生率没有显著降低（HR 1.10，95% CI 0.78 ～ 1.56），在竞争性死亡风险和 180 天敏感性分析中，缺血性卒中风险没有改变。但在时间改变模型中，口服抗凝剂可使缺血性卒中发生率增加（HR 1.22，95% CI 1.02 ～ 1.47）。但是口服抗凝剂治疗组的出血风险较高（HR 1.42，95% CI 1.04 ～ 1.93），即使在考虑到竞争性死亡风险（HR 1.60，95% CI 1.31 ～ 1.97），匹配（HR 1.66，95% CI 1.26 ～ 2.18）和时变分析（HR 2.40，95% CI 2.08 ～ 2.77）时，出血风险仍然较高。但是，接受口服抗凝剂治疗的患者死亡风险降低（HR 0.74，95% CI 0.62 ～ 0.88）。

Jun 等[72]进行的研究也支持上述观点。该研究中在研究对象为年龄≥ 65 岁、接受维生素 K 拮抗剂治疗的老年心房颤动患者，研究终点为因大出血而住院或急诊就诊。校正 CHADS-VASc，HAS-BLED 评分和合并疾病、根据估计的肾小球滤过率进行分层，使用多变量 Poisson 回归和具有 ICD 编码的艾伯塔肾病网络数据库检验终点。15 319 名研究对象发生了 1443 次大出血事件，估计的肾小球滤过率＜ 30 ml/（min · 1.73 m^2）和＜ 15 ml/（min · 1.73 m^2）与华法林治疗的大出血发生独立相关，但肾小球滤过率较轻程度的损害与大出血无相关性。

一项系统评价和荟萃分析纳入了 20 项观察性研究，在合并心房颤动的终末期肾病［血液透析，腹膜透析，肾小球滤过率＜ 15 ml/（min · 1.73 m^2）］患者中，维生素 K 拮抗剂与安慰剂相比，在卒中预防方面不能体现出任何优势（HR 0.92，95% CI 0.74 ～ 1.16），但是能够增加全因出血（HR 1.21，95% CI 1.01 ～ 1.44）和任何类型出血（HR 1.21，95% CI 0.99 ～ 1.48）风险，不增加大出血和消化道出血风险。CKD 和终末期肾病中出血风险的增加和维生素 K 拮抗剂疗效的变化可能归因于对维生素 K 拮抗剂反应性的改变，从而导致剂量降低，治疗范围内的时间缩短以及过度抗凝的风险增高[73-74]。

卒中抗凝治疗缺乏共识。肾病学家对抗凝的态度及其记录的实践方式均反映了肾病晚期患者的获益不确定性和降低卒中治疗的风险，尤其是口服抗凝剂的应用。2013 年，一项研究调查了加拿大肾脏病医生对 6 名假设卒中和出血风险不同的 CKD 合并非瓣膜性心房颤动的患者开始口服抗凝剂治疗的意愿，结果显示，处方抗凝药物的比例为 16.1% ～ 48.2%[75]。同样，2010 年对意大利肾病医生进行的一项调查评估了合并心房颤动的透析患者口服抗凝剂治疗的真实情况，结果显示合并疾病、既往出血和跌倒病史使得医生处方口服抗凝剂治疗方案时变得犹豫不决[76]。因此，非瓣膜性心房颤动的透析患者中应用阿司匹林和口服抗凝剂预防缺血性卒中和系统性栓塞的比例存在差异就显得不足为奇。透析预后和实践模式研究表明，阿司匹林的使用比例从日本的 17% 到英国的 46% 不等，口服抗凝剂的使用比例从德国的 2% 到加拿大的 37% 不等[29]。

上述问题也反映在各个国家和团体制定的指南当中。肾病：国际指南组织和加拿大心脏病学会认为，目前的数据不足以推荐合并心房颤动的 CKD 患者使用维生素 K 拮抗剂来预防卒中[77-78]。相反，美国心脏病学会 / 美国心脏协会 / 心脏节律学会认为，对于肌酐清除率低于 15 ml/（min · 1.73 m^2），CHDS-VASc 评分大于等于 2 的患者，维生素 K 拮抗剂为Ⅱa 级推荐[79]。同时，一些神经学家建议中度 CKD、高卒中风险患者应使用维生素 K 拮抗剂[80]。由于没有确凿的证据，很明显，各方观点差异较大（表 14.1）。

CKD 和透析中抗血小板药物的应用。Chan 等[81]研究了 2003—2004 年美国费森尤斯中心的 1671 名新发血液透析＞ 90 天的患者，根据电子医疗记录（与心电图相比准确率为 75%）确认这些患者先前存在非瓣膜性心房颤动，随访评估维生素 K 拮抗剂、氯吡格雷和阿司匹林与短暂性脑缺血发作 / 卒中住院 / 死亡之间的关系。包含倾向评分分析的时间变化 Cox 比例风险模型显示，与未治疗

表 14.1　合并心房颤动的终末期肾病患者中应用华法林预防卒中的主要研究

研究	研究类型	样本量	华法林应用（%）	缺血性卒中的风险比（95% CI）
Chan 等[81]	行政数据	1671	（44.7%）	1.95（0.99 ～ 3.84）
Lai（2010）	回顾性观察	93	51（54.8%）	0.26（0.10 ～ 0.64）
Wizemann 等[29]	前瞻性观察	2188	（16%）	＜ 65 岁 1.26（0.45 ～ 3.68） 66 ～ 75 岁 1.35（0.69 ～ 2.63） ＞ 75 岁 2.17（1.04 ～ 4.53）
Winkelmayer 等[31]	行政数据	2313	249（10.8%）	0.92（0.61 ～ 1.37）
Olesen 等[65]	行政数据	901	223（24.7%）	0.44（0.26 ～ 0.74）
Shah 等[70]	行政数据	1626	756（46%）	1.14（0.78 ～ 1.67）
Shen 等[69]	行政数据	12 285	1838（15%）	0.68（0.47 ～ 0.99）

患者相比，应用维生素 K 拮抗剂增加缺血性卒中（HR 1.81，95% CI 1.12 ～ 2.92）和出血性卒中（HR 2.22，95% CI 1.01 ～ 4.91）的风险，而阿司匹林和氯吡格雷对预后没有显著影响。

在透析预后和实践模式研究中，阿司匹林降低了所有患者的卒中风险（RR 0.82，$P < 0.01$），但在包括房颤在内的卒中机制亚组分析中，阿司匹林与卒中风险降低无关[82]。

直接口服抗凝剂在 CKD 或透析中的应用

在一项基于随机对照研究的系统回顾和荟萃分析中，比较了直接口服抗凝剂和维生素 K 拮抗剂对 CKD［定义为肌酐清除率在 30 ～ 50 ml/（min · 1.73 m^2）］患者的预后影响，研究终点包括卒中、系统性栓塞和出血。纳入的研究包括 ARISTOTLE 研究[83]，RE-LY 研究[84]，和 ROCKET-AF 研究[85]，共计 9693 名患者[86]。直接口服抗凝剂能够减少卒中和系统性栓塞的风险（RR 0.64，95% CI 0.39 ～ 1.04），不增加大出血或临床相关非大出血的发生率（RR 0.89，95% CI 0.68 ～ 1.16），药物间异质性显著（达比加群、利伐沙班、阿哌沙班）。CKD 亚组患者比较直接凝血酶抑制剂和因子Ⅹa 抑制剂治疗非瓣膜性心房颤动有效性和安全性的研究证据有限，仅有关于血液透析患者利伐沙班[87]和阿哌沙班[88]的药代动力学 / 药效学的研究结果。然而，2010—2014 年费森尤斯终末期肾病数据库的 29 977 名进行血液透析的非瓣膜性心房颤动患者中，应用直接口服抗凝剂的患者占 5.9%，其中 3.1% 患者应用达比加群，2.8% 的患者应用利伐沙班，用于评估其疗效的事件非常少，难以评估其有效性，但与维生素 K 拮抗剂相比，达比加群和利伐沙班发生大出血和小出血的风险更高[89]，且该结论不受敏感性分析的影响。

左心耳封堵装置

包括 Watchman 装置在内的左心耳封堵装置已被证实在非瓣膜性心房颤动普通人群的卒中和系统性栓塞预防方面不劣于维生素 K 拮抗剂，在一般人群中，缺血性卒中较多，出血性卒中较少，围手术期风险似乎与术者学习曲线有关[90-91]。CKD 和透析患者本身存在卒中和出血风险，是进行左心耳封堵的理想患者，但是不幸的是所有研究均把 CKD 和透析患者排除在外。

患者价值观和偏好

CKD 和透析患者卒中的预后不良，应用抗血小板药物和口服抗凝剂时出血风险的增加及出血导致的不良后果（急性肾损伤风险，CKD 进展，输血可能会作为敏感事件影响移植资格，发病率和死亡率升高）可能会影响患者在选择适当治疗时的价值观和偏好。由于对于非瓣膜性心房颤动的缺血性卒中和系统性栓塞预防的治疗效果存在根本差异和不确定性，因此先前使用概率权衡技术和治疗选择阈值的研究结果可能不适用于 CKD 和透析患者[92]。

未来方向

鉴于CKD和透析人群应用口服抗凝剂预防非瓣膜性心房颤动相关卒中和系统性栓塞的临床优势，呼吁进行随机对照试验评估治疗效果[93]。一项比较维生素K拮抗剂和阿司匹林预防合并非瓣膜性心房颤动和透析患者卒中的研究正在计划中[94]。另一项目前正在招募的研究，比较阿哌沙班与维生素K拮抗剂在预防合并非瓣膜性心房颤动和透析患者卒中风险的价值[96]。STOP-HARM[96]研究在CKD和透析患者中评估Watchman设备。需要研究CKD和透析患者的价值观和偏好，以及他们对治疗的价值观和偏好。

结论

心房颤动、缺血性卒中和大出血在进展期的CKD患者中较为常见。这些疾病的病因较为复杂，可能不同于无CKD的患者，提示针对CKD患者和无CKD患者的治疗和预后存在差异。对于CKD患者，当前缺乏高质量证据支持使用已知可安全有效地预防肾功能正常患者卒中的治疗方法。这种不确定性反映在临床实践的不断变化中，鉴于CKD和心房颤动在全球范围内的患病率日益增加以及卒中对这些伴随疾病患者的破坏性影响，迫切需要高质量的证据指导卒中预防。

参考文献

1. Jha V, Garcia-Garcia G, Iseki K, et al. Chronic kidney disease: global dimension and perspectives. *Lancet*. 2013;382(9888):260-272.
2. Coresh J, Selvin E, Stevens LA, et al. Prevalence of chronic kidney disease in the United States. *JAMA*. 2007;298(17):2038-2047.
3. Tonelli M, Muntner P, Lloyd A, et al. Risk of coronary events in people with chronic kidney disease compared with those with diabetes: a population-level cohort study. *Lancet*. 2012;380(9844):807-814.
4. Masson P, Webster AC, Hong M, Turner R, Lindley RI, Craig JC. Chronic kidney disease and the risk of stroke: a systematic review and meta-analysis. *Nephrol Dial Transplant*. 2015;30(7):1162-1169.
5. Zimmerman D, Sood MM, Rigatto C, Holden RM, Hiremath S, Clase CM. Systematic review and meta-analysis of incidence, prevalence and outcomes of atrial fibrillation in patients on dialysis. *Nephrol Dial Transplant*. 2012;27(10):3816-3822.
6. Kuo CC, Lee CT, Ho SC, Kuo HW, Wu TN, Yang CY. Haemodialysis and the risk of stroke: a population-based cohort study in taiwan, a country of high incidence of end-stage renal disease. *Nephrology (Carlton)*. 2012;17(3):243-248.
7. Masson P, Kelly PJ, Craig JC, Lindley RI, Webster AC. Risk of stroke in patients with ESRD. *Clin J Am Soc Nephrol*. 2015;10(9):1585-1592.
8. Wang HH, Hung SY, Sung JM, Hung KY, Wang JD. Risk of stroke in long-term dialysis patients compared with the general population. *Am J Kidney Dis*. 2014;63(4):604-611.
9. Findlay MD, Thomson PC, Fulton RL, et al. Risk factors of ischemic stroke and subsequent outcome in patients receiving hemodialysis. *Stroke*. 2015;46(9):2477-2481.
10. Power A, Chan K, Singh SK, Taube D, Duncan N. Appraising stroke risk in maintenance hemodialysis patients: a large single-center cohort study. *Am J Kidney Dis*. 2012;59(2):249-257.
11. Sozio SM, Armstrong PA, Coresh J, et al. Cerebrovascular disease incidence, characteristics, and outcomes in patients initiating dialysis: the choices for healthy outcomes in caring for ESRD (CHOICE) study. *Am J Kidney Dis*. 2009;54(3):468-477.
12. Wetmore JB, Phadnis MA, Ellerbeck EF, Shireman TI, Rigler SK, Mahnken JD. Relationship between stroke and mortality in dialysis patients. *Clin J Am Soc Nephrol*. 2015;10(1):80-89.
13. Providencia R, Marijon E, Boveda S, et al. Meta-analysis of the influence of chronic kidney disease on the risk of thromboembolism among patients with nonvalvular atrial fibrillation. *Am J Cardiol*. 2014;114(4):646-653.
14. Murray AM, Seliger S, Lakshminarayan K, Herzog CA, Solid CA. Incidence of stroke before and after dialysis initiation in older patients. *J Am Soc Nephrol*. 2013;24(7):1166-1173.
15. Wetmore JB, Ellerbeck EF, Mahnken JD, et al. Stroke and the "stroke belt" in dialysis: contribution of patient characteristics to ischemic stroke rate and its geographic variation. *J Am Soc Nephrol*. 2013;24(12):2053-2061.
16. Sanchez-Perales C, Vazquez E, Garcia-Cortes MJ, et al. Ischaemic stroke in incident dialysis patients. *Nephrol Dial Transplant*. 2010;25(10):3343-3348.
17. Seliger SL, Gillen DL, Tirschwell D, Wasse H, Kestenbaum BR, Stehman-Breen CO. Risk factors for incident stroke among patients with end-stage renal disease. *J Am Soc Nephrol*. 2003;14(10):2623-2631.
18. Yamada S, Tsuruya K, Taniguchi M, et al. Association between serum phosphate levels and stroke risk in patients undergoing hemodialysis: the Q-cohort study. *Stroke*. 2016;47(9):2189-2196.
19. Sozio SM, Coresh J, Jaar BG, et al. Inflammatory markers and risk of cerebrovascular events in patients initiating dialysis. *Clin J Am Soc Nephrol*. 2011;6(6):1292-1300.
20. Nampoory MR, Das KC, Johny KV, et al. Hypercoagulability, a serious problem in patients with ESRD on maintenance hemodialysis, and its correction after kidney transplantation. *Am J Kidney Dis*. 2003;42(4):797-805.
21. Ball T, Wheelan K, McCullough PA. Chronic anticoagulation in chronic kidney disease. *J Am Coll Cardiol*. 2014;64(23):2483-2485.
22. Toyoda K, Fujii K, Fujimi S, et al. Stroke in patients on maintenance hemodialysis: a 22-year single-center study. *Am J Kidney Dis*. 2005;45(6):1058-1066.
23. Ishida K, Brown MG, Weiner M, Kobrin S, Kasner SE,

Messe SR. Endocarditis is a common stroke mechanism in hemodialysis patients. *Stroke*. 2014;45(4):1164–1166.

24. Wu X, Yang X, Liu X, et al. Patient survival and technique failure in continuous ambulatory peritoneal dialysis patients with prior stroke. *Perit Dial Int*. 2016;36(3):308–314.
25. Iseki K, Fukiyama K, Okawa Dialysis Study (OKIDS) Group. Clinical demographics and long-term prognosis after stroke in patients on chronic haemodialysis. The okinawa dialysis study (OKIDS) group. *Nephrol Dial Transplant*. 2000;15(11):1808–1813.
26. Mattana J, Effiong C, Gooneratne R, Singhal PC. Outcome of stroke in patients undergoing hemodialysis. *Arch Intern Med*. 1998;158(5):537–541.
27. Ovbiagele B, Schwamm LH, Smith EE, et al. Patterns of care quality and prognosis among hospitalized ischemic stroke patients with chronic kidney disease. *J Am Heart Assoc*. 2014;3(3):e000905.
28. Abramson JL, Jurkovitz CT, Vaccarino V, Weintraub WS, McClellan W. Chronic kidney disease, anemia, and incident stroke in a middle-aged, community-based population: the ARIC study. *Kidney Int*. 2003;64(2):610–615.
29. Wizemann V, Tong L, Satayathum S, et al. Atrial fibrillation in hemodialysis patients: clinical features and associations with anticoagulant therapy. *Kidney Int*. 2010;77(12):1098–1106.
30. Goldstein BA, Arce CM, Hlatky MA, Turakhia M, Setoguchi S, Winkelmayer WC. Trends in the incidence of atrial fibrillation in older patients initiating dialysis in the United States. *Circulation*. 2012;126(19):2293–2301.
31. Winkelmayer WC, Liu J, Setoguchi S, Choudhry NK. Effectiveness and safety of warfarin initiation in older hemodialysis patients with incident atrial fibrillation. *Clin J Am Soc Nephrol*. 2011;6(11):2662–2668.
32. Vazquez E, Sanchez-Perales C, Garcia-Garcia F, et al. Atrial fibrillation in incident dialysis patients. *Kidney Int*. 2009;76(3):324–330.
33. Genovesi S, Pogliani D, Faini A, et al. Prevalence of atrial fibrillation and associated factors in a population of long-term hemodialysis patients. *Am J Kidney Dis*. 2005;46(5):897–902.
34. Hata R, Matsumoto M, Handa N, Terakawa H, Sugitani Y, Kamada T. Effects of hemodialysis on cerebral circulation evaluated by transcranial Doppler ultrasonography. *Stroke*. 1994;25(2):408–412.
35. Postiglione A, Faccenda F, Gallotta G, Rubba P, Federico S. Changes in middle cerebral artery blood velocity in uremic patients after hemodialysis. *Stroke*. 1991;22(12): 1508–1511.
36. Toyoda K, Fujii K, Ando T, Kumai Y, Ibayashi S, Iida M. Incidence, etiology, and outcome of stroke in patients on continuous ambulatory peritoneal dialysis. *Cerebrovasc Dis*. 2004;17(2–3):98–105.
37. Eldehni MT, Odudu A, McIntyre CW. Randomized clinical trial of dialysate cooling and effects on brain white matter. *J Am Soc Nephrol*. 2015;26(4):957–965.
38. Zeng WT, Sun XT, Tang K, et al. Risk of thromboembolic events in atrial fibrillation with chronic kidney disease. *Stroke*. 2015;46(1):157–163.
39. Gage BF, Waterman AD, Shannon W, Boechler M, Rich MW, Radford MJ. Validation of clinical classification schemes for predicting stroke: results from the national registry of atrial fibrillation. *JAMA*. 2001;285(22):2864–2870.
40. Lip GY, Nieuwlaat R, Pisters R, Lane DA, Crijns HJ. Refining clinical risk stratification for predicting stroke and thromboembolism in atrial fibrillation using a novel risk factor-based approach: the euro heart survey on atrial fibrillation. *Chest*. 2010;137(2):263–272.
41. Jubelirer SJ. Hemostatic abnormalities in renal disease. *Am J Kidney Dis*. 1985;5(5):219–225.
42. Castillo R, Lozano T, Escolar G, Revert L, Lopez J, Ordinas A. Defective platelet adhesion on vessel subendothelium in uremic patients. *Blood*. 1986;68(2):337–342.
43. Sloand EM, Sloand JA, Prodouz K, et al. Reduction of platelet glycoprotein ib in uraemia. *Br J Haematol*. 1991;77(3):375–381.
44. Sloand JA, Sloand EM. Studies on platelet membrane glycoproteins and platelet function during hemodialysis. *J Am Soc Nephrol*. 1997;8(5):799–803.
45. Benigni A, Boccardo P, Galbusera M, et al. Reversible activation defect of the platelet glycoprotein IIb-IIIa complex in patients with uremia. *Am J Kidney Dis*. 1993;22(5):668–676.
46. Sreedhara R, Itagaki I, Hakim RM. Uremic patients have decreased shear-induced platelet aggregation mediated by decreased availability of glycoprotein IIb-IIIa receptors. *Am J Kidney Dis*. 1996;27(3):355–364.
47. Gawaz MP, Dobos G, Spath M, Schollmeyer P, Gurland HJ, Mujais SK. Impaired function of platelet membrane glycoprotein IIb-IIIa in end-stage renal disease. *J Am Soc Nephrol*. 1994;5(1):36–46.
48. Sood MM, Larkina M, Thumma JR, et al. Major bleeding events and risk stratification of antithrombotic agents in hemodialysis: results from the DOPPS. *Kidney Int*. 2013;84(3):600–608.
49. Holden RM, Harman GJ, Wang M, Holland D, Day AG. Major bleeding in hemodialysis patients. *Clin J Am Soc Nephrol*. 2008;3(1):105–110.
50. Luo JC, Leu HB, Huang KW, et al. Incidence of bleeding from gastroduodenal ulcers in patients with end-stage renal disease receiving hemodialysis. *CMAJ*. 2011;183(18):E1345–E1351.
51. Ishigami J, Grams ME, Naik RP, Coresh J, Matsushita K. Chronic kidney disease and risk for gastrointestinal bleeding in the community: the atherosclerosis risk in communities (ARIC) study. *Clin J Am Soc Nephrol*. 2016;11(10):1735–1743.
52. Molnar AO, Bota SE, Garg AX, et al. The risk of major hemorrhage with CKD. *J Am Soc Nephrol*. 2016;27(9):2825–2832.
53. Yang JY, Lee TC, Montez-Rath ME, et al. Trends in acute nonvariceal upper gastrointestinal bleeding in dialysis patients. *J Am Soc Nephrol*. 2012;23(3):495–506.
54. Sakhuja A, Schold JD, Kumar G, Katzan I, Navaneethan SD. Nontraumatic subarachnoid hemorrhage in maintenance dialysis hospitalizations: trends and outcomes. *Stroke*. 2014;45(1):71–76.
55. Pisters R, Lane DA, Nieuwlaat R, de Vos CB, Crijns HJ, Lip GY. A novel user-friendly score (HAS-BLED) to assess 1-year risk of major bleeding in patients with atrial fibrillation: the euro heart survey. *Chest*. 2010;138(5):1093–1100.
56. Fang MC, Go AS, Chang Y, et al. A new risk scheme to predict warfarin-associated hemorrhage: the ATRIA (anticoagulation and risk factors in atrial fibrillation) study. *J Am Coll Cardiol*. 2011;58(4):395–401.
57. O'Brien EC, Simon DN, Thomas LE, et al. The ORBIT bleeding score: a simple bedside score to assess bleeding risk in atrial fibrillation. *Eur Heart J*. 2015;36(46):3258–3264.
58. Sood MM, Bota SE, McArthur E, et al. The three-year incidence of major hemorrhage among older adults

initiating chronic dialysis. *Can J Kidney Health Dis.* 2014;1:21. https://doi.org/10.1186/s40697-014-0021-x. eCollection 2014.
59. Hart RG, Pearce LA, Aguilar MI. Meta-analysis: antithrombotic therapy to prevent stroke in patients who have nonvalvular atrial fibrillation. *Ann Intern Med.* 2007;146(12):857–867.
60. Dentali F, Riva N, Crowther M, Turpie AG, Lip GY, Ageno W. Efficacy and safety of the novel oral anticoagulants in atrial fibrillation: a systematic review and meta-analysis of the literature. *Circulation.* 2012;126(20):2381–2391.
61. McCullough PA, Ball T, Cox KM, Assar MD. Use of oral anticoagulation in the management of atrial fibrillation in patients with ESRD: Pro. *Clin J Am Soc Nephrol.* 2016;11(11):2079–2084.
62. Keskar V, Sood MM. Use of oral anticoagulation in the management of atrial fibrillation in patients with ESRD: Con. *Clin J Am Soc Nephrol.* 2016;11(11):2085–2092.
63. Dahal K, Kunwar S, Rijal J, Schulman P, Lee J. Stroke, major bleeding, and mortality outcomes in warfarin users with atrial fibrillation and chronic kidney disease: a meta-analysis of observational studies. *Chest.* 2016; 149(4):951–959.
64. Hart RG, Pearce LA, Asinger RW, Herzog CA. Warfarin in atrial fibrillation patients with moderate chronic kidney disease. *Clin J Am Soc Nephrol.* 2011;6(11):2599–2604.
65. Olesen JB, Lip GY, Kamper AL, et al. Stroke and bleeding in atrial fibrillation with chronic kidney disease. *N Engl J Med.* 2012;367(7):625–635.
66. Bonde AN, Lip GY, Kamper AL, et al. Net clinical benefit of antithrombotic therapy in patients with atrial fibrillation and chronic kidney disease: a nationwide observational cohort study. *J Am Coll Cardiol.* 2014;64(23):2471–2482.
67. Carrero JJ, Evans M, Szummer K, et al. Warfarin, kidney dysfunction, and outcomes following acute myocardial infarction in patients with atrial fibrillation. *JAMA.* 2014;311(9):919–928.
68. Friberg L, Benson L, Lip GY. Balancing stroke and bleeding risks in patients with atrial fibrillation and renal failure: the Swedish atrial fibrillation cohort study. *Eur Heart J.* 2015;36(5):297–306.
69. Shen JI, Montez-Rath ME, Lenihan CR, Turakhia MP, Chang TI, Winkelmayer WC. Outcomes after warfarin initiation in a cohort of hemodialysis patients with newly diagnosed atrial fibrillation. *Am J Kidney Dis.* 2015;66(4):677–688.
70. Shah M, Avgil Tsadok M, Jackevicius CA, et al. Warfarin use and the risk for stroke and bleeding in patients with atrial fibrillation undergoing dialysis. *Circulation.* 2014;129(11):1196–1203.
71. Keskar V, McArthur E, Wald R, et al. The association of anticoagulation, ischemic stroke, and hemorrhage in elderly adults with chronic kidney disease and atrial fibrillation. *Kidney Int.* 2017;91(4):928–936.
72. Jun M, James MT, Ma Z, et al. Warfarin initiation, atrial fibrillation, and kidney function: comparative effectiveness and safety of warfarin in older adults with newly diagnosed atrial fibrillation. *Am J Kidney Dis.* 2016; 69(6):734–743.
73. Limdi NA, Beasley TM, Baird MF, et al. Kidney function influences warfarin responsiveness and hemorrhagic complications. *J Am Soc Nephrol.* 2009;20(4):912–921.
74. Limdi NA, Limdi MA, Cavallari L, et al. Warfarin dosing in patients with impaired kidney function. *Am J Kidney Dis.* 2010;56(5):823–831.
75. Juma S, Thomson BK, Lok CE, Clase CM, Blake PG, Moist L. Warfarin use in hemodialysis patients with atrial fibrillation: decisions based on uncertainty. *BMC Nephrol.* 2013;14:174. https://doi.org/10.1186/1471-2369-14-174.
76. Genovesi S, Rossi E, Pogliani D, et al. The nephrologist's anticoagulation treatment patterns/regimens in chronic hemodialysis patients with atrial fibrillation. *J Nephrol.* 2014;27(2):187–192.
77. Herzog CA, Asinger RW, Berger AK, et al. Cardiovascular disease in chronic kidney disease. A clinical update from kidney disease: improving global outcomes (KDIGO). *Kidney Int.* 2011;80(6):572–586.
78. Macle L, Cairns J, Leblanc K, et al. 2016 focused update of the Canadian Cardiovascular Society guidelines for the management of atrial fibrillation. *Can J Cardiol.* 2016;32(10):1170–1185.
79. January CT, Wann LS, Alpert JS, et al. 2014 AHA/ACC/HRS guideline for the management of patients with atrial fibrillation: a report of the American College of Cardiology/American Heart Association task force on practice guidelines and the Heart Rhythm Society. *J Am Coll Cardiol.* 2014;64(21):e1–e76.
80. Hart RG, Ingram AJ, Eikelboom JW. Which patients with atrial fibrillation and chronic kidney disease should receive anticoagulation-and with which anticoagulant? *Can J Cardiol.* 2017;33(2):211–213.
81. Chan KE, Lazarus JM, Thadhani R, Hakim RM. Warfarin use associates with increased risk for stroke in hemodialysis patients with atrial fibrillation. *J Am Soc Nephrol.* 2009;20(10):2223–2233.
82. Ethier J, Bragg-Gresham JL, Piera L, et al. Aspirin prescription and outcomes in hemodialysis patients: the dialysis outcomes and practice patterns study (DOPPS). *Am J Kidney Dis.* 2007;50(4):602–611.
83. Granger CB, Alexander JH, McMurray JJ, et al. Apixaban versus warfarin in patients with atrial fibrillation. *N Engl J Med.* 2011;365(11):981–992.
84. Connolly SJ, Ezekowitz MD, Yusuf S, et al. Dabigatran versus warfarin in patients with atrial fibrillation. *N Engl J Med.* 2009;361(12):1139–1151.
85. Patel MR, Mahaffey KW, Garg J, et al. Rivaroxaban versus warfarin in nonvalvular atrial fibrillation. *N Engl J Med.* 2011;365(10):883–891.
86. Harel Z, Sholzberg M, Shah PS, et al. Comparisons between novel oral anticoagulants and vitamin K antagonists in patients with CKD. *J Am Soc Nephrol.* 2014;25(3): 431–442.
87. De Vriese AS, Caluwe R, Bailleul E, et al. Dose-finding study of rivaroxaban in hemodialysis patients. *Am J Kidney Dis.* 2015;66(1):91–98.
88. Mavrakanas TA, Samer CF, Nessim SJ, Frisch G, Lipman ML. Apixaban pharmacokinetics at steady state in hemodialysis patients. *J Am Soc Nephrol.* 2017;28(7):2241–2248.
89. Chan KE, Edelman ER, Wenger JB, Thadhani RI, Maddux FW. Dabigatran and rivaroxaban use in atrial fibrillation patients on hemodialysis. *Circulation.* 2015;131(11): 972–979.
90. Holmes DR, Reddy VY, Turi ZG, et al. Percutaneous closure of the left atrial appendage versus warfarin therapy for prevention of stroke in patients with atrial fibrillation: a randomised non-inferiority trial. *Lancet.* 2009;374(9689):534–542.
91. Holmes Jr DR, Kar S, Price MJ, et al. Prospective rand-

omized evaluation of the watchman left atrial appendage closure device in patients with atrial fibrillation versus long-term warfarin therapy: the PREVAIL trial. *J Am Coll Cardiol*. 2014;64(1):1–12.
92. Devereaux PJ, Anderson DR, Gardner MJ, et al. Differences between perspectives of physicians and patients on anticoagulation in patients with atrial fibrillation: observational study. *BMJ*. 2001;323(7323):1218–1222.
93. Granger CB, Chertow GM. A pint of sweat will save a gallon of blood: a call for randomized trials of anticoagulation in end-stage renal disease. *Circulation*. 2014;129(11):1190–1192.
94. *Oral Anticoagulation in Haemodialysis Patients (AVKDIAL)*. 2016. clinicaltrials.gov.
95. *Trial to Evaluate Anticoagulation Therapy in Hemodialysis Patients with Atrial Fibrillation (RENAL-AF)*. 2016. clinicaltrials.gov.
96. *The Strategy to Prevent Hemorrhage Associated with Anticoagulation in Renal Disease Management (STOP HARM) Trial (STOP-HARM)*. 2016. clinicaltrials.gov.

索引

S

T

V

W

X

Y

Z